世界卫生组织
2019 年传统和补充医学全球报告

WHO GLOBAL REPORT ON TRADITIONAL AND COMPLEMENTARY MEDICINE 2019

主　　审　杨龙会　胡卫国
主　　译　方廷钰　谢琪　刘君华
译者名单　(以姓氏拼音为序)
　　　　　陈铸芬　杜　菲　李　晶
　　　　　李昭凤　林睿凡　刘　平
　　　　　向　楠　张妮楠　张清怡
　　　　　周洪伟

U0212474

人民卫生出版社
·北京·

版权所有，侵权必究！

图书在版编目（CIP）数据

世界卫生组织 2019 年传统和补充医学全球报告 / 世界卫生组织（WHO）编著；方廷钰，谢琪，刘君华主译 . —北京：人民卫生出版社，2021.1
ISBN 978-7-117-30381-1

Ⅰ . ①世… Ⅱ . ①世…②方…③谢…④刘… Ⅲ . ①医学 – 研究报告 – 世界 –2019 Ⅳ . ①R

中国版本图书馆 CIP 数据核字（2020）第 163828 号

人卫智网	**www.ipmph.com**	医学教育、学术、考试、健康，购书智慧智能综合服务平台
人卫官网	**www.pmph.com**	人卫官方资讯发布平台

世界卫生组织 2019 年传统和补充医学全球报告
Shijie Weisheng Zuzhi 2019 Nian Chuantong he
Buchong Yixue Quanqiu Baogao

主　　译：方廷钰　谢　琪　刘君华
出版发行：人民卫生出版社（中继线 010-59780011）
地　　址：北京市朝阳区潘家园南里 19 号
邮　　编：100021
E - mail：pmph @ pmph.com
购书热线：010-59787592　010-59787584　010-65264830
印　　刷：三河市潮河印业有限公司
经　　销：新华书店
开　　本：787×1092　1/16　　印张：16
字　　数：389 千字
版　　次：2021 年 1 月第 1 版
印　　次：2021 年 2 月第 1 次印刷
标准书号：ISBN 978-7-117-30381-1
定　　价：98.00 元

打击盗版举报电话：**010-59787491**　**E-mail: WQ @ pmph.com**
质量问题联系电话：**010-59787234**　**E-mail: zhiliang @ pmph.com**

前言

传统和补充医学(traditional and complementary medicine,T&CM)作为一种重要并常常被低估的卫生资源,有着广泛的应用,尤其是在和生活方式相关的慢性疾病预防管理、满足老龄人口健康需求等方面。随着人们对医疗预期的不断提高、医疗支出的迅猛增长,而政府预算大多停滞或削减,许多国家都在寻求扩大基本医疗服务覆盖面的策略。面对 21 世纪独特的健康挑战,人们对传统和补充医学的关注正在逐渐复苏。

监测医疗卫生趋势是世界卫生组织(World Health Organization,WHO)的核心职能,也是支持各会员国制定循证医学政策和战略计划的关键。本报告基于 179 个世界卫生组织会员国的贡献,回顾了过去 20 年全球传统和补充医学方面取得的重大进展。数据显示,越来越多的国家认识到传统和补充医学在其国家医疗体系中的作用。例如,截至 2018 年已有 98 个会员国制定了有关传统和补充医学的国家政策,109 个会员国颁布了相关的法律法规,124 个会员国实施了草药的监管条例。

各国在探索以最佳方式整合传统和补充医学以及常规医学时,不仅要注意到两种医学体系的诸般差异,而且更要关注在不同地区这样的整合有助于应对 21 世纪卫生事业特殊的挑战。在一个理想世界,传统医学也许是运作良好、以人为本的卫生体系提供的一个选项,它将兼顾治病和防病。

世界卫生组织正在实施《世界卫生组织 2014—2023 年传统医学战略》,目前的重点就是要根据可靠的信息和数据,制定规范、标准和技术文件,支持会员国提供安全、合格和有效的传统和补充医学服务,支持将其适当纳入各国卫生体系,实现全民健康覆盖和可持续发展的目标。我非常高兴地推荐《世界卫生组织 2019 年传统和补充医学全球报告》,相信这份报告可以为决策者、卫生专业人员及公众提供有价值的信息,充分发挥传统和补充医学对人民健康和福祉的贡献。

世界卫生组织总干事
Tedros Adhanom Ghebreyesus(谭德塞)

致谢

感谢世界卫生组织各会员国通过各次全球和区域调查为本报告提供了相关信息,特别是 2012 年"世界卫生组织关于传统和补充替代医学国家政策和法规的全球调查"(WHO Global Survey on National Policy and Regulation for Traditional and Complementary/Alternative Medicine,second survey)。

感谢世界卫生组织各区域办事处和代表处积极和认真地督促传统和补充医学第二次调查与更新调查的分发和回收,以及对近年数据的核实和更新。

本报告的编辑、分析和起草等编写工作,是在 Edward Kelley 的指导下,由张奇和 Aditi Sharan 共同完成,Stéphane Espinosa 提供翻译支持;世界卫生组织第二次全球调查的问卷设计由张小瑞、张奇、Yukiko Maruyama 和 Molly Robinson Nicol 完成;更新调查的问卷设计由张奇、Aditi Sharan 和 Stéphane Espinosa 完成。世界卫生组织各区域办事处对本报告的主要贡献者是:

世界卫生组织非洲区域	Ossy Kasilo
世界卫生组织美洲区域	Daniel Gallego、Ricardo Fabrega
世界卫生组织东地中海区域	Adi Al-Nuseirat
世界卫生组织欧洲区域	Olexandr Polishchuk、Hanne Bak Pedersen
世界卫生组织东南亚区域	Sungchol Kim
世界卫生组织西太平洋区域	Yu Lee Park

Laura Pearson 及其所在的传统、补充和整合医学部门的同事们作出了重要贡献。我们还要感谢 Asela Bandara 和 Yurie Izawa 为文件中的地图绘制提供了支持,Jorg Hetzke 提供了信息技术和数据库支持,澳大利亚的 Hilary Cadman 编辑了这份报告,以及 Duke Gyamerah, Cindy Chu Hupka,Yuet Wa,Diana Suzuki,Julie Ann Evans 和 Edith Asio 提供了行政支持。

Fang Zeng,Haifeng Li,Hailin Ch en,Hongli Ren,Jia Liu,Jin Xu,Kety Wong,Lianghua Zu, Lili Huo,Lin Zheng,Lucy Dean,Michelle Kedogo,Pakakrong Kwankhao,Soo Mee Liow,Tommy Jiang,Wenjie Xu,Xinyang Song and Yimeng Li 等世界卫生组织实习生也对报告作出了贡献。

首字母缩略词和缩略语

ADR	药物不良反应
AIDS	获得性免疫缺陷综合征
cGMP	现行的生产质量管理规范
CAM	补充和替代医学
CM	补充医学
EMA	欧洲药品管理局
EU	欧洲联盟
GACP	药用植物种植和采集的生产质量管理规范
GMP	生产质量管理规范
HIV	人类免疫缺陷病毒
MoH	卫生部
MoPH	公共卫生部
NEML	国家基本药物目录
OTC	OTC 药物
R&D	研究和发展
SDG	持续发展目标
T&CM	传统和补充医学
TM	传统医学
UHC	全民健康覆盖
WHO	世界卫生组织

术语

补充医学（Complementary medicine，CM）

"补充医学"和"替代医学"指的是并非该国自身传统或常规医学一部分、并且尚未完全被纳入主流医疗服务系统的一整套医疗服务措施。在某些国家，"补充医学"与"传统医学"交叉使用。[1]

常规药物（Conventional pharmaceuticals）

常规药物指的是常规医学系统中用于治疗、预防疾病，或恢复、矫正和调整生理功能的药物。

草药（Herbal medicines）

草药包括原植物、草药材料、草药制剂以及草药终端产品，草药终端产品含有植物的有效成分，其他植物材料或混合物。在有些国家，草药在传统上可包含非源自植物的有机或无机天然有效成分（例如，动物和矿物材料）。

本土传统医学（Indigenous traditional medicine）

本土传统医学指的是用于诊断、预防或消除身心与社会疾患的无论可否解释的知识与医疗服务的总和。这些知识或医疗服务可能完全依赖于过去的经验和观察，它们通过口头传授或文字记载世代相传，是当地特有的医疗服务。多数本土传统医学服务于初级医疗层面。

第二次调查（Second survey）

世界卫生组织关于传统和补充/替代医学相关国家政策与法规（2010—2012年分发）的第二次全球调查。

传统医学（Traditional medicine，TM）

传统医学有很长的历史。传统医学是在维护健康以及预防、诊断、改善或治疗身心疾病方面使用的种种以不同文化所特有的无论可否解释的理论、信仰和经验为基础的知识、技能和实践的总和。[1]

传统和补充医学（Traditional and complementary medicine，T&CM）

传统和补充医学，英文缩写为T&CM，把"传统医学"和"补充医学"的名称合二为一，其中涵盖产品、医疗服务和从业人员。

更新调查（Update survey）

自愿更新的第二次调查，于2016—2018年分发。

1　中文参看（http://www.who.int/topics/traditional_medicine/definitions/zh/）。

　英文参看 http://www.who.int/medicines/areas/traditional/definitions/en.

世界卫生组织的区域

　　世界卫生组织非洲区域：阿尔及利亚、安哥拉、贝宁、博茨瓦纳、布基纳法索、布隆迪、喀麦隆、佛得角、中非共和国、乍得、科摩罗、刚果、科特迪瓦、刚果民主共和国、赤道几内亚、厄立特里亚、埃斯瓦蒂尼、埃塞俄比亚、加蓬、冈比亚、加纳、几内亚、几内亚比绍、肯尼亚、莱索托、利比里亚、马达加斯加、马拉维、马里、毛里塔尼亚、毛里求斯，莫桑比克、纳米比亚、尼日尔、尼日利亚、卢旺达、圣多美和普林西比、塞内加尔、塞舌尔、塞拉利昂、南非、南苏丹[1]、多哥、乌干达、坦桑尼亚联合共和国、赞比亚、津巴布韦。

　　世界卫生组织美洲区域：安提瓜和巴布达、阿根廷、巴哈马、巴巴多斯、伯利兹、玻利维亚国（多民族国）、巴西、加拿大、智利、哥伦比亚、哥斯达黎加、古巴、多米尼克、多米尼加共和国、厄瓜多尔、萨尔瓦多、格林纳达、危地马拉、圭亚那、海地、洪都拉斯、牙买加、墨西哥、尼加拉瓜、巴拿马、巴拉圭、秘鲁、圣基茨和尼维斯、圣露西亚岛、圣文森特和格林纳丁斯、苏里南、特立尼达和多巴哥、美国、乌拉圭、委内瑞拉（玻利瓦尔共和国）。

　　世界卫生组织东地中海区域：阿富汗、巴林、吉布提、埃及、伊朗（伊斯兰共和国）、伊拉克、约旦、科威特、黎巴嫩、利比亚、摩洛哥、阿曼、巴基斯坦、卡塔尔、沙特阿拉伯、索马里、苏丹、阿拉伯叙利亚共和国、突尼斯、阿拉伯联合酋长国、也门。

　　世界卫生组织欧洲区域：阿尔巴尼亚、安道尔、亚美尼亚、奥地利、阿塞拜疆、白俄罗斯、比利时、波斯尼亚和黑塞哥维纳、保加利亚、克罗地亚、塞浦路斯、捷克、丹麦、爱沙尼亚、芬兰、法国、格鲁吉亚、德国、希腊、匈牙利、冰岛、爱尔兰、以色列、意大利、哈萨克斯坦、吉尔吉斯斯坦、拉脱维亚、立陶宛、卢森堡、马耳他、摩纳哥、黑山、荷兰、挪威、波兰、葡萄牙、摩尔多瓦共和国、北马其顿共和国、罗马尼亚、俄罗斯联邦、圣马力诺、塞尔维亚、斯洛伐克、斯洛文尼亚、西班牙、瑞典、瑞士、塔吉克斯坦、土耳其、土库曼斯坦、乌克兰、大不列颠和北爱尔兰联合王国、乌兹别克斯坦。

　　世界卫生组织东南亚区域：孟加拉国、不丹、朝鲜民主主义人民共和国、印度、印度尼西亚、马尔代夫、缅甸、尼泊尔、斯里兰卡、泰国、东帝汶。

　　世界卫生组织西太平洋区域：澳大利亚、文莱、柬埔寨、中国、库克群岛、斐济、日本、基里巴斯、老挝、马来西亚、马绍尔群岛、密克罗尼西亚联邦、蒙古、瑙鲁、新西兰、纽埃、巴布亚新几内亚、菲律宾、韩国、萨摩亚、新加坡、所罗门群岛、汤加、图瓦卢、瓦努阿图、越南。

1　在第二次调查期间，世界卫生组织非会员国未包含在 2012 年数据图表中。1999—2005 年世界卫生组织有 191 个会员国，2012 年为 193 个，2018 年为 194 个。

执行纲要

世界卫生组织《2019—2023年第十三个工作总规划》(GPW13)今年开始实施。作为战略上的优先重点,《第十三个工作总规划》设定了惠及30多亿人口的首要目标,即通过全民健康覆盖(universal health coverage,UHC)、应对突发卫生事件和促进民众健康,实现所有年龄段、所有民众健康生活和健康促进的可持续发展目标(Sustainable Development Goal 3,SDG 3)。而传统和补充医学通过提供基本医疗服务,能够为实现全民健康覆盖的目标作出重要贡献。

公平地获得安全、优质和有效的传统和补充医学服务,同时促进具有可持续性和文化层面上具有体恤性的初级医疗卫生工作。

2018年10月召开的全球初级卫生保健会议上通过的《阿斯塔纳宣言》(Declaration of Astana)明确指出,依靠科学和传统知识,拓展包括传统医学在内的医疗服务的可获得性,将促进初级医疗服务工作。

2005年,世界卫生组织在第一次传统和补充医学全球调查的基础上,发布了传统医学国家政策和草药监管方面的报告,为了确定传统和补充医学全球发展趋势及目前状况,世界卫生组织在2010—2012年组织了第二次全球调查(second survey),并在2016—2018年组织了进一步的更新调查(update survey)。这样,最近两次调查能够和第一次全球调查的信息和数据进行比较并确定全球发展趋势。

在全球范围内,传统和补充医学的形势在不断改善。为了与《世界卫生组织2002—2005年传统医学战略》《世界卫生组织2014—2023年传统医学战略》以及世界卫生大会(World Health Assembly)的相关决议一致,世界卫生组织会员国在2005—2018年采取措施促进传统和补充医学的安全、优质和有效,同时制定传统和补充医学产品、医疗服务、从业人员相关的国家政策、监管体系和战略计划,逐步将其纳入卫生体系,特别是健康服务体系。

根据现有的信息,88%**即170个会员国确认应用了传统和补充医学**,有传统和补充医学相关的政策、法律、法规、项目和行政机构,实际上,应用传统和补充医学的国家数量可能更多。

这份报告具有独特的里程碑意义。

- 这是有关传统和补充医学最详尽的报告,世界卫生组织194个会员国中的179[1]个提供了官方信息,因此,它解决了这一领域缺乏可信数据和信息的难题。
- 报告描述了会员国的三个阶段的进展,即《世界卫生组织1999—2005年传统医学发

---

[1] 世界卫生组织会员国中有179个国家对三次调查中至少作出了一次官方答复,其余15个没有对任何一次调查作出答复的国家是:阿尔及利亚、佛得角、艾史瓦帝尼、希腊、意大利、莱索托、卢森堡、毛里求斯、摩纳哥、圣基茨和尼维斯、圣马力诺、南苏丹、土库曼斯坦、委内瑞拉(玻利瓦尔共和国)、津巴布韦。

展战略》发布前后、第一次和第二次全球调查期间(2005—2012年),以及第二次调查至最近的更新调查期间(2012—2018年)。

- 报告不仅覆盖了政策和法规,同时包括传统和补充医学的产品、医疗服务及从业人员。
- 这是最新并且持续更新的报告,信息来源于世界卫生组织6个区域的大部分会员国。

显然,传统医学满足民众健康需求方面的作用已经显现,这份报告呼吁发挥传统医学的潜力,通过初级医疗服务为全民健康覆盖和可持续发展目标作出贡献。

世界卫生组织服务提供与安全部主任

爱德华·凯利

目录

引言

背景和方法

本报告分为传统和补充医学的国家框架、产品监管、医疗服务与从业人员、面临的挑战，以及会员国概况等五个部分，除了关于医疗服务与从业人员这一章节，报告的格式与第一次全球调查报告一致，有助于两者之间的比较。医疗服务和执业者是一个新章节，包括从业人员、教育和医疗保险，它反映了传统和补充医学的新趋势，并在国家层面收集有关这些问题的新信息，所有收集到的新信息都已编入会员国概况和数据图表。

报告描述了会员国的三个阶段的进展，即《世界卫生组织传统医学发展战略》发布前后（1999—2005 年）、第一次和第二次全球调查期间（2005—2012 年），以及第二次调查至最近的更新调查期间（2012—2018 年）。

信息来源

信息来源主要有三个途径：世界卫生组织第一次和第二次全球调查、最近的更新调查，以及其他来源，概述如下。

世界卫生组织关于传统和补充医学的第一次和第二次全球调查

2005 年，共有 141 个国家对第一次调查作出了回复。感谢世界卫生组织区域办事处的合作，2012 年第二次全球调查收到 133 个国家的回复，占当时世界卫生组织 193 个会员国的 69%[1]。这 133 个国家中的 29 个国家是第一次作出回复。因此，在大多数数据图表的数据集中，2012 年的数据是 170 个国家，即第一次调查的 141 个国家加上第二次调查首次回复的 29 个国家。在特定情况下（如第 3 节中的许多图标），数据集仅限于第二次调查的回复者，因为这部分问题不是第一次调查的内容。

对第二次调查的回复，在地理分布上是一致的，世界卫生组织的 6 个区域 50% 以上的会员国都参加了调查，其中包括世界卫生组织东南亚区域 90% 以上的会员国、东地中海和西太平洋区域 80% 以上的会员国。

更新调查

在编制和核查第二次调查数据期间，一些会员国表示希望更新信息以展示他们在传统和补充医学方面的最新进展。认识到传统和补充医学不断变化的全球形势，同时也为了让

1　第二次调查的文本见附件 1，对调查作出回复的国家区域分布见附件 2。

会员国有机会分享其重大的更新,我们围绕《世界卫生组织 2014—2023 年传统医学战略》的相关指标,设计了一个包含 13 个传统和补充医学关键要素的简短问卷,这也有助于在全球范围内对战略实施中期回顾[1]。问卷调查与区域传统医学中心共享,并请区域传统医学中心与会员国进一步交流并邀请他们自愿回复,分享其更新的信息。

世界卫生组织 6 个区域 194 个会员国中的 61 个国家自愿对更新调查作出了回复,其中 9 个国家是第一次提供信息,即他们没有对第一次或第二次调查作出答复。然而,也许有的会员国国内的传统和补充医学情况已经发生重大的变化,可是他们没有对更新调查作出回复。

其他来源

本报告的调查数据,由世界卫生组织全球和区域报告、世界卫生组织区域办事处和世界卫生组织驻各国办事处,以及世界卫生组织传统医学合作中心的信息进行补充,例如,数据核实期间,通过国家卫生主管部门获得了其他信息。

有 5 个会员国[2]对三次调查都没有作出官方回复,就由世界卫生组织区域办事处和官方记录提供了选定数据点的信息,并将这些信息补充到 2018 年数据集的图表中。另外,百慕大、开曼群岛、特克斯和凯科斯群岛等世界卫生组织非会员国对更新调查作了回复,其信息在国家概况章节下可以分享。

一些重要发现

截至 2018 年,越来越多的会员国制定了关于传统和补充医学的国家政策和法规,在国家层面进行传统和补充医学管理的基础架构也有明显改善,例如:107 个会员国设有传统医学的国家级行政机构、75 个会员国设有国家级科研院所。世界卫生组织 6 个区域共有 34 个会员国将传统药物或草药列入其国家基本药物目录(national essential medicines lists, NEMLs),加纳等许多会员国设有单独的基本草药目录,同时,传统和补充医学相关国家政策和法规的指标性数字也很快赶上了草药监管的数字。

截至 2018 年,世界卫生组织 6 个区域都取得了广泛的进展。

- **世界卫生组织非洲区域**:2005—2018 年期间,在制定传统和补充医学国家政策、法律、法规和国家规计划方面取得了重要进展,该区域传统和补充医学多数衡量指标的情况明显好于全球情况,但是草药监管和注册仍是该区域的一个艰巨任务。
- **世界卫生组织美洲区域**:自 2005 年以来,制定传统和补充医学国家政策、规划、法律、法规和设立行政机构的会员国数量有所增加,其所有指标与全球相比,有些落后了,但可以预测,人们将逐步认识到传统和补充医学将成为医疗服务的重要贡献者。
- **世界卫生组织东地中海区域**:自 2005 年以来,在草药监管和注册方面取得了显著进展,该区域的情况好于全球情况。该区域 21 个会员国中的 9 个报告了有关于传统和补充医学的国家政策,12 个国家报告了有关传统和补充医学的法律、法规。

---

1 更新调查的文本见附件 3。

2 佛得角、意大利、莱索托、毛里求斯和津巴布韦。

- **世界卫生组织欧洲区域**：有草药注册体系和监管法规的会员国数量显著增加，53 个会员国中的 45 个报告说它们两者兼具。然而，传统和补充医学的国家政策、行政机构、规划和科研院所等指标明显落后于全球平均水平。
- **世界卫生组织东南亚区域**：各项指标均好于全球平均水平，这一区域拥有多个传统医学历史体系，并有强有力的政策重点，该区域 11 个会员国中的 10 个国家报告了有关于传统和补充医学的国家政策、规划、行政机构、专家委员会、草药监管和注册制度。
- **世界卫生组织西太平洋区域**：有很强的政策重点，27 个会员国中的 17 个国家报告了传统和补充医学的国家政策，该区域在草药注册和监管方面落后于全球情况，但在其他所有指标上均具有可比性。

在第二次调查中，会员国被问及在传统和补充医学与医疗服务相关的管理问题上所面临的主要困难时，133 个接受调查的会员国中的 99 个认为，相对于其他挑战而言，缺乏科研数据是最大的挑战，其次是缺乏传统和补充医学科研的财政支持、缺乏传统和补充医学医疗服务的安全性监测机制，以及缺乏对传统和补充医学从业人员的教育和培训。

为今后能够提供持续性支持，世界卫生组织还要求会员国明确其援助需求，包括：传统和补充医学研究与评估的支持和一般性技术指导、监管问题相关的信息共享、国家能力建设，以及提供科研数据库等。

特别说明

为了能够表达"整合医学"，以涵盖传统和补充医学、常规医学两方面的政策、知识和实践，2017 年年中，世界卫生组织"传统和补充医学"部门更名，现正式称为**"传统、补充与整合医学"**（Traditional，Complementary and Integrative Medicine，TCI）。但由于本报告的主要资料来源于第二次调查和更新调查，两份调查主要关注传统和补充医学，因此，本报告题为"世界卫生组织 2019 年传统和补充医学全球报告"。为了定义和理解"作为整合医学的整合概念"，目前也正在开展一项专题研究，以便当会员国需要或决定把传统和补充医学纳入国家医疗卫生体系时，能够提供最佳的建设标准和要素。

报告中的一些指标和 2012 年数据与《世界卫生组织 2014—2023 年传统医学战略》并不尽相同，其原因是：数据核查期间收到了一些第二次调查问卷反馈，因而造成了一些统计上的差异。为解决这一问题，2015—2018 年期间又对反馈问卷的国家卫生主管部门进行了详细的核实。此外，自第一次调查以来，一些会员国传统和补充医学相关指标发生了变化，而其之前已经进行了肯定的反馈，但是，无论其数据出现了哪些变化，都会在国家概述资料中提及。而其他的受访对象，可认定其到第二次调查时，会员国对第一次调查指标的肯定答复没有变化。考虑到这些情况，一些数据需要进行调整，图表中显示的 2018 年数据是全面的，并尽可能地包括了所有对指标持肯定态度的会员国。

我们尽一切努力确保用于分析和展示的资料清晰、准确。世界卫生组织欢迎任何更新和澄清，并将继续更新补充会员国信息。

　　通过这份报告,世界卫生组织对于了解传统和补充医学在全球和国家层面的格局迈出了新的一步,世界卫生组织将继续致力于支持会员国制定积极政策和行动计划,促进传统和补充医学在维护民众健康方面发挥充分的作用。

世界卫生组织服务提供与安全部
传统、补充与整合医学组协调员
张奇

1. 传统和补充医学的国家框架

本章概述了传统和补充医学国家层面的管理要素，即国家政策、法律、行政机构、专家委员会、科研院所、政府和公共科研资金，以及将传统和补充医学纳入国家医疗卫生服务提供的计划。

1.1 传统和补充医学国家政策

传统和补充医学国家政策，由该国政府主管部门制订，包括传统和补充医学国家政策制订的指导原则、计划和发展方向，可以是传统和补充医学的专项政策，也可以是国家相关政策的一部分，如国家药品政策或贸易政策。

一般而言，国家政策应包括界定在医疗服务系统中促进传统和补充医学发展中的政府扮演的角色。安全性和有效性可以作为指导原则，而国家政策还可以包括远景和使命的陈述以及目标和任务。[1]

图 1.1 显示了 1999 年至 2018 年期间，会员国中传统和补充医学国家政策的发展趋势，制定传统和补充医学国家政策的会员国数量持续增加，1999 年至 2005 年期间的数量几乎增长了一倍，2005 年至 2018 年期间又增长一倍。截至 2018 年，共有 98 个国家制定了有关传统和补充医学国家政策，占 194 个会员国总数的 50% 以上。

在第二次调查中，报告国家政策的会员国被问及，国家政策是属于传统和补充医学的专项政策，还是纳入到其他国家政策（图 1.2）。133 个会员国做了回复，其中 65 个会员国提供了信息，许多国家（例如老挝人民民主共和国、泰国和乌克兰）选择了多个选项。

在会员国将传统和补充医学政策与另一政策整合的情况下，传统和补充医学政策通常是国家药物、医药或卫生政策的组成部分。

在"其他"选项，一些会员国提到将传统和补充医学政策纳入初级医疗服务项目（例如苏丹），而其他会员国将传统和补充医学纳入不同类型的项目（例如，加拿大将传统和补充医学纳入国家"证书许可政策"）。

截至 2018 年，世界卫生组织非洲和东南亚区域的会员国中，超过 85% 的国家报告已经制定了有关传统和补充医学国家政策（图 1.3），在世界卫生组织西太平洋和东地中海区域，分别有 63% 和 43% 的会员国制订了国家政策框架，而在世界卫生组织美洲和欧洲区域分别为 31% 和 21%。

某些会员国没有集中的医疗卫生系统（例如美国），它们回复说，它们没有一个统一的国家政策，但在全国范围内的某些特定的卫生系统有多种重要举措（例如美国退伍军人管理局）。

1　为会员国提供的有关如何制订国家政策的指南，参见第二次调查附件 1。

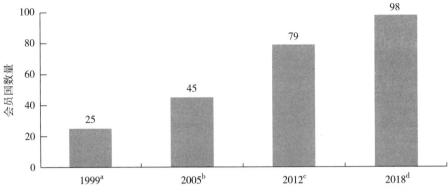

图 1.1   1999—2018 年制定关于传统和补充医学国家政策的会员国数量增长

资料来源:

a 世界卫生组织 2002—2005 年传统医学战略

b 传统医学国家政策和草药管理——世界卫生组织全球调查报告(N=141)。

c 包括以下会员国:1）对有关传统和补充医学第二次调查,回复"是"的会员国;2）对第一次调查回答"是"但对第二次调查无答复的会员国(N=170;即 141+29,其中 29 为仅参加第二次调查的会员国)。

d 包括:1)2012 年数据;2)对更新调查回复"是",对第一次和第二次调查回答"否"或未作出答复的会员国,以及通过其他数据来源回复"是"的会员国(例如各区域报告、2016—2018 年数据核实)。

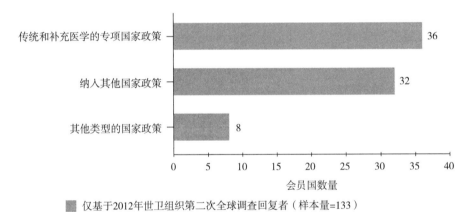

仅基于2012年世卫组织第二次全球调查回复者（样本量=133）

图 1.2   2012 年第二次调查中会员国报告的国家政策类型

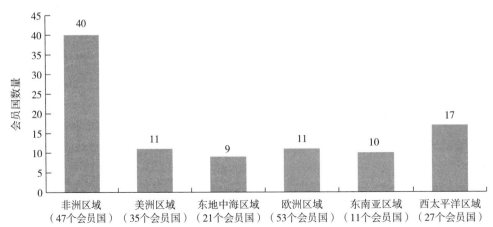

图 1.3   截至 2018 年报告了传统和补充医学国家政策的世界卫生组织会员国区域分布

1.2　国家或州一级有关传统和补充医学的法律或法规

会员国被问及是否具有有关传统和补充医学的国家法律或法规。"法律"一词被定义为"有关传统和补充医学领域的一套规范,这些规范由权威机构制定(通常是政府和顾问委员会),并由该国的司法和法律体系执行,法律所覆盖的主题广泛,例如专业人员的教育、从业人员或厂商的发照、草药的销售等"。[1] "法规"一词被定义为"旨在管理和规范实施的准则、规范或法律"。[2] 在传统和补充医学背景下,这些法规是指用于管理与传统和补充医学相关范围行为的一整套特殊规则。

自 1999 年以来,具有传统和补充医学相关法律法规框架的国家数量逐步增加(图 1.4)。

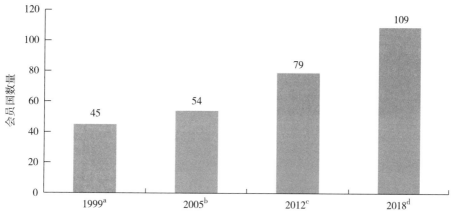

图 1.4　1999—2018 年具有有关传统和补充医学的法律和法规框架的国家的数量增长

来源:同图 1.1

截至 2018 年,已有 109 个会员国报告了有关传统和补充医学的法律或法规框架情况。在许多会员国中,有关传统和补充医学的国家法律和法规已纳入国家药物或医药法律(类似于国家整合政策)。然而,许多国家都制定了传统和补充医学独有的框架,例如,哥伦比亚2007 年颁布的第 1164 号法,根据该法"在卫生人力资源领域制定了规定",阐明了传统和补充医学执业的相关规定,这些规定已被界定为卫生服务质量标准的法规所采纳,其中包括医药、替代和补充疗法的卫生人力资源标准(2014 年第 2003 号决议)。

如加拿大和美国等国家,传统和补充医学的法律框架是由州、省或地区等不同司法管辖区各自制订,法规也因司法管辖区而异。

据世界卫生组织非洲区域和东南亚区域报告,具有国家或州一级的传统和补充医学法律和法规的国家占比最高(>80%)(图 1.5)。在世界卫生组织美洲区域和东地中海区域,具有国家或州一级的传统和补充医学法律和法规的国家所占百分比分别为 43% 和 57%。尽管世界卫生组织欧洲区域具有传统和补充医学法律和法规的国家数量高居第二,但在该区域中所占的比例仅达到 40%。在世界卫生组织西太平洋区域,作出肯定回复的会员国不到 50%。

1　第二次调查的文本见附件 1。

2　第二次调查的文本见附件 1。

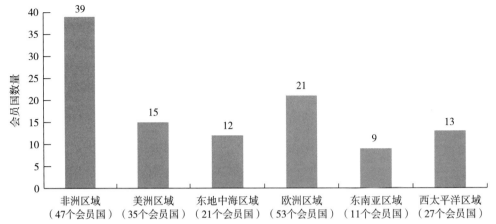

图 1.5　2018 年具有国家或州一级传统和补充医学法律法规的 WHO 会员国区域分布

1.3　传统和补充医学国家规划

传统和补充医学国家规划可以定义为,由卫生部或地方政府机构在国家或地方所实施的计划,其任务是采取具体行动以实现传统和补充医学国家政策所列出的目标。[1]

尽管许多会员国报告说,它们有传统和补充医学的专项规划,但是一些会员国已将其纳入长期卫生计划或国家卫生策略。如图 1.6 所示,截至 2018 年,194 个会员国中有 79 个国家(40%)报告制定了传统和补充医学国家规划。

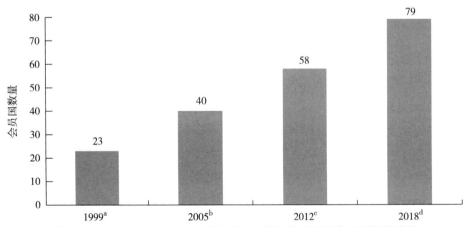

图 1.6　1999—2018 年具有传统和补充医学国家规划的会员国数量增长

资料来源:同图 1.1 所示。

例如,在印度尼西亚,根据传统和补充医学国家规划,传统医学发展中心(SP3T)自 1995 年以来在 13 个省开展了传统医学医疗服务,2010 年在 12 家试点医院引入了补充医学医疗服务。

图 1.7 显示了具有补充和替代医学国家规划的会员国在世界卫生组织各区域的分布

1　第二次调查的文本见附件 1。

情况。

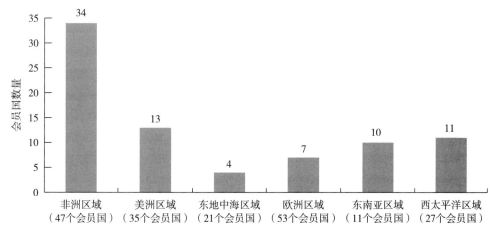

图 1.7　2018 年有传统和补充医学相关国家规划的会员国在世界卫生组织各区域的分布情况

从各区域看,报告具有传统和补充医学国家规划的国家比例,东南亚区域最高(91%),其次是世界卫生组织非洲区域(72%)、西太平洋区域(41%)、美洲区域(37%)、东地中海区域(19%)和欧洲区域(13%)。

1.4　传统和补充医学国家级行政机构

任何由政府正式授权并负责传统和补充医学相关事务的政府资助的行政机构,都可以定义为传统和补充医学国家级行政机构。该行政机构通常设于卫生部,或是其他部委或政府部门的一部分。[1]

截至 2018 年,在所有会员国中,107 个国家(55%)报告称具有一个传统和补充医学国家级行政机构(图 1.8)。

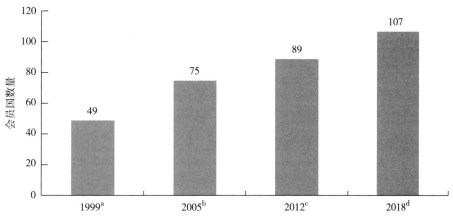

图 1.8　1999—2018 年具有传统和补充医学国家级行政机构的会员国数量增长

资料来源:同图 1.1 所示。

1　第二次调查的文本见附件 1。

对多数会员国来说,传统和补充医学国家级行政机构是卫生部的一部分,负责处理所有与政策相关的事务,而草药监管则属于食品和药品监管部门的权限。例如,在秘鲁,国家卫生研究院亦即 EsSalud 国家研究所,作为传统和补充医学国家级行政机构,分担了国家卫生部的部分职能;在印度尼西亚,国家药品和食品管理局承担了这一职能。

某些会员国报告没有特别指定的传统和补充医学国家级行政机构(图 1.9),如新西兰,其卫生部承担国家层面的监督职能。最近,新西兰于 2011 年 12 月成立了一个主管隆戈瓦(rongoa,毛利人传统医学)的国家级新主管机构,机构名称为 Te Kāhui Rongoā Trust,以保护、支持和促进毛利人的传统医学隆戈瓦(rongoā Māori)。

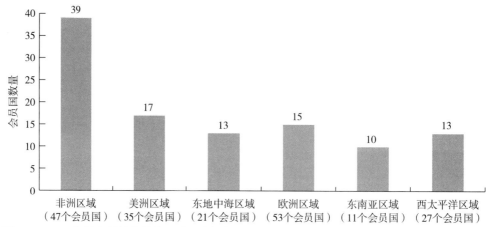

图 1.9 2018 年具有传统和补充医学国家级行政机构的会员国在世界卫生组织各区域的分布情况

自 2001 年至 2012 年期间,世界卫生组织非洲区域各国首次实施了有关传统医学的区域策略,提高了对传统医学的认识及其形象;制定了传统医学医疗服务的国家政策和管理框架;建立并加强了它们的机构能力。各国还在卫生行政部门制定了发展传统医学的国家规划、设立了国家级行政机构和专家委员会。截至 2012 年,该区域有 39 个国家设立了传统医学国家级行政机构,而 2000 年仅为 15 个国家。

在世界卫生组织各区域,就设立传统医学国家级行政机构的会员国的数目占会员国总数的百分比而言,东南亚区域报告的百分比最高(91%),其次是非洲区域(83%)、东地中海区域(62%)、美洲区域(49%),西太平洋区域(48%)和欧洲区域(28%)。

1.5 传统和补充医学国家专家委员会

世界卫生组织要求会员国陈述是否已经设置传统和补充医学的国家层面的专家委员会。专家委员会定义为,由国家政府召集的专家组,目的是对传统和补充医学重要事项进行审查、提出政策和技术性建议。[1]

所调查的会员国中,93 个国家(48%)报告称已设置了这样的专家组或委员会(图 1.10);其他会员国(如布隆迪)报告没有正式的专家组,但是已有个别的科研人员和专家以个人身

份开展相关工作。新西兰报告称设有一个专家委员会,即部级补充和替代医学卫生专家咨询委员会(Ministerial Expert Advisory Committee on Complementary and Alternative Health)这一委员会早已经存在,但是,在2004年向新西兰卫生部提供了最后一份建议报告后不久就废除了。一旦新西兰议会通过了"天然健康和膳食补充产品法案",它将成立新的专家委员会,即天然健康和膳食补充产品咨询委员会(Natural Health and Supplementary Products Advisory Committee)。

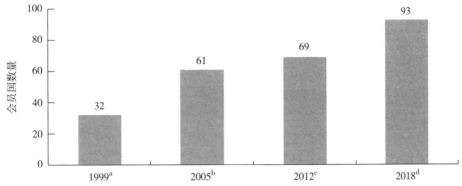

图 1.10   1999—2018 年设有传统和补充医学专家委员会的会员国数量增长趋势

资料来源:同图 1.1 所示。

图 1.11 显示了设置传统和补充医学专家委员会的会员国数量。世界卫生组织各区域会员国所占百分比最高的是东南亚区域(91%),其次是非洲区域(72%)、东地中海区域(52%)、西太平洋区域(41%)、美洲区域(34%)和欧洲区域(28%)。

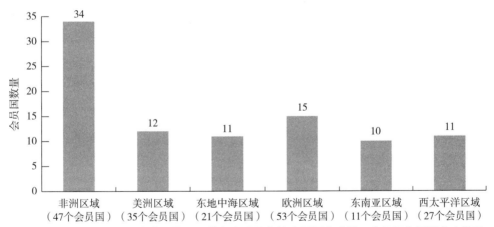

图 1.11   2018 年设置了传统和补充医学专家委员会的会员国在世界卫生组织各区域分布情况

1.6   传统和补充医学国家级科研院所

传统和补充医学国家级科研院所是由政府全额或差额资助的单位。[1] 如图 1.12 所示,共

---

1   第二次调查的文本见附件 1。

有 75 个会员国(近 40%)报告称已建立了传统和补充医学国家级科研院所。

许多会员国报告没有建立传统和补充医学国家级科研院所,但是拥有与传统和补充医学科研有关的政策。例如,加拿大"涉及人类研究伦理行为的三个理事会政策声明(Canada's Tri-Council Policy Statement for Ethical Conduct for Research Involving Humans)",它是加拿大卫生研究院(Canadian Institutes of Health Research)、加拿大自然科学与工程研究委员会(Natural Sciences and Engineering Research Council of Canada)和加拿大社会科学与人文研究委员会(Social Sciences and Humanities Research Council of Canada)三个加拿大联邦研究机构联合制定的政策。

在沙特阿拉伯,药用芳香和有毒植物研究中心(Medicinal Aromatic and Poisonous Plants Research Center,MAPPRC)于 1985 年在沙特国王大学(King Saud University)药学院成立。在联合王国(英国),其卫生部设有发展传统和补充医学研究专业知识和加强循证研究的计划,并委托定期调查,了解传统和补充医学在英国的应用状况。

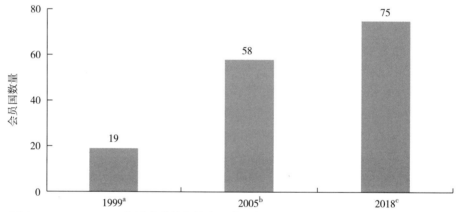

图 1.12　1999—2018 年设有传统和补充医学国家级科研院所的会员国数量呈增长趋势

资料来源:

a 世界卫生组织 2002—2005 年传统医学战略。

b 传统医学和草药监理的国家政策——世界卫生组织全球调查报告(N=141)。

c 包括:1)2012 年数据;2)对更新调查回答"是",回答"否"或者对第一次、第二次调查没有回复,通过其他数据来源回答"是"的会员国。(例如:2016—2018 年期间的区域报告和数据核实资料)。

注:2012 年国家级科研院所的数据无法得到确凿的核实,因此在此没有显示。

在印度,有四个国家级科研院所从事传统和补充医学研究,包括:阿育吠陀和西达医学科研中央委员会(the Central Council for Research in Ayurveda and Siddha)、阿拉伯医学科研中央委员会(the Central Council for Research in Unani Medicine)、瑜伽和自然疗法科研中央委员会(the Central Council for Research in Yoga and Naturopathy)和顺势疗法科研中央委员会(the Central Council for Research in Homeopathy)。

在世界卫生组织各区域中,建立了传统和补充医学国家级科研院所(图 1.13)的会员国所占百分比最高的是东南亚区域(64%),其次是非洲区域(62%)、东地中海区域(48%)、西太平洋区域(33%)、美洲区域(26%)和欧洲区域(21%)。与其他指标相比,这是多数会员国取得进展的领域。

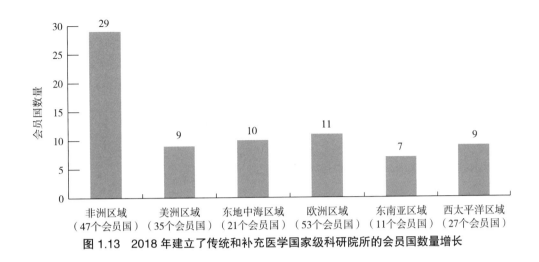

图 1.13　2018 年建立了传统和补充医学国家级科研院所的会员国数量增长

1.7　传统和补充医学的政府和公共科研资金

本节是更新调查中引入的新问题。因此,该数据集仅包括对更新调查作出答复的 61 个会员国,涉及世界卫生组织 6 个区域。

《世界卫生组织 2014—2023 年传统医学战略》的三个战略目标之一是"通过适当的国家政策,建立传统和补充医学知识库,促进传统和补充医学的积极管理"。因此,会员国的首要任务就是策略性收集、分析和综合有关传统和补充医学使用情况的数据,以及制定国家级科研计划。

在更新调查中,会员国被问及是否有政府或公共科研资金用于传统和补充医学,以及如果有,2010—2016 年的年度拨款是多少。在 61 个国家的答复中,贝宁、巴西、智利、中国、古巴、朝鲜民主主义人民共和国、印度、马里、阿曼、秘鲁、泰国和美国 12 个会员国作出了肯定的答复并提供了这一信息。

例如,智利在 2006—2013 年间,其卫生部分配资源编制了本土居民及其卫生服务覆盖面的基本流行病学概况,目前共有 11 份流行病学概况。在美国,根据美国国立卫生研究院(National Institutes of Health,NIH)"补充和替代医学"项的分类支出信息,2016 年 NIH 财政年度,即 10 月 1 日至次年 9 月 30 日的经费数据显示,其拨款为 3.66 亿美元。

1.8　将传统和补充医学纳入国家卫生服务提供的国家计划

本节是更新调查中引入的新问题。因此,该数据集仅包括对更新调查作出答复的 61 个会员国,涉及世界卫生组织 6 个区域。

《世界卫生组织 2014—2023 年传统医学战略》的另一个战略目标是"通过将传统和补充医学服务纳入医疗服务提供和自我保健,促进医疗卫生服务的全面覆盖"。这一目标的战略方向确定为:充分利用传统和补充医学在改善卫生服务和卫生成果方面的潜在贡献。

会员国被问及是否有将传统和补充医学整合到国家卫生服务提供的国家计划,在 61 个被调查的会员国中,有 13 个回答是肯定的,分别是贝宁、玻利维亚(多民族国)、巴西、古巴、朝鲜民主主义人民共和国、加纳、危地马拉、海地、印度、马里、墨西哥、尼加拉瓜和泰国。

其他许多国家报告称,它们正在制定指导方针,引导传统和补充医学疗法在其卫生体系内的融合。例如,厄瓜多尔没有一项明确的计划,但有一项法律明确了替代医药在卫生服务中的使用,并与传统(本土)医药相联系。厄瓜多尔还制定了一个规范性框架,涉及替代疗法服务的管理(2016 年);此外,该国的"美好生活国家计划(2013—2017)(National Plan for Good Living)"作为其目标和战略的一部分,考虑了整合传统和补充医学的相关内容。

在智利,其卫生部自 2015 年以来一直致力于制定相关条例(第 20584 号法第 7 条),使本土居民有权获得与文化有关的医疗服务。该条例旨在规范公共部门提供的医疗服务,但并不意味着规范本土或当地居民的卫生体系。相反,它承认、保护并尊重民众祖传的治疗体系以及宗教、文化和精神习俗。该试行条例是与本土居民共同协商制定的,目前正处于行政程序的审议过程中。

2. 草药监管现状

草药包括原植物、草药材料、草药制剂和终端草药产品,它们含有植物的某些部分、其他植物材料或混合物的有效成分。在有些国家,草药在传统上可包含不源自植物的有机或无机天然有效成分(例如动物和矿物材料)。

常规药物是在常规医学体系中用以治疗或预防疾病,以及恢复、纠正或调节生理功能的药物。

2.1 草药监管法规

草药监管法规指的是控制或管理草药制造商与生产者的准则、条例或法律。例如,其可表述为"草药上市前须经证实为安全、有效和质量优良的。"[1]

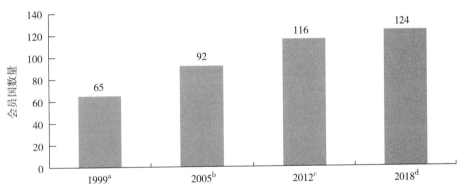

图 2.1 1999—2018 年世界卫生组织会员国实施草药监管的会员国数量变化

资料来源

a 世界卫生组织 2002—2005 年传统医学战略。

b 国家传统医学政策和草药监管法规——世界卫生组织全球 141 个国家调查报告。

c 包括下列会员国:1)29 个会员国对第二次传统与补充医学调查答复"是",2)141 个会员国对第一次调查答复"是",对第二次调查未作答复。

d 包括 1)2012 年数据和 2)对最新调查答复"是",对第一次和第二次调查答复"否"或未答复,及通过其他数据来源(如 2016—2018 年区域报告和数据核实)答复"是"的数据。

调查显示,截至 2018 年,世界卫生组织 124 个会员国制定了草药监管的法律或法规(图2.1)。第二次调查进一步关注草药监管法规的类型——草药监管是否与常规药物相同,或部分相同,或仅限于草药,抑或其他(图2.2)。

世界卫生组织 133 个作出答复的会员国中,90 个国家提供了草药监管法规类型的信息,

---

1 第二次调查文本见附件 1。

莫桑比克等许多国家采用了多选。

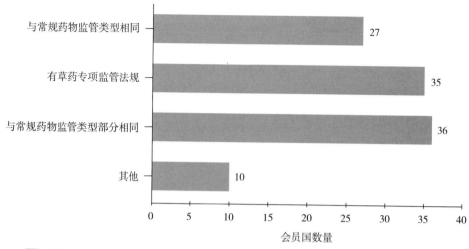

图 2.2　各会员国草药监管法规的类型

结果显示,对草药采取专项监管和对草药采取与常规药物部分相同监管的会员国数量几乎相等,紧随其后的是对草药采取与常规药物相同监管的类型。

某些会员国报告称,他们尚没有制定国家级的草药监管法规(如新西兰),这类情况是相当罕见的)。新西兰根据《食品法》(1981年)制定的《膳食补充剂条例》(1985年),对口服的"天然保健品"作为膳食补充剂进行管理。而其他天然保健品,则作为其他相关产品、药品或草药疗法根据 1981 年制定的《医药法》进行管理。新西兰目前没有针对草药、补充医学或其类似产品的法规框架,虽然这些产品通过其他框架进行管理,但没有单独类别的"草药"框架。

南非报告称,草药监管法规尚在起草中,采取的是与常规药物部分相同的类型。

墨西哥 2005 年发布了《拟议中的药品政策》,其中一章为草药内容,对草药的监管与常规药物部分相同,《保健品法规》还规定了对抗疗法和顺势疗法药物的监管。

比利时在医药产品法律中引入欧盟的相关规定,对草药产品进行监管。

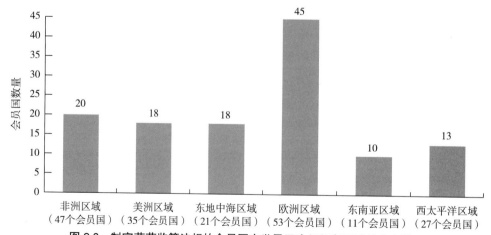

图 2.3　制定草药监管法规的会员国在世界卫生组织各区域的分布情况

如图 2.3 所示,世界卫生组织会员国中,欧洲区域对草药实行立法监管的国家数量最多,随后是非洲、美洲和东地中海、西太平洋以及东南亚区域。按立法监管国家占本区域比例排序,则东南亚区域占比最高(91%),随后是东地中海区域(86%)、欧洲区域(85%)、美洲区域(51%)、西太平洋区域(48%)和非洲区域(43%)。

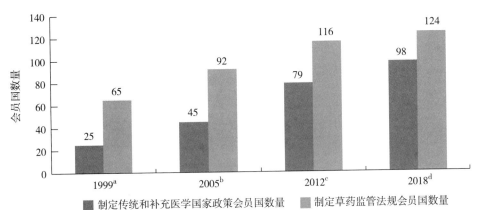

图 2.4 受调查会员国中制定传统和补充医学国家政策与草药监管法规情况比较
数据来源:同图 1.1 所示。

越来越多的国家正在加速制定草药监管法规,而制定传统和补充医学国家政策相对滞后。截至 2018 年,超过 50% 的受调查国均完成了草药监管法规及传统和补充医学政策的制定工作,这突显出越来越多的国家认识到传统和补充医学在本国卫生体系中的重要作用(图 2.4)。

2.2 草药监管分类

本节仅仅涉及第一次和第二次调查的部分资料;因此数据集只反映了 2005 年至 2012 年的情况。

在第二次调查中,会员国被问及了有关他们监管框架中草药监管分类的情况。这次询问的问题类同于第一次的询问,但是,监管分类有些改变。例如,第一次调查中分列的"OTC 药物"和"自服药品"这两个类别,在第二次调查中合并为"无需处方药"类别;同时新增"普通食品"这一类别。

对于草药的八种可能监管分类的细节描述列入了这个草药监管统计表[1],相关的定义如下:

监管状态:是指为提供用以执行法律或程序的依据而设计的一种立法程序。这些法规可以包括如下内容,如对产品或生产厂商的说明或责任,或产品必须使用的名称。

处方药:只凭处方或医嘱购买的药品。

无需处方药:指无需处方或医嘱即可购得的药品,一般在药房销售,通常包括"自服药品"和 / 或"OTC 药物"。

---

1 第二次调查的文本见附件 1。

膳食补充剂:这是一种补充膳食的产品,通常包含维生素、矿物质、草药、植物性或氨基酸等成分。服用膳食补充剂也是为了增加含有这些成分的浓缩物、代谢物、组成物、提取物或其合剂的日常总摄入量。

保健食品(包括功能性食品):任何被普遍认为含有重要营养成分、可促进或维持健康的天然食品。功能性食品还包括含添加被认为有益健康或长寿成分的食品,例如添加了维生素和草药的谷类食品、面包或饮料。保健食品和 / 或功能性食品可以打广告或营销,附带说明具有某种具体的保健功效,因此对其监管可能与其他食品不同。

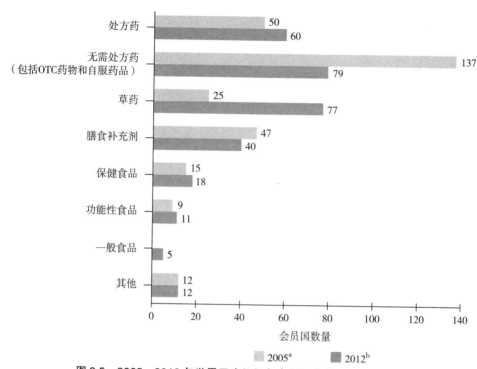

图 2.5 2005—2012 年世界卫生组织各会员国草药监管分类情况

资料来源

a 世界卫生组织全球 141 个会员国传统医药政策和草药监管调查报告

b 包括下列会员国:1) 29 个国家在第二次传统和补充医学调查时答复"是",2) 141 个国家在第一次调查时答复"是",但未答复第二次调查

注:第一次调查时不包含"一般食品"这一类别,因此 2005 年没有这一数据。

如图 2.5 所示,2005 年 137 个会员国将草药作为无需处方药(包括 OTC 药物和自服药品)加以管理,至 2012 年由于监管标准与监测更加严格,仅剩 79 个国家将草药作为无需处方药监管,而将其纳入"草药"监管的国家则从 25 个大幅增至 77 个。

2.3 有关草药功效说明的监管

本节仅仅涉及第一次和第二次调查的部分资料;因此数据集只反映了 2005 年至 2012 年的情况。

这些调查问题侧重于按照法律或法规所作的草药功效说明的类型。在调查问卷中,关

于不同种类的功效说明定义如下：[1]

医疗功效说明：这里通常指用于治疗、治愈或预防疾病，或用于康复、矫正或改变机体生理功能。通常，此类产品获准进入市场之前必须在医疗产品管理部门进行登记。

保健功效说明：这里可包括"标签或广告中关于产品具有特定健康益处的任何声明、建议或暗示，但不得宣称具有营养或医疗功效。"此类产品还可能包括有关营养功能和饮食推荐等说明。

营养成分含量说明：这里指的是某一产品富含或较少含有某类营养成分，如纤维或脂肪类成分等的说明。

如图 2.6 所示，到 2012 年会员国报告称，他们增加了销售草药的附带功效说明。其中宣称具有医疗功效说明的草药还是位居首位，其次为保健功效和营养功效说明。

2012 年，大量会员国报告了对使用功效说明属于未监管的状况。这可能是由于近年来监管当局加强了监督和强化了监管机制。此外还有一些草药的功效说明是根据当地人群的使用情况而定的。

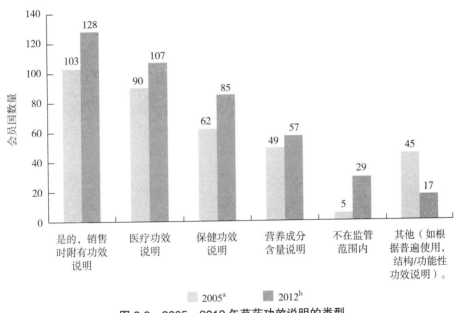

图 2.6　2005—2012 年草药功效说明的类型

资料来源
a 世界卫生组织全球 141 个会员国传统医药政策和草药监管调查报告
b 包括下列会员国：1）29 个国家第二次传统和补充医学调查时答复"是"，2）141 个国家第一次调查时答复"是"，但未答复第二次调查。

2.4　药典和专著

本节根据 2005 年至 2012 年世界卫生组织对会员国传统和补充替代医学第一次和第二

1　第二次调查文本见附件 1。

次调查数据撰写。

会员国被问及是否存在包括草药内容的药典和专著,他们也被问及是否拥有国家药典和专著以及其他药典与专著在本国的使用情况。

本次调查表中术语及释义:[1]

- 国家药典是一部处方集,其法律效力通常适用于某一国内所有药房,包含当前医疗服务中所用的药物,包括其配方、已知的分析成分、物理常数、可用于鉴别的主要化学性质,以及化合物或组合物的制备方法。此外,还可以包括用于纯度、有效成分含量、质量保持以及生物效力的规范测定方法。
- 专著是指收载各类草药处方,这些处方既可是收录在药典内,也可是单独存在的。

对第二次调查作出肯定答复的会员国还被问及正在使用的药典或专著的法律地位问题。

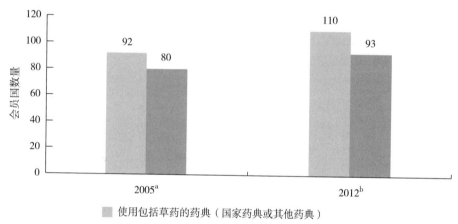

图 2.7   2005—2012 年使用药典和专论的会员国数量

资料来源:

a 世界卫生组织全球 141 个会员国传统医药政策和草药监管调查报告

b 包括下列会员国:1) 29 个国家第二次传统和补充医学调查时答复"是",2) 141 个国家第一次调查时答复"是",但未答复第二次调查。

图 2.7 显示,截至 2012 年,110 个会员国使用了包括草药在内的国家药典或其他药典;其中 65 个会员国药典具有法定约束力。最常用的"其他"类药典包括英国、美国和欧洲药典。世界卫生组织药典清单可在线查阅。[2]

使用有关草药的国家专著和其他专著数量也有所增加,截至 2012 年底,93 个会员国拥有有关草药的国家专著和其他专著,其中 39 个会员国所用专著具有法定约束力。在"其他"类专著中,会员国最常用的是《世界卫生组织药用植物选编(2~5 卷)》[WHO monographs on selected medicinal plants(2-5)],其次是欧洲药品管理局草药产品委员会出版的《欧盟草药专论》(European Medicine Agency's Committee on Herbal Medicinal Products)。

---

1 第二次调查的文本见附件 1。

2 见 http://www.who.int/medicines/publications/pharmacopoeia/en/pharmacop_index.pdf

某些会员国回复既使用药典,也使用了当地特有的专著。例如,加纳将《加纳草药药典(第 2 版)》(2007 年)[Ghana reported using the Ghana herbal pharmacopoeia(2nd ed.,2007)]作为其国家药典,并将《加纳民族植物学和植物区系研究》(Ethnobotanical and floristic studies in Ghana)作为国家专著。这些出版物具有权威性且广受尊重,但没有法定约束力。此外,还包括《尼日利亚草药药典》(2008 年)[Nigerian herbal pharmacopoeia(2008)],《非洲草药药典》(1995 年)[African herbal pharmacopoeia(1995)]和《西非草药药典》(West African herbal pharmacopoeia)。截至 2012 年,已出版了 120 部国家专著,作为加纳药用植物专著系列的一部分。

2.5　草药生产

本节仅仅涉及第一次和第二次调查的部分资料;因此数据集只反映了 2005 年至 2012 年的情况。

会员国被问及是否存在药品生产质量管理规范(GMPs)认证及草药生产的监管要求。

GMPs[1]:生产质量管理规范的目的在于将可能对制成品产生不利影响的程序、仪器或制造厂商可能出现的问题降至最低限度。它规定了"原料质量控制的各种要求,包括正确鉴定药用植物的种类、特殊储存和特殊卫生条件要求以及各种原料的清洁方法"。

截至 2012 年,83 个会员国以肯定口吻报告 GMPs 准则到位。尤其是世界卫生组织欧洲区域的会员国均遵循欧盟的 GMPs 准则,还有许多国家采用了世界卫生组织的 GMPs 准则。

随后会员国都被问及他们是否具备保证遵守生产要求。从 2005 年至 2012 年,建立 GMPs 认证机制的会员国数量有所增加,这可能与对草药生产监管要求更严格有关(图 2.8)。例如,瑞士采用了"药品检验公约"和"药品检验合作计划"的 GMPs 指南。GMPs 准则要求草药生产质量符合药典和专著规定,且其同时适用于草药和常规药物。

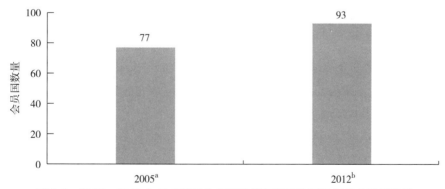

图 2.8　2005—2012 年具有药品生产质量管理规范认证机制的会员国数量

资料来源

a 世界卫生组织全球 141 个会员国传统医药政策和草药监管调查报告

b 包括下列会员国:1) 29 个国家第二次传统和补充医学调查时答复"是",2) 141 个国家第一次调查时答复"是",但未答复第二次调查。

1　第二次调查的文本见附件 1。

中国于 2003 年 9 月颁布了《中药材生产质量管理规范认证管理办法（试行）》（GAP）。在安全性评价方面，《药物非临床研究质量管理规范》（GLP）同样适用中药和常规药物。

2.6 草药安全性评价

本节仅仅涉及第一次和第二次调查的部分资料；因此，数据集只反映了 2005 年至 2012 年的情况。

会员国被问及一系列涉及草药安全评估的监管要求问题，如是否与常规药物相同、有无特殊要求，或有没有草药安全性评价监管。在 2012 年调查中增加了四个备选项目：对草药有特定的安全要求、传统使用证明无害、在类似产品中有相关安全性科学研究参考数据材料，以及"其他"安全要求。为了与 2005 年调查数据进行比较，将这四种备选项目合并为"特殊监管要求"类别。

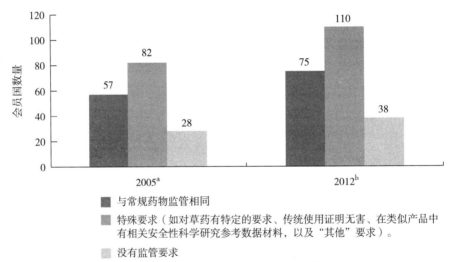

图 2.9 2005—2012 年草药安全评价监管要求

资料来源

a 世界卫生组织全球 141 个会员国传统医药政策和草药监管调查报告

b 包括下列会员国：1）29 个国家第二次传统和补充医学调查时答复"是"，2）141 个国家第一次调查时答复"是"，但未答复第二次调查。

图 2.9 显示，在 2005 年和 2012 年，报告对草药实施特殊监管的会员国数量最多。关于 2012 年调查中"特殊监管类别"的具体分布见图 2.10。

许多会员国对草药安全性评价采取多种手段。在"其他"安全要求中，会员国区分慢性、亚慢性和器官特异性毒性等标准；对采用传统医学医疗服务的患者开展科学随访或监测；如果用户投诉引发草药安全性疑问时，对市场样品进行实验室分析；相关专著中也有规定；监测有害生物、微生物和化学物质的水平；预注册期间的样品检测。

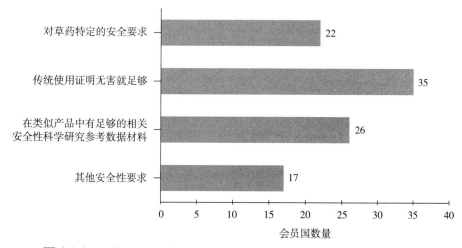

仅根据2013年世卫组织第二次全球调查所获得的133个会员国数据

图 2.10　2012 年草药安全性评估的特殊法规要求

2.7　草药注册制度

本节介绍会员国被问及是否设定草药注册制度。截至 2018 年,125 个会员国(近 65%)设定了草药注册制度(见图 2.11)。

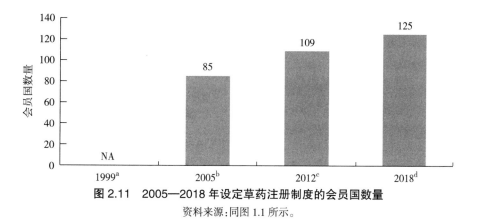

图 2.11　2005—2018 年设定草药注册制度的会员国数量

资料来源:同图 1.1 所示。

截至 2012 年,加拿大特许天然保健品数据库登记的可供销售产品超过 56 000 种(并非都是草药)。智利的植物药需在公共卫生研究所注册。而在土耳其,只有产品本身或活性成分一直用于医药用途达 30 年,其中在土耳其或欧盟至少使用 15 年,方可按传统用途注册,且仅限于自服药品。欧盟第 2004/24/EC 号指令规定了传统草药产品的简化注册程序和此类药物产品的定义。截至 2018 年澳大利亚有 128 种注册草药和 11 493 种列入目录的草药。

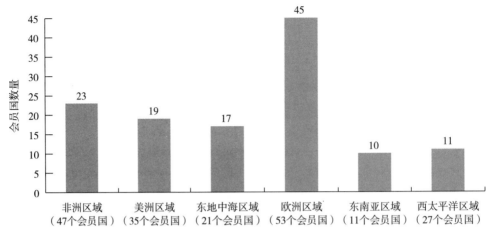

图 2.12　2018 年设定草药注册制度的会员国按世界卫生组织会员国区域分布情况

图 2.12 显示设定草药注册制度的会员国数量,以占世界卫生组织所在区域会员国数的百分比计算,东南亚区域占比最高(91%),接下来依次是欧洲区域(85%)、东地中海区域(81%)、美洲区域(54%)、非洲区域(49%)和西太平洋区域(41%)。

2.8　国家基本药物目录

基本药物指为满足民众主要医疗需求的药物(6)。会员国被问及是否将草药列入其国家基本药物目录。

截至 2018 年,34 个会员国将草药列入国家基本药物目录(见图 2.13)。其分布情况如下:

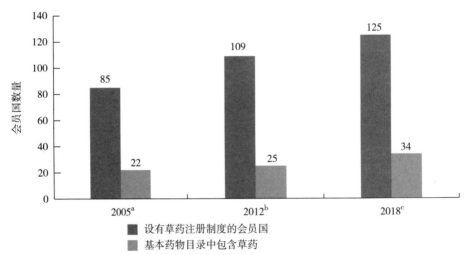

图 2.13　2005—2018 年设有草药注册制度的会员国数量与其基本药物目录中包含草药的情况比较

资料来源

a 世界卫生组织全球 141 个会员国传统医药政策和草药监管调查报告。

b 包括下列会员国:1) 29 个国家第二次传统和补充医学调查时答复"是",2) 141 个国家第一次调查时答复"是",但未答复第二次调查。

c 包括 1) 2012 年数据和 2) 对最新调查作出"是"答复,但对第一次和第二次调查作出"否"答复或未作出答复或通过其他数据来源(如 2016—2018 年期间的区域报告和数据核实)作出"是"答复的其他会员国。

- 非洲区域(7个国家):布基纳法索,喀麦隆,刚果民主共和国,加纳,马达加斯加,马里和尼日尔;
- 美洲区域(5个国家):玻利维亚(多民族国),巴西,古巴,墨西哥和秘鲁;
- 东地中海区域(5个国家):巴林,伊朗伊斯兰共和国,伊拉克,巴基斯坦和突尼斯;
- 欧洲区域(7个国家):亚美尼亚,哈萨克斯坦,摩尔多瓦共和国,俄罗斯联邦,塔吉克斯坦,乌克兰和乌兹别克斯坦;
- 东南亚区域(5个国家):孟加拉国,不丹,朝鲜民主主义人民共和国,印度和泰国;
- 西太平洋区域(5个国家):中国,老挝人民民主共和国,蒙古,菲律宾和越南。

加纳等许多会员国,已设立了国家基本药物目录之外的基本草药清单。

在34个已将草药纳入国家基本药物目录的国家中,20个国家纳入的依据是草药的传统用途,18个基于临床数据,17个基于长期历史用途,13个基于实验室检验,5个基于其他标准,如参考书、成本或专家组制定的标准(有些国家基于多个原因)。

2.9 草药安全市场监管体系

本节仅仅涉及第一次和第二次调查的部分资料;因此,这些数据只反映了2005年至2012年的情况。

会员国被问及以下问题:是否拥有草药的"上市后监测机制",即监测市场上产品持续安全的制度,是否要求制造商、进口商和分销商保存分销记录,制定书面程序处理和调查产品投诉,并从市场上召回有缺陷的产品。[1]

截至2012年,84个国家具有草药市场监测体系(见图2.14)。

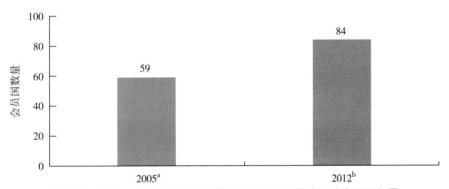

图 2.14   2005—2012 年具有草药安全性市场监管体系的会员国数量

资料来源

a 世界卫生组织全球 141 个会员国传统医药政策和草药监管调查报告

b 包括下列会员国:1) 29 个国家第二次传统和补充医学调查时答复"是",2) 141 个国家第一次调查时答复"是",但未答复第二次调查。

在摩洛哥,由毒物管制和药物警戒中心下设的国家药物警戒中心负责监测市场上草药的安全问题。在巴基斯坦,自 2018 年初以来,包括草药在内的药品不良反应在线报告表已

---

1 第二次调查的文本见附件 1。

在政府官方网站公布,从而能够收集药品不良反应报告。在马来西亚,草药须遵守为常规药物制定的类似监管、监督、药物警戒、许可和药品不良反应报告制度。

2.10 草药营销

本节仅仅涉及第一次和第二次调查的部分资料;因此,这些数据只反映了2005年至2012年的情况。

本节的调查涉及草药在各会员国被问及在本土如何销售草药。他们也被问及本土销售的各个途径。

图 2.15 显示各国如何回答第二次调查与第一次调查时的情况。两次调查均可见草药主要在药房以无需处方药、自服药品或 OTC 药物销售。2012 年 119 个会员国采用这种销售方式,而 2005 年为 101 个。2012 年草药还会以其他类别的无需处方药形式销售,第三种销售形式为药房凭处方药销售。对草药销售没有限制的会员国数量从 2005 年的 70 个减少到 2012 年的 52 个。在 2012 年有 10 个会员国选择了"其他途径"销售(较 2005 年的 22 个国家有所减少),其他途径包括直接从治疗师、传统医学从业人员以及其他不受监管的市场(例如网络、电话销售或街头)出售草药。

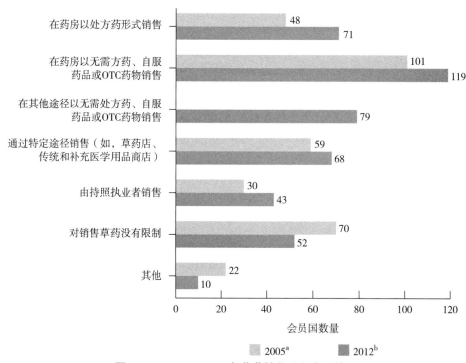

图 2.15   2005—2012 年草药销售途径变化情况

资料来源

a 世界卫生组织全球 141 个会员国传统医药政策和草药监管调查报告。

b 包括下列会员国:1) 29 个国家第二次传统和补充医学调查时答复"是",2) 141 个国家第一次调查时答复"是",但未答复第二次调查。

注:在第二次统计调查中,"其他途径的药物类别包括无需处方药,自服药品或 OTC 药物,这是一个新的类别;因此,没有 2005 年的调查数据。

在克罗地亚,医药产品和医疗器械局统计的 2007 年、2008 年和 2009 年草药市场销售总额分别为 310 万欧元,295 万欧元和 401 万欧元。在马里,传统医药部对 2007 年、2008 年和 2009 年草药年市场销售额估值分别为 9.72 万美元、10.692 万美元和 11.761 2 万美元。

根据也门药品及医疗器械最高委员会 2009 年年度报告,该年草药市场的销售总额为 12.876 309 58 亿也门里亚尔。

3. 医疗服务、从业人员、教育和医疗保险

本部分是第二次调查中新增的一节。除非另有说明,数据资料来自第二次调查资料,或最新调查的资料。

3.1 传统和补充医学医疗服务

本节涉及各会员国被问及本土传统医学,以及传统和补充医学医疗服务问题。这些医学术语可能因国家和地区而异,因此在第二次调查中对每种医学都下了特别的定义[1]。

"本土传统医学"指的是用于诊断、预防或消除身心与社会疾患的知识与医疗服务的总和,不管其可否解释。这些知识或医疗服务可能完全依赖于过去的经验和观察,它们通过口授或文字世代相传,是当地特有的医疗服务活动。多数本土传统医学服务于初级医疗层面。

根据《世界卫生组织2014—2023年传统医学战略》,"传统医学"是在维护健康,以及预防、诊断、改善或治疗身心疾病方面使用的种种以不同文化所特有的无论可否解释的理论、信仰和经验为基础的知识、技能和实践的总和。(7)。

"补充医学"指的是广泛使用的医疗服务手段,并非是该国自身传统或常规医学的一部分、并且尚未被充分纳入主流医疗体系。在一些国家,"补充医学"与"传统医学"交叉使用(8)。

"传统和补充医学"一语包括传统医学和补充医学产品、医疗服务和从业人员。

调查首先征询各会员国是否认为使用本土传统医学对其国家很重要,如果认为重要,那么使用本土传统医学的人口占其总人口的比例是多少。此外,是否还使用其他传统和补充医学,如果是,其人口中使用特定传统和补充医学医疗服务(如针灸)的比例有多少。

截至2018年,170个会员国(88%)使用了传统和补充医学(见图3.1),通过制定国家政策、法律、法规、计划等正式承认传统和补充医学。实际的国家数目还可能更多。

世界卫生组织各区域中至少80%的会员国使用传统和补充医学(图3.2),东地中海、东南亚和西太平洋区域超过90%的会员国使用传统和补充医学。在所有区域持续高频率使用传统和补充医学的情况下,必须加强制定政策、相应的法律、法规,和建立安全监测系统,并把传统和补充医学产品、医疗服务和从业人员纳入卫生系统。

在古巴,"自然和传统医学"由专业人员和卫生技术人员根据其专业和执业范围在国家卫生体系内执业。朝鲜民主主义人民共和国于1979年颁布了《发展高丽传统医药》的国家政策。2000年德国60%~79%的人口接受本土传统医学服务(9)。

---

1 第二次调查的文本见附件1。

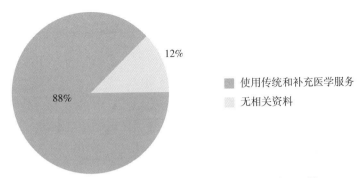

图 3.1　2018 年会员国对传统和补充医学服务的认可情况

T&CM：194 个国家传统医学和补充医学（这里包括本土传统医学）应用情况

资料来源

包括 1) 2012 年资料和 2) 对最新调查答复"是"，但第一次和第二次调查答复"否"或未答复，抑或通过其他数据来源（如 2016—2018 年期间的区域报告和数据核实）答复"是"的会员国。

注：在第二次调查中，会员国没有回答这个问题（或回答"否"），但对任何传统和补充医学指标（即国家政策、法律或法规；国家级行政机构、规划、专家委员会或科研院所；草药法规；对本土传统医学或传统与补充医学从业人员的监管；本土传统医学或传统和补充医学的医疗保险覆盖面）回答"是"的会员国，如果从这些肯定性答复中明确看出传统与补充医学不被禁止，则推定他们使用传统与补充医学。例如，一个国家对传统和补充医学的使用回答"否"，但对建立国家政策、法律、国家规划、国家级行政机构和专家委员会回答"是"；结论是，该国使用传统和补充医学。

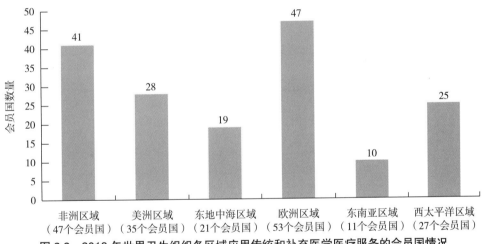

图 3.2　2018 年世界卫生组织各区域应用传统和补充医学医疗服务的会员国情况

3.2　会员国采用的传统和补充医学医疗服务类型

会员国被问及本国民众是否使用本土传统医学和其他类型的传统和补充医学服务。调查包括九种具体的传统和补充医学医疗服务，以及"其他服务"选项；这九种医疗服务类型包括：

- 针灸 acupuncture
- 阿育吠陀医学 ayurvedic medicine
- 脊骨神经医学 chiropractic
- 草药 herbal medicine

- 顺势疗法 homeopathy
- 自然疗法 naturopathy
- 正骨疗法 osteopathy
- 中医 traditional Chinese medicine
- 阿拉伯医学 Unani medicine

有关正在采用的本土传统医学和每一种传统和补充医学医疗服务问题,还调查其总人口中接受这种服务的百分比(以 20% 为单位),并在百分比未知的情况下选择"不详 / 没有提供数据。

图 3.3 统计了使用本土传统医学和其他传统和补充医学医疗服务的会员国数目。针灸是最常见的应用形式(113 个会员国),其次是草药(110 个会员国)和本土传统医学(109 个会员国),最后是顺势疗法和中医,各有 100 个会员国使用,还有 90 多个会员国使用了自然疗法、脊骨神经医学、正骨疗法和阿育吠陀医学,82 个会会员国使用阿拉伯医学。

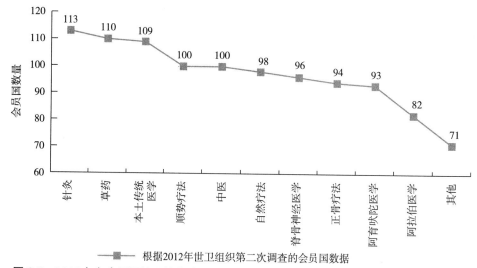

—■— 根据2012年世卫组织第二次调查的会员国数据

图 3.3 2012 年各会员国使用的传统和补充医学医疗服务的类型(以使用比例的降序排列)

注:确认使用某一特定类型的传统和补充医学的会员国数目是通过以下方式计算的:1) 对使用该类型的传统和补充医学答复"是";2) 对使用该类型医学的人口百分比答复"不详 / 没有提供数据"(而不是 0%);3) 对该类型的传统和补充医学从业人员的监管答复"是";4) 对该国传统和补充医学从业人员服务的答复"是";5) 在第二次调查中对该类型的传统与补充医学的保险覆盖答复"是"。

71个会员国存在其他形式的传统和补充医学服务,包括祈祷(prayer)、灵修(spiritualism)、传统助产士(traditional midwives)、治疗性按摩(therapeutic massage)、催眠疗法(hypnotherapy)、灵气疗法(reiki)、反射疗法(reflexology)、按手疗法(hands-on healing)、水疗(hydrotherapy)、费尔登克雷疗法(Feldenkrais)、生物反馈疗法(biofeedback)、罗尔芬疗法(Rolfing)、巴赫花疗法(Bach flower remedies)、人智医学(anthroposophic medicine)、神经疗法(neural therapy)、医方明(不丹传统医学 gSo-ba Rig-pa)、西达医学(Siddha medicine),伊朗传统医学(Iranian TM)、拔罐(cupping)和臭氧疗法(ozone therapy)。详情参见第 5 节的国别摘要。

3.3　传统和补充医学从业人员—监管、服务场所和颁发许可

在本节中，会员国被问及有关本土传统医学和传统和补充医学从业人员的问题，包括对他们的监管，监管的执行程度，从业人员的服务场所（私营、公营或两者兼有），执业是否需要证照，以及颁发证照的机构。

为了帮助理解"从业人员"一词，定义如下：

本土传统医学从业人员：一般理解为包括从事本土传统医学的人，如传统治疗师、接骨师、草药师和传统助产士。通常，这些从业者大多从事初级医疗服务。[1]

传统和补充医学从业人员：既包括传统和补充医学执业者，也包括对抗疗法医学专业人员和相关的医务工作者，例如为病人提供传统和补充医学医疗服务的医生、牙医、护士、助产士、药剂师和理疗师（例如采用针灸治疗病人的医生，或在诊所和医院提供服务的中医）等。[2]

3.3.1　对传统和补充医学从业人员的监管

如图 3.4 所示，截至 2018 年，78 个会员国中有 75 个对传统和补充医学从业人员进行监管，较 2012 年的 67 个会员国有所增加。

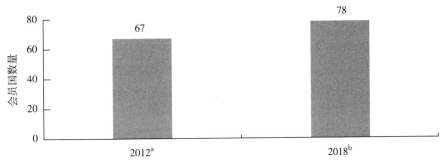

图 3.4　2012—2018 年对传统和补充医学从业人员进行监管的会员国数量

传统与补充医学（包括本土传统医学）

资料来源

a 仅根据世界卫生组织第二次全球调查 133 个会员国的数据

b 包括 1）2012 年数据和 2）对最新调查答复"是"但对第一次和第二次调查答复"否"或未作出答复，或通过其他数据来源（如 2016—2018 年区域报告和数据核实）答复"是"的其他会员国。

对那些回答对传统和补充医学从业人员有监管的会员国，还问及了对哪些类型的从业人员进行监管。图 3.5 显示，受监管最多的是本土传统医学从业人员（36 个会员国），其次是针灸（30 个会员国）和脊骨神经医学（26 个会员国）的从业人员。

1　第二次调查的文本见附件 1。

2　第二次调查的文本见附件 1；注意在调查中，术语不是"传统和补充医学"，而是"传统和补充替代医学"。

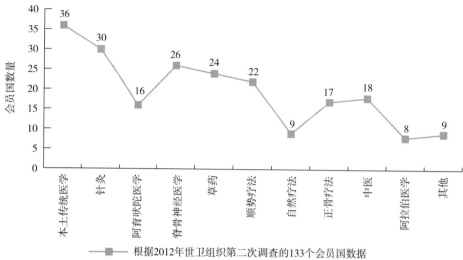

图 3.5　2012 年受会员国监管的传统和补充医学从业人员类型

3.3.2　传统和补充医学医疗服务场所

会员国被问及传统和补充医学从业人员的服务场所——私营部门还是公营部门，抑或两者兼而有之，以及具体是医院还是诊所，还是两者兼而有之，还是在任何其他场所执业。

图 3.6 显示，107 个会员国对这一问题作出答复，其中 97 个国家中传统和补充医学从业者在私营部门执业，55 个国家在公营部门执业，20 个国家在其他场所执业（如家庭和传统治疗中心）。许多会员国有多种选择；43 个国家的传统和补充医学从业人员在公营和私营机构中均可执业。

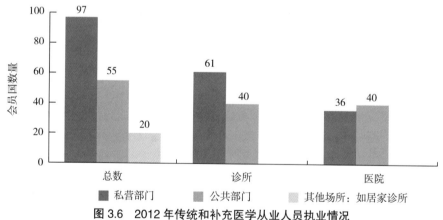

图 3.6　2012 年传统和补充医学从业人员执业情况

根据 2012 年世界卫生组织第二次调查的 133 个会员国数据

图 3.6 显示，传统和补充医学从业人员在诊所和医院执业的情况，他们主要在私营诊所执业（61 个会员国），其次是公营诊所和公立医院（各 40 个会员国），再次是私立医院（36 个会员国）。

3.3.3 传统和补充医学执业执照或证书

截至 2012 年,66 个会员国要求传统和补充医学从业人员需要获得执业执照。这类执照主要由国家级政府颁发,有些情况下由州政府和其他方面颁发。截至 2018 年,根据匈牙利、伊朗伊斯兰共和国、马来西亚和葡萄牙提供的补充资料,需要获得传统和补充医学执照的会员国数目为 70 个。

在马来西亚,根据其 2016 年《传统和补充医学法》[第 775 号],注册从业人员除非持有传统和补充医药理事会颁发的有效和持续执业执照[10],否则不得公开执业。第 5 节中的国家信息摘要提供了更详细的情况。葡萄牙卫生部下属的卫生系统中央管理局是负责为诊断和治疗技术人员、非常规治疗师和足疗师颁发执业执照的机构。

3.4 传统和补充医学从业人员教育

调查涉及各会员国被问及是否存在传统和补充医学高等教育;那些作出肯定答复的国家被问及其可获得的高等教育学位类型—学士、硕士、博士、临床医学博士学位或其他学位。会员国回答"无"(即没有传统和补充医学高等教育),那么他们又被问及是否提供其他政府官方认可的传统和补充医学培训项目。

截至 2012 年,63 个会员国报告称,具有某种形式的传统和补充医学教育(图 3.7)。其中 41 个国家提供传统和补充医学的大学教育,36 个国家提供政府官方认可的非大学水平培训项目。其中 14 个会员国同时存在大学教育与官方认可的培训项目。

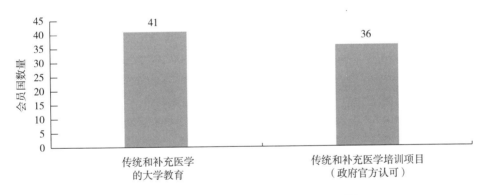

■ 根据2012年世卫组织第二次调查的133个会员国数据

图 3.7　2012 年各会员国传统和补充医学教育情况

图 3.8 显示,关于大学教育,最普遍的是授予学士学位(27 个会员国),或硕士学位(24 个会员国)。此外,在 15 个会员国可获得博士学位,9 个会员国可获得临床医学博士学位;4 个会员国提供了其他类型的学位。截至 2012 年,18 个会员国同时授予学士和硕士学位,11 个会员国授予学士和硕士学位以及博士学位。

关于非大学教育,会员国报告称,他们具有官方认可的培训项目,如传统医学进修证书;卫生、解剖学、草药养护、数据收集和管理的教育项目;培训草药师、农业技术人员和农民;药学院校的生药学;以及综合讲座。一些会员国还承认国际认可的证书和执照以及外国大学

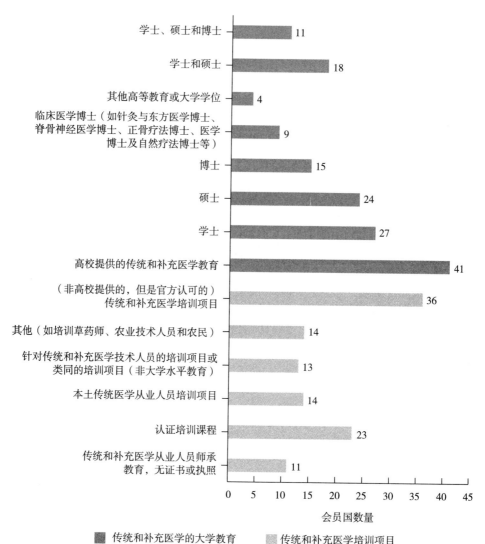

图 3.8 2012 年各成会员国提供的传统和补充医学大学教育与非大学教育类型

资料来源：根据世界卫生组织第二次全球调查 133 会员国的数据。

颁发的传统和补充医学资格证书。

　　某些会员国正式参与了其他国家的传统和补充医学教育。例如，2010 年起，马里传统医学部参与了贝宁、布基纳法索、刚果、科特迪瓦、几内亚和马里等国博士论文的指导和审核。

　　世界卫生组织非洲区域提供的更新信息显示，该区域已有 21 个会员国在 2016 年之前将传统医学纳入大学卫生科学课程。补充资料和最新情况表明，截至 2018 年，另有 4 个会员国——匈牙利、老挝人民民主共和国、莫桑比克和葡萄牙，也提供某种形式的传统和补充医学普通高等教育。详见第 5 节中的国家信息摘要。在匈牙利，卫生培训课程包括传统和补充医学理论专题，一些大学（如佩奇大学卫生科学系）提供传统和补充医学相关的继续教育课程。

3.5　传统和补充医学从业人员类型

会员国被问及执业的传统和补充医学从业人员类型。统计详见各国的摘要,图 3.9 显示各会员国报告的传统和补充医学从业人员的数目。最多的是本土传统医学从业人员,其次是针灸和草药从业人员,再次是脊骨神经医学和顺势疗法从业人员。尚有 33 个会员国报告了"其他"类型的传统和补充医学从业人员。

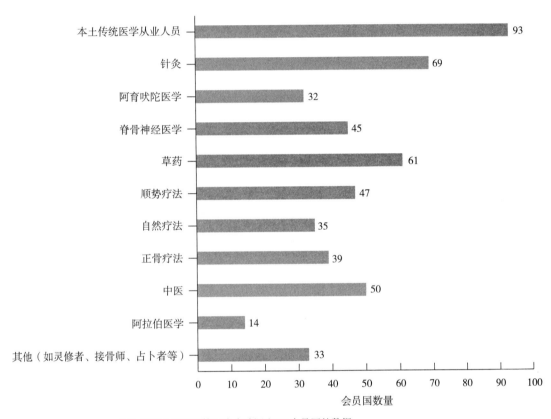

■ 根据世卫组织第二次全球调查133会员国的数据

图 3.9　2012 年各会员国执业的传统和补充医学从业人员类型

3.6　医疗保险与传统和补充医学

调查中医疗保险界定为包括公立和私营保险公司投保人的医疗保险,涵盖了特定人群在各种情况下发生的医疗费用。

会员国被问及本土传统医学与传统和补充医学是否纳入医疗保险,如果是,是全部还是部分纳入保险。下一个问题是关于列举的九种具体的传统和补充医学医疗服务类型,以及"其他服务"的备选办法,医疗保险是属于政府性质还是私营性质。

截至 2018 年,45 个会员国报告了医疗保险对传统和补充医学的覆盖情况,大多数国家表示保险仅为部分覆盖(见图 3.10)。

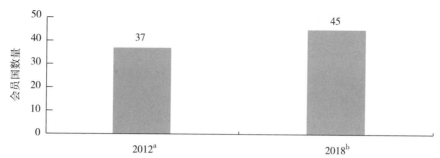

图 3.10 2012—2018 年为传统和补充医学提供医疗保险的会员国数量

传统和补充医学（包括本土传统医学）。

资料来源

a 仅根据世界卫生组织第二次全球调查的 133 会员国数据

b 包括 1）2012 年数据和 2）对最新调查答复"是"但对第一次和第二次调查答复"否"或未作出答复，或通过其他数据来源（如 2016—2018 年区域报告和数据核实）答复"是"的其他会员国。

图 3.12 显示，截至 2012 年，20 个会员国对针灸服务提供医疗保险。其次是脊骨神经医学和草药（均为 16 个国家），再次是本土传统医学（15 个国家）。

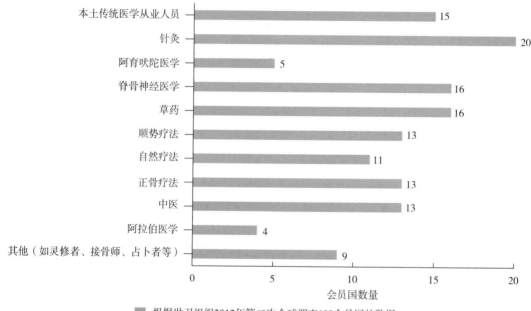

■ 根据世卫组织2012年第二次全球调查133会员国的数据

图 3.11 2012 年传统和补充医学服务的医疗保险覆盖率

各会员国不同的传统和补充医学疗法的医疗保险覆盖类型（私营或政府性质）和覆盖水平差异很大。不丹和古巴是政府全额保险，不丹为医方明（不丹传统医药）提供全额政府保险，将其作为常规医疗的一个组成部分，古巴的卫生医疗体系是普遍的、无障碍的、区域化的和免费的，因此所提供的任何医疗服务都不需要付款或保险。

在瑞士，只有当传统和补充医学医疗服务被确认为主流医学（如脊骨神经医学）并由官方认可的执业医生提供服务的情况下，传统和补充医学才被纳入强制性"基本"医疗保险。如果传统和补充医学医疗服务有"循证发展计划"，例如顺势疗法、植物疗法、中医、人智医学或神经疗法（正在评估中），某些保险也可以覆盖。

在挪威，如果将传统和补充医学服务纳入住院治疗，则可全额报销。对于门诊治疗，可部分报销。脊骨神经医学被认为是常规医疗，可全额报销。

在中国，政府和商业保险（包括国有和私营保险公司）都承保本土传统医学医疗服务，并部分承保针灸、草药、正骨疗法和中医治疗。

图 3.12 对图 3.3（使用传统和补充医学医疗服务的会员国数目）、图 3.5（对传统和补充医学执业的从业人员进行监管的情况）及图 3.11（为该服务提供医疗保险的情况）数据进行了汇总。

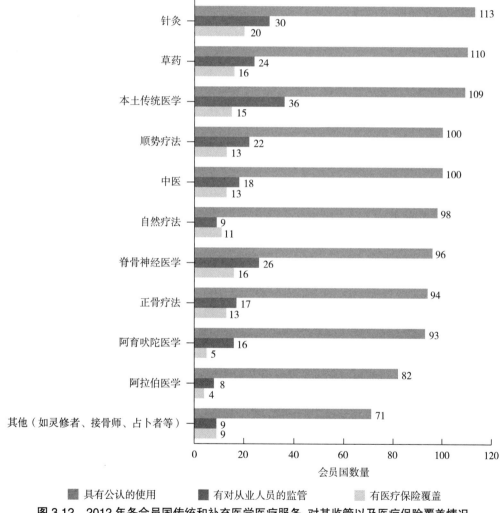

图 3.12　2012 年各会员国传统和补充医学医疗服务、对其监管以及医疗保险覆盖情况

资料来源：根据世界卫生组织 2012 年第二次全球调查 133 会员国的数据。

3.7　对采用传统和补充医学自我保健人群的教育项目或方案

更新调查涉及会员国是否有利用传统和补充医学进行自我保健的人群教育项目或方案。

在 61 个对世界卫生组织最新调查作出答复的国家中，16 个会员国拥有此类项目，包括巴西、柬埔寨、智利、古巴、朝鲜民主主义人民共和国、加纳、印度、蒙古、摩洛哥、尼加拉瓜、阿曼、秘鲁、菲律宾、泰国、美国和越南。秘鲁 EsSalud（缴费型公共社会医疗保险制度）设有一个补充医疗局，该局在 2013 年为代谢综合征患者制定了健康教育方案。美国利用传统和补充医学进行自我保健的消费者教育项目和方案是国家补充和综合健康中心（NCCIH）的一部分任务。沙特阿拉伯正在制定一项全国利用传统和补充医学进行自我保健的人群教育计划，将通过沙特阿拉伯卫生服务理事会与全国委员会合作实施。

4. 各国面临的挑战和世界卫生组织支持的必要性

本节内容仅根据第二次调查的数据,并不包括第一次调查与更新调查的信息。

4.1 会员国面临的主要困难

在本节里,会员国被问及其在传统和补充医学医疗服务监管中面临的困难问题。在133 个对第二次调查作出答复的会员国中有 113 个国家回答了这个问题(见图 4.1)。

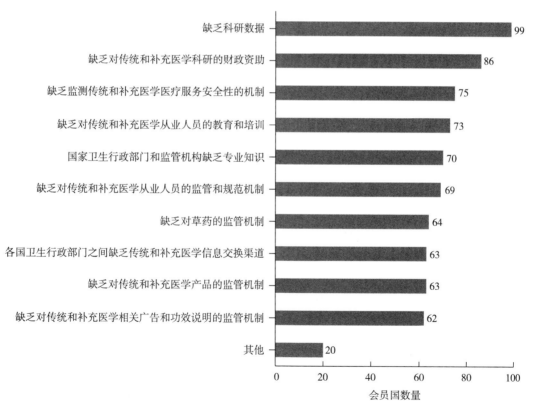

图 4.1 会员国面临的困难

资料来源:根据世界卫生组织 2012 年第二次全球调查 133 会员国的数据。

注:此图与《世界卫生组织 2014—2023 年传统医学战略》中的等效图不同。经核实,《世界卫生组织 2014—2023 年传统医学战略》的中期数据存在谬误,在此已更正。

有 99 个会员国认为其面临的最主要困难是缺乏研究数据,86 个会员国答复缺乏对传统和补充医学研究的财政资助,75 个会员国报告称,缺乏监测传统和补充医学产品安全性的机制(包括草药)。

在列出的"其他困难"项下,会员国提出包括缺乏政治意愿,法律框架不完善,监测传统和补充医学医疗服务与产品安全性的能力不足,传统和补充医学和常规医学之间的转诊机制不畅,传统和补充医学信息系统及分析问题,以及将传统和补充医学融入卫生体系的障碍等。

世界卫生组织各区域所面临的困难各不相同,表 4.1 列出各区域排名前三的困难,部分区域由于排名相同可能会呈现三个以上的困难。

表 4.1　2012 年世界卫生组织调查中各区域会员国在传统和补充医学医疗服务监管中面临的主要困难

世界卫生组织区域	主要困难
非洲区域(参与调查会员国 28 个)	1. 缺乏科研数据及缺乏对传统和补充医学科研的财政支持(86% 的受访国答复)。 2. 缺乏对传统和补充医学从业人员的教育和培训(79%)。 3. 缺乏对草药产品监管机制(68%);缺乏传统和补充医学医疗服务安全性监测机制(68%)。
美洲区域(参与调查会员国 18 个)	1. 缺乏科研数据(83%)。 2. 国家卫生当局和监管机构缺乏专业知识(67%);各国卫生当局之间缺乏传统和补充医学信息交换渠道(67%)。 3. 缺乏对传统和补充医学从业人员的监管机制(61%);缺乏对传统和补充医学从业人员的教育和培训(61%);缺乏传统和补充医学医疗服务及其产品安全性监测机制(61%);缺乏对传统和补充医学科研的财政支持(61%)。
东地中海区域(参与调查会员国 17 个)	1. 缺乏研究数据(76%)。 2. 缺乏对传统和补充医学从业人员的监管机制(71%);缺乏对传统和补充医学科研的财政支持(71%);缺乏对传统和补充医学从业人员的教育和培训(71%)。 3. 缺乏对传统和补充医学相关广告和功效说明的监管机制(59%);缺乏传统和补充医学医疗服务安全性监测机制(59%)。
欧洲区域(参与调查会员国 36 个)	1. 缺乏研究数据(47%)。 2. 国家卫生当局和监管机构缺乏专业知识(44%)。 3. 缺乏传统和补充医学医疗服务安全性监测机制(39%);缺乏对传统和补充医学科研的财政支持(39%)。
东南亚区域(参与调查会员国 10 个)	1. 缺乏科研数据(90%)。 2. 缺乏对传统和补充医学科研的财政支持(70%)。 3. 国家卫生当局和监管机构缺乏专业知识(50%);缺乏草药产品监管机制(50%)。
西太平洋区域(参与调查会员国 23 个)	1. 缺乏研究数据(87%)。 2. 缺乏对传统和补充医学研究的财政支持(74%)。 3. 缺乏对草药产品监管机制(70%);缺乏传统和补充医学医疗服务及其产品安全性监测机制(70%)。

资料来源:根据世界卫生组织 2012 年第二次全球调查 133 会员国的数据。

4.2　需要世界卫生组织给予支持的领域

图 4.2 按会员国反馈的各个问题的评级,列出各个问题需要世界卫生组织支持的程度。多数会员国反馈为"非常需要",这个问题即被引用最多而列入"非常需要"等级的,是传统和补充医学相关的安全、质量和效力研究与评价通用技术指南。

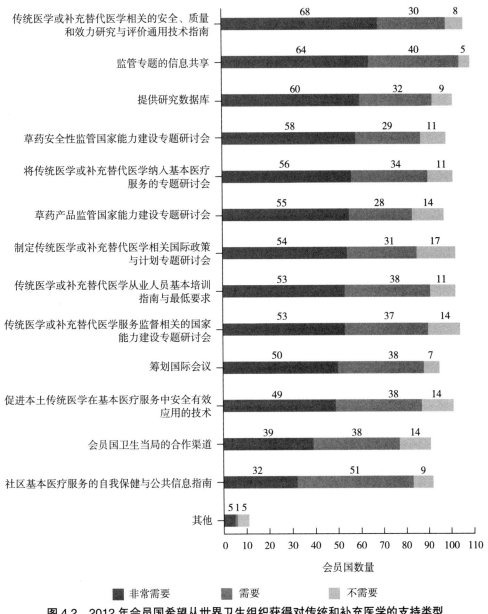

图 4.2　2012 年会员国希望从世界卫生组织获得对传统和补充医学的支持类型

数据来源:基于世界卫生组织第二次全球调查的 133 个会员国数据。

5. 会员国概要

本节会员国概要的内容框架如下：

- 传统和补充医学国家政策,包括:国家政策、法律、法规、国家规划、国家级行政机构和国家级科研院所;
- 草药监管法规,包括:法律、法规、管理类型、监管类型、功效说明类型、药典和专著、生产要求与控制机制、安全要求与控制机制、注册制度、基本药物清单、市场监测、市场营销与销售;
- 传统和补充医学医疗服务、从业人员和医疗保险,包括传统和补充医学的应用、从业人员监管、从业人员教育、统计和医疗保险。

世界卫生组织 6 个区域和其他 3 个地区的 148 个会员国反馈了第二次调查或（和）更新调查,由会员国反馈的内容形成摘要信息,更新调查和补充资料提供的信息涉及 2016—2018 年期间。在有些情况下,信息不够完整,那么这些会员国家的数据是不完整的。也存在另外一种情况,相关的卫生重点内容是在工作过程中的不同时间节点提供的补充信息,其与上述主题直接相关的信息也被纳入概要。

5.1 世界卫生组织非洲区域

表格 5.1 概述了国家政策、传统与补充医学和草药法规制定以及世界卫生组织非洲区域传统与补充医学的使用情况,并将各指标在该区域会员国中的百分比与全球百分比进行了比较。

表 5.1 世界卫生组织非洲区域 2005—2018 年传统和补充医学发展情况

类别	2005 年作出肯定答复的区域会员国数量	2018 年作出肯定答复的区域会员国数量	2018 年作出肯定答复的区域会员国百分比（总数 47 个）	2018 年作出肯定答复的全球会员国百分比（总数 194 个）
传统和补充医学国家政策	12	40	85%	51%
传统和补充医学法律或法规	10	39	83%	56%
传统和补充医学国家规划	15	34	72%	41%
传统和补充医学国家级行政机构	25	39	83%	55%

类别	2005 年作出肯定答复的区域会员国数量	2018 年作出肯定答复的区域会员国数量	2018 年作出肯定答复的区域会员国百分比（总数 47 个）	2018 年作出肯定答复的全球会员国百分比（总数 194 个）
传统和补充医学专家委员会	16	34	72%	48%
传统和补充医学或草药国家级科研院所	18	29	62%	39%
草药法规	12	20	43%	64%
草药注册	18	23	49%	64%
传统和补充医学使用人群	—	41	87%	88%

注：2018 年数据集包括：2018 年数据集包括：1）2012 年数据；2）更新调查中反馈"是"，但在第一次和第二次调查中反馈"否"或没有反馈而通过其他数据源反馈"是"的会员国，如 2016 年至 2018 年区域报告和数据核查。可能有些会员国传统和补充替代医学的情况已有所变化，但未能统计在内。

从 2005 年至 2018 年期间，特别是 2001 年至 2010 年，该区域会员国采取措施，为传统和补充医学的医疗服务、执业人员和产品等制定国家政策和监管框架，并实施了一些优先的措施（1）。

截至 2018 年，非洲区域会员国几乎所有指标都超过了全球，除了对草药的监管和注册没有达到相应的百分比。世界卫生组织非洲区域 47 个会员国中，有 41 个会员国（87%）正式认可了民众应用传统和补充医学，与全球平均比例相似。

1. Benin 贝宁

传统和补充医学国家政策

贝宁传统和补充医学的国家政策包括《贝宁药典和传统医学国家政策》（Politique Nationale de la Pharmacopée et de la Médecine Traditionnelles du Bénin），传统和补充医学的政策和法律最近的一次更新是在 2016 年，对传统和补充医学执业监管的更新是在 2013 年。

2010—2016 年贝宁传统和补充医学政府提供的科研资金情况（美元）

2010 年	2011 年	2012 年	2013 年	2014 年	2015 年	2016 年
160 000	100 000	160 000	200 000	200 000	300 000	200 000

1996 年制定了将传统和补充医学纳入国家医疗服务的国家规划。

草药监管现状

国家草药法规最近一次更新是在 2013 年，目前正在使用的是由西非卫生组织 2013 年制定的《西非药典》(West African Pharmacopoeia);草药注册目录最近一次更新是在 2016 年。

　　在售草药的功效说明不受监管。国家草药专著在应用,但不具有法定约束力,如 2009 年出版的两本贝宁传统医学用于预防和治疗疟疾、性传播疾病(STDs)和艾滋病毒 / 艾滋病 的植物专著。

　　为确保草药质量,贝宁推行《草药生产条例》,条例要求草药生产必须严格遵照《药典》 和专著的内容。确保遵守法规的手段包括:职能部门会定期检查生产厂家和实验室,同时要 求生产厂家指定专人负责药品生产质量,确保规范执行并向政府汇报。

　　为了满足对草药安全性评估的监管要求,无论是按照专门的或者传统的使用方式,只 要无害均可。国家基本药物目录中不包括草药。2007 年起药品市场安全监测已包括草药。 草药在药房和其他渠道销售,也由持照执业者销售。监管的草药种类包括处方药、无需处方 药,自服药品和 OTC 药物。

医疗服务、从业人员、教育和医疗保险

　　本土传统医学对贝宁十分重要,80%~99% 的人口接受本土传统医学服务(11)。也采用 其他传统和补充医学服务。

　　2004 年以来,对草药、自然疗法和正骨疗法的从业人员实行国家级监管,这些规定于 2013 年更新。

　　传统和补充医学从业人员仅在私营诊所和医院执业。中央政府颁发传统和补充医学执 业所需的执照或证书。

　　1999 年,贝宁传统医学执业者名册(Répertoire des Praticiens de la Médecine Traditionnelle du Bénin, 1999)数据表明,大约有 7 500 名本土传统医学执业者在贝宁执业。贝宁卫生部 2007 年数据显示,在贝宁的传统医学执业者情况大致如下:约有脊骨神经医学 1 650 名、草 药 4 500 名、顺势疗法 2 200 名、自然疗法 1 500 名和中医 450 名。

2. Burkina Faso 布基纳法索

传统和补充医学国家政策

　　布基纳法索的传统和补充医学国家政策,名为《国家传统医学和药典政策框架》(*Document Cadre de Politique Nationale en Matière de Médecine et Pharmacopée Traditionnelles*),(简称《药 典》)。公共卫生法典(No. 23/94/ADP du 19 Mai 1994 portant Code de la Santé Publique)中的部 分内容作为国家法律监管传统和补充医学。

草药监管现状

　　草药是根据布基纳法索传统药典授权销售药品法令(2004 年 10 月 13 日第 2004/569/ PRES/PM/MS 号法令,授予布基纳法索传统药物的药品采购权)进行管理的。

　　草药销售时附有医疗和保健功效说明。《药典》方面,采用《非洲联盟药典》卷 1 (Pharmacopée de l'Union Africaine, 1ère éd., vol. 1., 1985),但没有法定约束力。

　　草药制造商必须遵守药品生产质量管理规范的第 1 类和第 2 类药物规定(Module de

formule des tradipratitiens：bonne pratique de fabrication des médicaments des deux premières catégories）。为了保证草药的质量,有关草药的生产需遵守药典和专论中的生产信息。职能部门对生产厂商或实验室开展定期检查。对草药安全性评估的法律法规要求与对常规药物的要求相同。

截至 2012 年,在布基纳法索 13 种草药获得注册,其中 4 种纳入国家基本药物目录。纳入国家基本药物目录的标准是基于传统草药的使用、临床数据和长期的历史应用。草药以无需处方药、自服药品和 OTC 药物的形式在药房和其他渠道进行销售,草药店等为特殊销售途径。

医疗服务、从业人员、教育和医疗保险

布基纳法索很重视本土传统医学,根据传统医学和药典理事会的数据,60%~79% 的人口使用本土传统医学。也采用其他传统和补充医学,如针灸、脊骨神经医学、草药、顺势疗法和自然疗法。40%~59% 的人口使用草药和自然疗法。

3. Burundi 布隆迪

传统和补充医学国家政策

2012 年,布隆迪制定了传统和补充医学政策和国家战略。2014 年 11 月,政府通过了一项新法令(政策法规),并由政府批准和共和国总统签署。

自 2002 年起,布隆迪设立了传统和补充医学国家级行政机构。尽管长期以来有个别研究人员和专家以个人身份在布隆迪大学从事传统和补充医学工作,但是没有成立正式国家专家委员会。布隆迪大学药典和传统医学研究中心(Centre Universitaire de Recherche sur la Pharmacopée & la Médecine Traditionnelle)开展药物和相关管理方面的研究。

草药监管现状

根据"传统医学和传统治疗师行业条例",2014 年 11 月 11 日开始生效的第 100/253 号法令,对草药进行监管。1980 年 9 月 30 日颁布的另一项法令监管常规药物。没有强制性的参考药典。

草药销售附有说明,但不受监管。没有关于草药生产的法规来确保其质量,也没有草药相关安全要求。国家基本药物目录不包括草药。草药作为无需处方药、自服药品或 OTC 药物在药房以外的渠道销售。

医疗服务、从业人员、教育和医疗保险

布隆迪认为,本土传统医学很重要,民众应用的传统和补充医学有针灸、阿育吠陀医学、脊骨神经医学、草药、顺势疗法、自然疗法、正骨疗法和中医,这些疗法的从业人员在布隆迪都有。

传统和补充医学从业人员在个人或居家场所开展服务,政府没有正式认可任何传统和补充医学培训项目。

布隆迪没有公共或私营医疗保险覆盖传统和补充医学医疗费用。

4. Cameroon 喀麦隆

传统和补充医学国家政策

喀麦隆传统和补充医学的国家政策被纳入其他有关国家政策中,如2001—2015年卫生医疗部门战略和卫生框架法(Stratégie Sectorielle de Santé 2001-2015 etLoi Cadre Santé)。传统医学2006—2010年战略发展计划(Plan Stratégique de Développement de la MTR 2006-2010)就是传统和补充医学国家规划。

传统和补充医学国家行政机构是传统卫生和社会服务局(Service des Prestations Socio Sanitaires Traditionnelles. DOST/MINSANTE. Yaoundé, Cameroun),属卫生部管辖。

医学研究所和药用植物研究所(Institut des Recherches Médicales et d'Etude des Plantes Médicinales)是传统和补充医学国家级研究机构。

草药监管现状

喀麦隆对草药的监管是在药品批准程序框架内进行的,在审批程序标准中规定了出自传统药典的药物(传统药典中的药品审批程序标准的资料库,法语原文为 Référentiel pour des Procédures d'Homologation des Médicaments Issus de la Pharmacopée Traditionnelle)。喀麦隆无本国传统药物相关药典。批准以草药为基础的进口产品的时,主要参考原产国相关药典。

草药在"草药(herbal medicines)"类别下接受监管,并与未受监管的医疗、保健和营养产品一起出售。国家草药专论用于监管草药,但不具有法定约束力。一部植物专论在治疗一些重点疾病时使用,例如糖尿病、腹泻、锥虫病、高血压、疟疾和结核病。其他关于草药的专论还包括《世界卫生组织药用植物选编》第3卷(2007年)和第4卷(2009年)。

第1类草药毒性评估和第2类、3类、4类草药安全性评估专有相关法规要求。为确保草药生产符合生产质量管理规范的要求,生产厂商必须提交许可申请,其中包括一份关于生产质量管理规范的专家报告以及最终产品质量控制结果的报告。

截至2012年,喀麦隆共列出41种草药,其中3种已获得注册。国家基本药物目录包括三种产自当地的草药。纳入国家基本药物目录的标准是基于传统草药使用、临床数据、长期历史使用和实验室检测。被归类为处方药草药,在药房出售。其他类别药物,包括无需处方药、自服药品和OTC药物均在药房和其他销售点(包括特殊销售点)销售,也可由持照执业者销售。

医疗服务、从业人员、教育和医疗保险

根据2004年的科研项目"寻找医疗支持的决定因素(Déterminants de recours aux soin)",其数据表明,尽管只有1%~19%的人口使用本土传统医学,但本土传统医学在喀麦隆是很重要的。其他正在使用的传统和补充医学包括针灸、阿育吠陀医学、脊骨神经医学、草药、顺势疗法、自然疗法、正骨疗法、中医、阿拉伯医学以及祈祷活动等。

非洲知识产权组织（OAPI）在 2004 年制定了《传统治疗师鉴定》框架,对本土传统医学从业人员进行监管。传统和补充医学从业人员仅在私营诊所和医院执业。在大学,通过向学生提供培训以提高他们对传统和补充医学的认识。已知喀麦隆有本土传统医学和针灸从业人员在执业,但具体人数不详。

5. Central African Republic 中非共和国

传统和补充医学国家政策

中非共和国有一项专门的国家政策,名为中非共和国传统医学国家政策（Politique Nationale de la Médecine Traditionnelle en République Centrafricaine）。

1984 年,在中非共和国首都班吉成立了传统治疗师联合会。此外,在需要时（通过部长级命令）,成立传统和补充医学的临时专家委员会。或者,中非共和国通常根据世界卫生组织非洲区域专家委员会的专业意见进行决策。

非洲药典和非洲传统医学研究中心（Centre de Recherches en Pharmacopée et Médecine Traditionnelle Africaines）作为班吉大学卫生科学学院的一部分,负责传统和补充医学的科研工作。

传统和补充医学国家法律法规,包括:

- 1985 年 8 月 16 日第 85.025 号法令,中非共和国传统药典和医药的法律许可。
- 1985 年 8 月 16 日第 85.250 号法令,设立全国委员会,用于中非共和国普及、协调和发展药典与传统医学。
- 1985 年 3 月 5 日第 85.059 号法令,关于卫生部的组织和职能,人口,社会事务部的组织和运作以及确定部长职责;该法令纳入中央视察团的卫生服务和社会事务的视察范围内,对包括传统医学组织在内的医药服务进行检查。
- 编号 O91/MSPP/CAB/SG/DGSA/DES 的法令于 1997 年 3 月 8 日公布,列出卫生署各部门的权力和职责,包括传统医学部门的职责,具体如下:
  —促进与传统治疗师在医护发展方面的合作。
  —设计和参与社会文化和医学相关研究,以确定传统治疗师人数和概况,评估他们的态度和行为,并规范他们的专业活动;和
  —为有关卫生区域制定规划并提供指导,并将传统治疗师纳入初级医疗服务规划。

草药监管现状

中非共和国没有任何有关确保草药生产质量的规定。草药安全要求与常规药物相同;按照传统使用方式,只要无害即可。国家基本药物目录不包括草药。草药分为无需处方药、自服药品和 OTC 药物,可在药房以外的场所销售,不受限制。

医疗服务、从业人员、教育和医疗保险

本土传统医学在中非共和国很重要。针灸、草药、自然疗法和中医等传统和补充医学也被广泛使用。

草药供应商受到监管。传统和补充医学从业人员仅在私营诊所和医院执业。政府官方不承认任何传统和补充医学培训项目。

6. Chad 乍得

传统和补充医学国家政策

传统和补充医学国家行政机构位于恩贾梅纳,由乍得卫生部管理。根据 2008 年非洲联盟传统医学委员会报告(12),乍得于 2005 年成立传统和补充医学的国家专家委员会、药典和传统医学研究机构。

药典和传统医学研究所(The Study and Research Unit in Pharmacopoeia and Traditional Medicine)也设在恩贾梅纳大学医疗系,负责研究传统医学医疗服务问题,该机构隶属于中非传统医学和药典系统(the central African traditional medicine and pharmacopoeia network)。

草药监管现状

国家基本药物目录不包括草药。

医疗服务、从业人员、教育和医疗保险

乍得很重视本土传统医学,据药典和传统医学所估计,60%~79% 的人口接受本土传统医学。也使用其他传统和补充医学,例如:1%~19% 的人口接受过针灸治疗。本土传统医学从业人员受到国家监管。传统和补充医学从业人员可以在私立或公立诊所、医院执业。

7. Comoros 科摩罗

传统和补充医学国家政策

科摩罗自 2011 年起就制定了传统和补充医学的国家政策和法律。2011 年 3 月 26 日颁布的标题为Ⅲ的公共卫生法典的第 11-001/AU 号法:传统医学运作和组织,特别是第 262~279 条,包括传统医学的总情况和医疗服务,包括在科摩罗卫生部设立负责传统医学的机构。

作为一个国家级传统医学研究机构,国家文献和科学研究中心(Centre National de Documentation et de Recherche Scientifique)成立于 1979 年。

草药监管现状

科摩罗没有确保草药生产质量管理的规定,也没有用于评估其安全性的监管要求。国家基本药物目录中不包括草药。草药分为无需处方药、自服药品或 OTC 药物,在药房和其他渠道均有销售。

医疗服务、从业人员、教育和医疗保险

科摩罗民众使用针灸、阿育吠陀医学、脊骨神经医学、草药、顺势疗法、自然疗法、正骨疗法、中医和阿拉伯医学等传统和补充医学。

传统和补充医学以及本土传统医学从业人员,仅在私人诊所或医院执业。

8. Congo 刚果

传统和补充医学国家政策

自 2006 年起,刚果开始制定专门针对传统和补充医学的国家政策(Politique Nationale de Médecine Traditionnelle)。其国家级行政机构为传统医学局,隶属于卫生和人口部,位于刚果布拉柴维尔(Service de la Médecine Traditionnelle,Ministère de la Santé et de la Population,BP78 Brazzaville Congo)。

草药监管现状

草药在药房以外的渠道销售,包括一些专门销售机构。草药被归类为非无需处方药、自服药品或 OTC 药物。国家基本药物目录不包括草药。

医疗服务、从业人员、教育和医疗保险

刚果很重视本土传统医学,约 80%~99% 的人口接受本土传统医学治疗。根据国家传统医学部门在布拉柴维尔和黑角对接受参加中国和刚果医疗服务的患者抽样调查,约 1%~19% 的人口接受过针灸治疗。根据 2006 年的国家政策文件,约 80% 人口使用阿育吠陀医学、脊骨神经医学和草药。根据中药销售点的数据可知,1%~19% 的人口使用中药。人们也广泛采用顺势疗法、自然疗法、正骨疗法和阿拉伯医学。

本土传统医学从业人员受到国家级监管。传统和补充医学从业人员在私营诊所和医院,公立医院和传统卫生服务机构执业。执业需要国家颁发的传统和补充医学执照或证书。政府认可传统和补充医学培训项目,例如传统和补充医学从业人员师承培训(无证照);认证项目;为本土传统医学从业人员、传统和补充医学技术员或同等人员提供的培训课程。

根据 2006 年国家政策文件,本土传统医学从业人员有 2 084 名,根据全国传统医师普查(年份不详),约有 2 000 名草药从业人员在刚果执业。

9. Côte d'Ivoire 科特迪瓦

传统和补充医学国家政策

自 2007 年以来,科特迪瓦制定了专门针对传统和补充医学的国家政策,即"国家传统医学政策"和"非洲药典"的框架文件(Document Cadre de Politique Nationale en Matière de Medecine Traditionnelle et de Pharmacopée Africaine)。

2015 年 7 月 20 日颁布的第 2015-536 号法(关于医学的运作和组织及传统药典),2016 年 1 月 27 日颁布的第 2016-24 号法令(关于传统医学和药典从业人员的道德和专业行为守则),都是传统医学的国家法律和法令。

草药监管现状

采用的药典,如"尼日利亚草药药典(第一版,2008 年)"(Nigerian herbal pharmacopoeia(1st ed.,2008)),和其他专著,如"加纳药用植物专著(2009 年)"(Ghanaian monographs of medicinal plants 2009)及欧洲草药药典(Pharmacopée Européenne),但它们不具法定约束力。

为确保草药的质量,对其生产的管理与对常规药品的管理是一致的。要求遵守法规的手段包括职能部门定期检查生产厂家和实验室,要求厂家必须向政府认可的实验室提交测试样品,并要求生产厂家指定专人负责确保执行药品生产质量管理规范,并向政府主管部门汇报。草药安全性评估的法规要求也与常规药物相同。

截至 2012 年,两种草药已获得注册。国家基本药物目录不包括草药。有草药安全的市场监测系统。草药作为处方药在药房出售;归类为无需处方药、自服药品和 OTC 药物的草药在药房及其他渠道销售,包括特定销售途径。

医疗服务、从业人员、教育和医疗保险

科特迪瓦很重视本土传统医学,约有 80%~99% 的人口使用本土传统医学。

根据 2009 年国家促进传统医学方案协调中心(La Direction de Coordination du Programme National de Promotion de la Médecine Traditionnelle〔DC PNPMT)的数据,不同传统和补充医学的情况如下:针灸、阿育吠陀医学、脊骨神经医学、草药和物理疗法占 60%~79%;顺势疗法、正骨疗法和中医占 20%~39%;其他如心理疗法占 40%~59%。

传统和补充医疗人员在私营部门、医疗中心和药房执业。政府认可传统和补充医学培训项目,例如传统和补充医学(无证照)从业人员的师承教育。它还承认国家促进传统医学方案协调中心提供的项目,如常规卫生学、解剖学、药用植物的可持续使用和保护、以及数据收集和管理方面的培训。

根据国家促进传统医学方案协调中心数据,科特迪瓦约有 20 000 位本土传统医学从业人员从事医疗服务,包括针灸(100 人),草药(7 000 人),自然疗法(12 000 人),中医(3 500 人),和其他医疗服务,如心理治疗(2 500 人)。

10. Democratic Republic of the Congo 刚果民主共和国

传统和补充医学国家政策

2006 年刚果民主共和国为传统和补充医学专门制定了一项国家政策,其名为刚果民主共和国传统医学国家政策。

卫生科学研究所(Institut de Recherche en Sciences de Santé)属于国家级科研机构,成立于 1976 年,研究范围主要是传统医学和草药。此外,还有一个传统和补充医学国家专家委员会(14)。

草药管理现状

刚果民主共和国有相关国家级管理草药的条例(12)。草药在销售时附有医疗或保健功

效和营养成分含量的说明,尽管这些说明不受监管。药品使用参考刚果民主共和国传统药典《120 种药用植物汇编》(第一版,2009 年)(Pharmacopée traditionnelle de la RDC:répertoire de 120 plantes médicinales. 1st ed.,2009)。

政府没有确保草药生产质量的法规,草药安全性评估的监管要求与常规药物的要求相同。草药需要注册,截至 2012 年国家基本药物目录包括了三种草药。草药传统使用、临床数据和实验室检测是纳入国家基本药物目录的标准。草药作为无需处方药、自服药品和 OTC 药物,在药房以外的渠道销售。

根据草药进口商的估计,2007 年、2008 年和 2009 年草药的年市场销售额分别为 20 万美元、60 万美元和 130 万美元。

医疗服务、从业人员、教育和医疗保险

刚果民主共和国很重视本土传统医学,人们也使用其他传统和补充医学,包括针灸、草药、正骨疗法和中医。

省和地方实施对本土传统医学从业人员的监管。传统和补充医学从业人员在私人诊所和公立医院执业。中央政府颁发传统和补充医学执业的证照。政府官方承认为医科学生举办的关于传统医学的培训项目。

根据传统执业者协会统计,在刚果民主共和国境内有 1 万至 2 万名本土传统医学从业人员在执业。针灸、草药、正骨疗法和中医,以及传统助产士等传统和补充医学从业人员也在刚果民主共和国执业。

11. Equatorial Guinea 赤道几内亚

传统和补充医学国家政策

赤道几内亚自 1985 年以来就有一项专门针对传统和补充医学的国家政策:第4/1985 号法,根据这项法令制定了国家传统医学服务法(Servicio Nacional de Medicina Tradicional)。

1990 年起传统和补充医学国家行政机构由卫生部管辖。赤道几内亚还有一个传统和补充医学国家级科研院所。

草药监管现状

国家对草药的监管和对常规药品的监管相同。使用的专著是 1996 年的《赤道几内亚药用植物》(Plantas medicinales de Guinea Ecuatorial,1996)。它有草药注册系统,归类为无需处方药、自服药品和 OTC 药物的草药在药房以外的渠道销售,或由持照执业者销售。

医疗服务、从业人员、教育和医疗保险

赤道几内亚很重视本土传统医学。约 60%~79% 的人口使用本土传统医学。中央政府颁发传统和补充医学执业所需执照或证书。政府官方承认培训项目,如传统和补充医学从业人员的师承传授。

12. Eritrea 厄立特里亚

传统和补充医学国家政策

2012 年,厄立特里亚卫生部在国家药品和食品监督管理局下设了传统医学行政机构,负责制定传统和补充医学执业者注册指导方针,监督传统和补充医学执业活动的安全性,以及加强传统和补充医学公共教育和科研工作。

阿斯马拉大学药用植物和新药研发中心一直致力于推进厄立特里亚传统和补充医学的科研工作(15)。

草药监管现状

在厄立特里亚,草药不受监管,出售时没有医疗、保健功效或其他说明。没有任何法规适用于草药的生产,目前也没有关于草药评估的安全性要求。厄立特里亚有基本药物目录(第 5 版于 2010 年 6 月出版)和药品安全市场监测系统,但不包括草药。

医疗服务、从业人员、教育和医疗保险

在厄立特里亚很重视本土传统医学,当地人使用传统和补充医学,但使用人口的百分比不详。

传统和补充医学从业人员在公立和私立部门执业,执业时需要有中央政府颁发的执照。

13. Ethiopia 埃塞俄比亚

传统和补充医学国家政策

埃塞俄比亚有一项名为《埃塞俄比亚国家药物政策》的综合政策,涵盖草药和常规药物。传统和补充医学国家行政机构是埃塞俄比亚食品、医药和医疗管理局(Food, Medicine and Health Care Administration)以及卫生部下属的埃塞俄比亚管理局,位于亚的斯亚贝巴(the Control Authority of Ethiopia in Addis Ababa, under the MoH)。

埃塞俄比亚卫生和营养研究所是传统和补充医学国家级科研机构。

草药监管现状

埃塞俄比亚有一项专门针对草药的法规,也涉及传统医学医疗服务,界定为"任何可单独或联合用于治疗人类或动物疾病的植物、动物或矿物产品"。草药在销售时附有说明,但这些说明不受监管。

没有法规适用于监管草药生产,目前也没有相关安全要求。埃塞俄比亚的国家基本药物目录和 1999 年开始实施的药品安全市场监测系统均不包括草药。草药归类为无需处方药、自服药品和 OTC 药物,在药房以外的渠道销售。

医疗服务、从业人员、教育和医疗保险

根据非洲发展新伙伴关系（New Partnership for Africa's Development），埃塞俄比亚使用本土传统医学的人口约在 60%~79%，但其他传统和补充医学执业人数的比例不详。

自 2009 年起，在国家和州级制定了关于本土传统医学从业人员的法规草案。在国家和州一级对草药和传统和补充医学从业人员实行监管，传统和补充医学从业人员仅在私营诊所执业，由中央或州政府颁发执业所需要的执照或证书。

政府官方不承认任何传统和补充医学培训项目。据埃塞俄比亚食品、医药和医疗管理局称，截至 2012 年在其国家境内约有 600 名草药从业人员和其他传统和补充医学从业人员，如接骨师、精神治疗师和传统助产士。

14. Gabon 加蓬

传统和补充医学国家政策

在加蓬，传统和补充医学国家行政机构（Service de médecine traditionnelle）自 2000 年起由卫生部管辖。国家药典和传统医学研究所（Institut de Pharmacopée et de Médecine Traditionnelle）成立于 1992 年。

草药监管状况

草药由传统和补充医学执业者在市场上销售，没有质量或安全性法规。

医疗服务、从业人员、教育和医疗保险

加蓬很重视本土传统医学，约 80%~99% 的人口采用本土传统医学。传统和补充医学服务包括针灸、阿育吠陀医学、脊骨神经医学、草药、顺势疗法、自然疗法、正骨疗法、中医、阿拉伯医学，以及启蒙和心灵医学（当地称为 Mbiri 或 Bwiti）。

传统和补充医学从业人员在居家场所提供服务，从业人员由委托的专业技术协会自行管理，执业须持有协会签发的执照或证书。

截至 2012 年，约有 3 千多名本土传统医学从业人员在加蓬执业。

15. Gambia 冈比亚

传统和补充医学国家政策

冈比亚自 2005 年起制定了专门适用于传统和补充医学的国家政策，名为《冈比亚国家传统医学政策》（National Traditional Medicine Policy of Cambia）。"传统医学国家计划"（National Traditional Medicine Programme）由位于珠尔的卫生部管辖行使传统和补充医学国家行政机构的职能，并设有传统和补充医学专家委员会，两者都设立于 2002 年。

草药监管状况

冈比亚对草药没有进行监管,有医疗、保健和营养成分含量的说明,但不受监管。

冈比亚没有草药药典,必要时则参考《西非卫生组织西非药典》(WAHO's West African pharmacopoeia)。目前没有草药的安全性要求。作为非处方药、自服药品和OTC用药的草药在销售时不受限制。

医疗服务、从业人员、教育和医疗保险

冈比亚使用本土传统医学和其他形式的传统和补充医学,如针灸、阿育吠陀医学、草药、顺势疗法和阿拉伯医学,但没有相关数据。传统和补充医学从业人员在私人诊所执业。传统和补充医学有大学水平的教育;但没有政府官方认可的传统和补充医学培训项目,如传统和补充医学从业人员的师承传授。截至2012年,约有3 000名本土传统医学从业人员在冈比亚执业。

16. Ghana 加纳

传统和补充医学国家政策

加纳拥有传统和补充医学国家政策,名为《加纳传统医学发展政策》(Policy of Traditional Medicine Development in Ghana),它也被纳入《再生资源保护政策》(Policy on Protection of Cenetic Resources)。2000年《传统医学医疗服务执业法》(Traditional Medicine Practice Act, TMP Act)是国家关于传统和补充医学的立法,根据该法设立了传统医学医疗服务委员会(Traditional Medicine Practice Council, TMPC)作为监管机构。

卫生部下设传统和替代医学理事会(Traditional and Alternative Medicine Directorate)行使传统和补充医学国家行政机构的职能。由卫生部、学术界、民间社团、纪念野口勇医学研究院(Noguchi Memorial Institute for Medical Research)、植物医学科学研究中心(Centre for Scientific Research into Plant Medicine)和加纳传统医学执业者联合会(Ghana Federation of Traditional Medicine Practitioners Association)利益相关的机构组成等国家专家委员会。

加纳植物医学科学研究中心是传统和补充医学国家级科研院所。国家关于传统和补充医学的法律法规有1992年的《食品与药品法》(Food and Drugs Law)、1995年的《药房法》(Phamacy Act)和《传统医疗执业法》(TMP Act),还有关于植物遗传资源相关知识产权的政策法规。

截至2016年底,传统和补充医学没有获得政府或公共科研资金支持。2011年,加纳制定并执行了将传统和补充医学纳入国家卫生服务的国家计划。政府于2000年推出了应用传统和补充医学的消费者自我保健教育项目。

草药监管状况

草药按照草药类别进行监管,部分监管内容与常规药物相同。2012年修订了法规,新颁布的《药房法》和《食品与药品法》没有对药物进行分类和定义。

草药销售时附有医疗、保健功效和营养成分含量说明,其受法律监管,但并不强制执行。

《加纳草药药典》(*Chana herbal pharmacopoeia*)(2007年第2版)是国家药典,有时采用《加纳民族植物学和植物学研究》(*Ethnobotanical and Floristic Studies*),这些出版物具有权威性,但不具有法定约束力。2008年出版的《尼日利亚草药药典》(*Nigerian herbal pharmacopoeia*),1995年出版的《非洲草药药典》(*African herbal pharmacopoeia*)和《西非卫生组织西非药典》(*WAHO's West African pharmacopoeia*)也纳入参考范围。截至2012年,国家级专著《加纳药用植物专著》(*Monographs on medicinal plants of Ghana*)的部分系列,共出版120部。2002年出版了《传统医学执业者培训手册》(*Training manual for traditional medicine practitioners*)。

适用于草药的药品生产质量管理规范与常规药物相同。要求草药生产厂家严格执行药典和专著中有关草药生产的规定以保证质量。为确保遵守法规,通常由加纳食品药品管理局(Food and Drugs Board of Chana)依法开展预登记检查和测试。慢性、亚慢性和器官特异性毒性分析是草药安全性评估的一部分。

草药由食品药品管理局负责注册,500种草药中已有375种完成注册,最近一次更新是在2016年。加纳自2008年起建立了有190种草药的国家清单,纳入标准是草药的传统使用、临床数据、长期历史使用、实验室检测和注册。截至2016年底,有两种草药收录于国家基本药物目录。

自2000年起,加纳已将草药纳入药物安全性的市场监测体系。草药以处方药和非处方药在药房销售,也在出售化学品的商店销售,或在草药商店等特殊销售途径销售,也可在小型诊所由持照执业者销售。

医疗服务、从业人员、教育和医疗保险

根据加纳卫生部1998年的研究以及世界卫生组织2009年数据,加纳60%~79%的人口使用本土传统医学。根据《适应性跟踪和估量发展》(Tracking Adaptation and Measuring Development)发布的2004年至2006年数据,约1%~19%的人口应用传统和补充医学医疗服务,包括针灸、阿育吠陀医学、脊骨神经医学、顺势疗法、自然疗法、正骨疗法、治疗性按摩、中医和阿拉伯医学,80%~99%的人口应用草药。

本土传统医学从业人员受国家法律监管,法律由传统医学医疗服务委员会(TMPC)、区域办事处、市议会和社区协会执行。针灸、阿育吠陀医学、脊骨神经医学、草药、顺势疗法、自然疗法和中医的从业人员接受国家监管。有关传统和补充医学执业者的法规2016年更新。

传统和补充医学从业人员在私人诊所执业。食品药品管理局、药品管委会和传统医学医疗服务委员会(TMPC)等卫生部机构为从业人员签发执业所需的执照或证书。

夸梅恩克鲁玛科技大学(Kwame Nkrumah University of Science and Technology,KNUST)有四年制草药科学学士课程,该课程开始于2001年,第一批草药师于2005年毕业。政府正式认可的其他传统和补充医学培训项目包括传统和补充医学从业人员的师承传受、这是专为针灸培训设置的,培训完成后学员可获证书或执照,也有本土传统医学执业者的培训项目。

根据加纳卫生部发布的传统医学执业普查报告,有2万名本土传统医学从业人员在加纳执业。2009年,在传统医学医疗服务委员会注册的传统和补充医学从业人员中,针灸12

人、阿育吠陀医学 6 人、脊骨神经医学 6 人、草药 25 000 人、顺势疗法 40 人、自然疗法 10 人、正骨疗法 4 人和中医 12 人。

加纳私营机构的医疗保险覆盖传统医学。截至 2012 年,其他传统和补充医学医疗服务由政府和私营机构的医疗保险部分覆盖,包括脊骨神经医学、草药、自然疗法和中医。截至 2016 年底,传统和补充医学医疗服务不享受公共医疗保险。

17. Guinea-Bissau 几内亚比绍

传统和补充医学国家政策

几内亚比绍的传统和补充医学国家政策《几内亚比绍传统医学国家政策和法规》(Politique National et Reqlementation de la Medicine Traditionnelle de la Guiné Bissau)于 2010 年开始生效。卫生部下属的传统医学社区医疗服务和促进理事会(Direction des Services de Santé Communautaire et Promotion de la Medicine Traditionnelle)是传统和补充医学国家行政机构。

草药监管状况

草药销售时附有医疗、保健功效和营养成分含量说明,但说明不受监管。草药未纳入国家基本药物目录。草药以非处方药、自服药品或 OTC 药物在药房以外的渠道销售,也有专门途径,并在博爱草药销售点(CARITAS herbal medicines outlets)出售。

医疗服务、从业人员、教育和医疗保险

几内亚比绍重视本土传统医学。使用的其他传统和补充医学包括针灸、阿育吠陀医学、脊骨神经医学、草药、顺势疗法、自然疗法、正骨疗法、中医和阿拉伯医学。

自 2010 年开始对传统和补充医学从业人员开展监管,由国家、省、市和社区各级执行。传统和补充医学从业人员在私人诊所和居家环境执业。

18. Liberia 利比里亚

传统和补充医学国家政策

利比里亚设有传统和补充医学国家行政机构,设在卫生和社会福利部(Ministry of Health and Social Welfare)内,正式成立于 1998 年 4 月,位于蒙罗维亚(Monrovia)。

利比里亚已为传统和补充医学制定了国家法律法规(12),而且也制定了传统和补充医学国家规划(1)。

草药监管状况

利比里亚没有确保草药生产质量的法规。草药未纳入药物安全性市场监测体系。截至 2012 年,已有 55 种草药获得注册。草药销售不受限制,草药销售类型有无需处方药、自服

药品和 OTC 药物。

医疗服务、从业人员、教育和医疗保险

根据利比里亚卫生部数据,2010 年有 60%~79% 的人口使用本土传统医学。有同样比例的人口使用针灸、草药和其他形式的传统和补充医学,应用阿育吠陀医学、自然疗法、中医和阿拉伯医学的人口为 1%~19%,比例略低。

根据利比里亚卫生和社会福利部 2010 年的数据,利比里亚约有本土传统医学执业人员 1 500 人,提供针灸、阿育吠陀医学、草药、顺势疗法、中医和正骨疗法。

传统和补充医学从业人员在私人诊所或医院执业,由国家卫生与社会福利部签发执业许可证,医疗保险不覆盖本土传统医学和其他传统和补充医学医疗服务费用。

19. Madagascar 马达加斯加

传统和补充医学国家政策

在马达加斯加,传统和补充医学国家政策被纳入《国家药物政策》(Politique Phamateutique Nationale)。传统药典和医学中心(Service de la Pharmacopée et de la Médecine Traditionnelle)为其国家行政机构,由卫生部管辖。

草药监管状况

药用植物销售和以药用植物为基础的药品生产法(Décret réglementant la vente des plantes médicinales, la fabrication et la vente des medicaments à base de plantes)监管草药,监管范围包括归类为处方药的草药,销售时附有医疗、保健功效和营养成分含量的说明。

马达加斯加采用的专著是《马达加斯加药典》(Vers une phamacopée Malagasy)(第 1 版,2008 年)。草药生产要求严格遵照专著中的生产要求,以确保产品质量,要求遵守法规的手段包括职能部门定期检查生产厂家和实验室,并要求厂家提交药物样品由政府认可的实验室进行检测。对草药的安全性评估也有具体管理要求,类似产品科学研究中的安全性数据是必要的参考。

截至 2012 年,国家基本药物目录收录了 26 种草药,纳入标准是草药的传统应用、临床数据、长期历史使用和实验室检测。草药以处方药的形式在药房出售,并以无需处方药、自服药品和 OTC 药物在药房以外的渠道销售,也由特殊途径或由持照执业医师销售。

医疗服务、从业人员、教育和医疗保险

马达加斯加很重视本土医学。人们使用的其他传统和补充医学包括针灸、阿育吠陀医学、脊骨神经医学、草药、顺势疗法、自然疗法、正骨疗法、中医和阿拉伯医学。

自 2005 年起,从国家层面加强了对本土传统医学从业人员执业的监管。传统和补充医学从业人员在私营和公营诊所或医院执业,并需持有中央政府或相关学术机构签发的执照或证书。传统和补充医学有大学水平硕士学位教育,并有政府官方认可的其他传统和补充医学培训项目。

根据马达加斯加全国传统医学从业人员协会（Association Nationale des Tradipraticiens de Madagascar）数据，2010 年约有 2 000 名本土传统医学从业人员在马达加斯加执业。

20. Mali 马里

传统和补充医学国家政策

马里于 2005 年开始实施国家政策《全国传统医学技术和管理政策》（Politique Nationale de Médecine Traditionnelle），这是国家层面的政策，目的是将传统和补充医学纳入全国卫生服务体系。卫生部的传统医学部（Département Médecine Traditionnelle，DMT）是其国家行政机构。

2010—2016 年马里传统和补充医学政府或公共科研经费（美元）

2010 年	2011 年	2012 年	2013 年	2014 年	2015 年	2016 年
48 414	53 474	5 000	5 000	5 000	43 296	10 000

草药监管状况

一部分草药由特定的法规监管，而另一部分草药的法规监管与常规药物相同。这些法规包括由第 04-557/P-RM 号法令修订的第 95-009/P-RM 号法令，批准人用和兽用的药物上市；经第 05-2203 号法令修订的第 95-2084/MSS-PA-MFC-MDRE 号法令，明确阐述药物上市程序和审批要求。

草药的国家监管法规和注册法规的最新修订是在 2016 年。

草药归类为处方药、无需处方药和普通草药。根据传统药典开发的药物定义为传统草药。草药出售时附有医疗和保健说明。

使用的药典有《非洲药典》（African pharmacopoeia）（第 1 卷，1985 年）和《西非世界卫生组织西非药典》（WAHO's West African pharmacopoeia）（第 2 卷，1988 年），也采用世界卫生组织专著（2-4）。

草药生产质量管理规范是根据 1994 年《关于提高传统医学产品的相关内容的法令》（Décret Portant Création d'une Unité de Production des Médicaments Traditionnels Améliorés et son Arrêté d'Application）制定的，该法令于 1995 年生效。

草药生产法规要求草药生产严格遵照药典和专论规定，以确保草药质量。要求遵守法规的手段包括职能部门定期检查生产厂家和实验室，并要求厂家提交药物样品由政府认可的实验室进行检测，样品由国家卫生实验室（Laboratoire National de la Santé）进行检测。2005 年至 2016 年期间共开发了 6 种新草药。

草药安全性评估有具体的法规要求，根据药物是否来源于植物、是否具有植物的标准提取物或分子、是否具有民族医学证据，适用法规有所不同。类似产品科学研究的安全性数据是必要的参考。

草药须进行注册，截至 2012 年国家基本药物目录收录有 7 种注册草药，其纳入标准是草药的传统使用、临床数据、长期历史使用、实验室检测和成本。归类为处方药的草药在药房销售,而归类为非处方药、自服药品和 OTC 药物在药房由持照执业者出售。

据传统医学部(DMT)估算,2007 年、2008 年和 2009 年草药的年度市场销售额分别为 97 200 美元、106 920 美元和 117 612 美元。

医疗服务、从业人员、教育和医疗保险

马里很重视本土传统医学,据传统医学部(DMT)2009 年的数据,约 80%~99% 的人口使用本土传统医学。

据马里传统治疗师和草药师协会联合会(Féderation Malienne des Associations de Thérapeutes Traditionnels et Herboristes,FEMATHI)2010 年数据,60%~79% 的人口使用针灸、阿育吠陀医学、脊骨神经医学和草药等传统和补充医学疗法,所应用的其他传统和补充学还包括顺势疗法、自然疗法、正骨疗法、中医和阿拉伯医学。

马里政府自 1994 年开始对本土传统医学从业人员开展监管。草药从业人员在国家、社区或村一级受到监管。传统和补充医学从业人员在私人诊所、医疗保健诊所和药房执业,并须持有中央政府签发的执照或证书。马里有政府官方认可的培训项目,如传统和补充医学从业人员师承传授、由持照传统和补充医学执业者进行培训,主要内容是草药和传统医学。自 2010 年以来,传统医学部(DMT)参加了马里,以及刚果、布基纳法索、科特迪瓦、贝宁和几内亚等其他国家的非洲博士生论文监督和审查,并接受了来自几内亚、尼日尔和多哥的实习生对其进行草药培训。

传统治疗师和草药师协会联合会(FEMATH)2010 年的数据表明,约有 5 000 名本土传统医学从业人员在马里执业,另外还有针灸、草药、顺势疗法、正骨疗法、传统医学和中医从业人员。传统治疗师和草药师协会联合会(FEMATH)与传统医学部(DMT)合作,并与卫生部签署协议积极参与所有公共卫生活动。传统治疗师和草药师协会联合会(FEMATH)在埃博拉病毒疾病治疗方面发挥了重要作用,并参与组织 2002 年至 2012 年的非洲传统医学国际周。

一些补充性的医疗保险公司可报销处方草药的费用。截至 2016 年,传统和补充医学医疗服务已纳入强制性医疗保险(assurance maladie obligatoire)。

21. Mozambique 莫桑比克

传统和补充医学国家政策

莫桑比克的国家传统和补充医学政策名为"实施传统医学政策与战略"(Política da Medicina Tradicional e Estraté para ser Implementados)于 2009 年颁布。

莫桑比克 1977 年成立了传统医学科研办公室(Traditional Medicine Studies office),1990 年成立了传统医学与药用植物研究部(Traditional Medicine and Medicinal Plants Studies Department),2009 年设立了卫生部下属的传统医学研究所(Traditional Medicine Institute),与传统医学相关的事务由卫生部和科技部共同协商处理。2012 年为促进立法和法规成立了传统和补充医学专家委员会,这是一个多功能的小组。

成立于 2008 年的科技部民族植物学调查中心（Centre of Ethnobotanics Investigation under the Ministry of Science and Technology）和卫生部下属的传统医学研究所（Traditional Medicine Institute），是国家级科研机构，承担传统和补充医学的科研工作。

截至 2017 年底，关于传统和补充医学的国家法律法规正在制定之中；作为卫生部五年战略规划和政府五年规划的一部分，多数年度项目由政府资助；莫桑比克未来的计划是通过立法来实施对传统医学的监管，方案已提交给部长理事会审批。

草药监管状况

莫桑比克于 1999 年制定了草药管理条例，2008 年采用了《部长审批条例》；对草药的监管有专门的法规，与监管常规药物的法规相同。

草药分为无需处方药、普通草药和膳食补充剂，销售时有医疗、保健功效和营养成分含量说明，但说明不受监管。

莫桑比克采用美国药典、巴西药典、葡萄牙药典和欧洲药典，均具有法定约束力。国家草药专著也具有法定约束力，包括：

——《莫桑比克传统药用植物》（Plantas Medicinais sao uso Tradicional em Moçambique）其中包含 1983 年、1984 年、1990 年、1991 年和 2001 年出版的五部专著；

——《马尼察省和赞比西亚省药用植物的民族植物学研究》（Pesquisa Ethnobotanica sobre Plantas medicinas naprovineia de Manica e Zambezia）包括 2001 年和 2004 年出版的两部专著；

——《用于疾病治疗的药用植物》（Plantas medicinais utilizadas no tratamento de doen mentais）发表于 2009 年。

截至 2016 年底，尚无药品生产质量管理规范的相关文件，但采用了世界卫生组织标准评估草药生产质量。草药生产管理办法与常规药物相同，并遵循南部非洲发展共同体（Southern African Development Community）和世界卫生组织的指南。要求遵守法规的手段包括由职能部门定期检查生产厂家和实验室，并要求厂家指派专人负责确保符合生产要求。草药的安全性评估法规要求与常规药物相同。

截至 2012 年，共有 43 种草药和 18 种膳食补充剂获得注册。自 2008 年起，草药纳入药物安全性市场监测体系。截至 2016 年底，草药产品获得卫生部国家药事局（National Directorate of Pharmacy in the MoH）许可，但未纳入国家基本药物目录。

归类为无需处方药、自服药品和 OTC 药物的草药在药房销售，或在特定渠道销售或由持照执业者销售。

医疗服务、从业人员、教育和医疗保险

根据《莫桑比克传统医学政策》2004 年的数据，60%~79% 的人口应用本土传统医学。根据 2010 年 8 月的一份报告，针灸、阿育吠陀医学、脊骨神经医学、顺势疗法、自然疗法、正骨疗法、中医和阿拉伯医学等传统和补充医学都有 1%~19% 的人口应用。草药的使用率更高，为 60%~79%；1%~19% 的人口使用其他的医疗服务，如芳香疗法、接触疗法、催眠疗法、反射疗法和灵气疗法。

传统和补充医学从业人员在私营诊所执业，并需持有市和社区政府签发的许可证。截

至 2016 年底,由教育大学(Universidade Pedagogica)和里斯本制药大学(Lisbon Pharmacy University)联合授予天然产品专业硕士学位。有政府官方正式认可的本地传统医学从业人员、传统和补充医学技术人员、或同等水平的培训项目,培训项目均非大学教育水平。

根据 2010 年的报告,约有 7 万名本土传统医学从业人员在莫桑比克执业。传统和补充医学从业人员包括:针灸 50 人、阿育吠陀医学 50 人、脊骨神经医学 50 人、草药 20 000 人、顺势疗法 80 人、自然疗法 40 人、正骨疗法 20 人、中医 60 人和阿拉伯医学 20 人;其他疗法从业人员约 100 人,包括芳香疗法、接触疗法、催眠疗法、反射疗法和灵气疗法。

22. Namibia 纳米比亚

传统和补充医学国家政策

在纳米比亚,位于温得和克市的纳米比亚大学(University of Namibia)是传统和补充医学国家级科研院所。2003 年的《药物及相关物质控制法》(Medicine and Related Substances Control Act)是关于草药的国家法律。

草药监管状况

草药的监管归在"草药"类。目前没有关于草药的安全性评估要求。自 2007 年以来,草药已纳入药品安全性市场监测体系。

医疗服务、从业人员、教育和医疗保险

本土传统医学和其他形式的传统和补充医学,如针灸、阿育吠陀医学和中医在纳米比亚都有应用,但应用这些疗法的人口百分比不详。

23. Niger 尼日尔

传统和补充医学国家政策

尼日尔有专门适用于传统和补充医学的国家策略,《国家传统医学策略》(Stratégie Nationale de Médecine Traditionnelle)制定于 2002 年。目前正在制定将传统和补充医学纳入尼日尔医疗卫生体系的整合策略及其框架指导下的国家项目。传统和补充医学国家行政机构—传统医学司(Division Médecine Traditionnelle)由卫生部管理。

草药监管状况

对草药的监管与对常规药物在一定程度上是相同的,两者都处于国家药物立法范畴。根据这些法律法规,草药分为无需处方药、普通草药和膳食补充剂;草药在销售时附有医疗、保健功效和营养成分含量说明。

尼日尔有草药注册制度,在 2000 年有一项传统药物产品载入国家基本药物目录(12)。

24. Sao Tome and Principe 圣多美与普林希比

传统和补充医学国家政策

圣多美和普林西比有传统和补充医学国家政策和规划（1），并设有国家行政机构。

草药监管状况

草药销售时附有说明，但说明不受监管。目前没有确保质量的有关草药生产法规，也没有草药安全性要求。草药产品销售不受限制。

医疗服务、从业人员、教育和医疗保险

圣多美与普林希比很重视本土传统医学。传统和补充医学医疗服务还包括针灸、阿育吠陀医学、脊骨神经医学、草药、顺势疗法、自然疗法、正骨疗法和中医。

传统和补充医学从业人员仅在私人诊所执业。

25. Senegal 塞内加尔

传统和补充医学国家政策

在塞内加尔，传统和补充医学国家政策被纳入《促进传统医学纳入医疗体系的战略计划》（Plan Stratéqique pour la Promotion de la M.T dans le Système de Santé）。

从 1995 年开始便有传统和补充医学国家规划，而且很久以前即有传统药典办公室。

传统和补充医学国家行政机构是卫生部管辖的下属于卫生司的个人、职业和传统医学局的（Private, Occupational and Traditional Medicine Division of the Health Directorate）。

截至 2016 年底，没有传统和补充医学政府或公共科研资金。

草药监管状况

国家对草药的监管与常规药物的规定是相同的，第 65-33 号法令修订了关于药品生产、销售和广告的公共卫生条例（Loi 65-33 du 19 mai 1965 portant modification des dispositions du code de ld santé publique relatives à la préparation, à la vente et à la publicité des spécialités phammaceutiques）。

与常规药物不同，在委员会层面，由技术委员会（technical committee）和全国委员会（national commission）组成的专家组，对草药注册实施审查。注册所要求的文件也有所不同。对植物的处理程序更简单，处理过程中所应用的药典等参考资料也不同。

草药和常规药物同样受到监管，草药销售附有医疗、保健功效和营养成分含量说明，但说明不受监管。草药生产要求遵守药典和专著中的生产要求以保证草药质量，草药生产质量管理规范与常规药物相同，要求遵守法规的手段包括职能部门对实验室进行定期检查。草药安全性评估的法规要求与常规药物相同。

草药在药房销售,无需处方药、自服药品和 OTC 药物在其他渠道或由传统医学执业者销售。

截至 2016 年底,技术委员会和全国委员会负责药用植物产品注册。

医疗服务、从业人员、教育和医疗保险

根据卫生与预防部(Ministry of Health and Prevention)2003 年的调查,有 1 000 名本土传统医学从业人员在塞内加尔执业,根据同一来源,在塞内加尔执业的传统和补充医学包括:针灸、阿育吠陀医学、脊骨神经医学、草药、顺势疗法、自然疗法、正骨疗法和中医。

传统和补充医学从业人员在私营和公营诊所执业。

26. South Africa 南非

传统和补充医学国家政策

在南非,传统和补充医学国家政策作为国家药品政策的一部分于 1996 年颁布。1982 年颁布的《脊骨神经医学治疗师、顺势疗法治疗师及医疗卫生专业人员第二次修正法案》(Chiropractors, Homeopaths and Allied Health Service Professions Second Amendment Act of 1982),属于补充医学的国家法律法规。而传统医学没有国家法律法规。

传统和补充医学国家行政机构是传统医学理事会(Directorate of Traditional Medicine),成立于 2006 年。南非医学科研委员会(South African Medical Research Council)有一个相关传统医学部门,并获得政府资助。

草药监管状况

草药监管没有国家法规,但根据法规草案,草药将至少与常规药物相同的方式进行管理。草药没有监管类别。

2010 年启动了南非药典专著项目(South African Pharmacopoeia Monograph Project),共收录 63 部药典和专著。根据产品管理条例,草药须参照的著述包括:《世界卫生组织药用植物选编》(WHO monographs on selected medicinal plants)、德国药典(German pharmacopoeia)、中国药典(Chinese pharmacopoeia)、印度阿育吠陀药典(Ayurveda pharmacopoeia of India)、印度阿拉伯医学药典(Unani pharmacopoeia of India)和欧盟的欧洲药典(EU's European pharmacopoeia)。

常规药物的药品生产质量管理规范法规和安全性要求也适用于草药,南非目前正在起草指导性文件,确保生产符合要求。草药以无需处方药、自服药品和 OTC 药物在药房、其他渠道销售,也在草药专柜或传统与补充医药产品供应专柜等特定渠道销售,也可由持照的传统和补充医学执业者销售。

医疗服务、从业人员、教育和医疗保险

根据南非卫生行业联合会(Allied Health Professions Council of South Africa, AHPCSA)2010 年统计,1%~9% 的人口使用传统和补充医学,包括:针灸、阿育吠陀医学、脊骨神经医

学、草药、顺势疗法、自然疗法、正骨疗法、中医、阿拉伯医学，以及治疗性芳香疗法、治疗性按摩疗法和反射疗法等。

传统和补充医学从业人员由国家卫生服务行业联合会（National Allied Health Service Professions）立法监管。

传统和补充医学从业人员在私营部门执业，并须持有南非卫生行业联合会（AHPCSA）作为法律实体签发的执照。传统和补充医学学生可获得大学教育水平的学士学位和硕士学位。南非有政府官方认可的传统和补充医学技术人员或同等人员的培训项目（非大学教育水平）。

南非卫生行业联合会（AHPCSA）2010 年的数据显示，全国共有传统和补充医学从业人员 3 289 人，分布如下：针灸 130 名、阿育吠陀医学 60 名、脊骨神经医学师 612 名、草药 34 名、顺势疗法 574 名、理疗师 97 名、正骨疗法 49 名、中医 160 名、阿拉伯医学 81 名、其他 1 492 名。

私营医疗保险可部分覆盖针灸、脊骨神经医学、顺势疗法、自然疗法和正骨疗法等传统和补充医学服务费用。

27. Uganda 乌干达

传统和补充医学国家政策

乌干达将传统和补充医学政策纳入"国家卫生公私伙伴关系政策"（National Policy on Public-Private Partnership Policy for Health），方案定稿于 2009 年。自 1957 年以来，传统和补充医学相关法规已成为乌干达法律的一部分。

由乌干达国家卫生研究组织（Uganda National Health Research Organisation）创立的天然化学疗法研究院（Natural Chemotherapeutics Research Institute）是传统和补充医学国家级科研院所。此外，40 多年来，天然化学疗法研究院的实验室一直是卫生部传统和补充医学相关问题的技术支持部门。

草药监管状况

乌干达对草药监管在一定程度上与常规药物是相同的。1993 年的《国家药物政策和权力法》（National Drug Policy and Authority Act）成为与草药相关的国家法律，但是目前正在因某些调整而被废止。

草药销售时附有医疗、保健功效和营养成份含量说明，但说明不受监管。

法规对草药的生产质量要求与对常规药物相同。具体手段包括政府对生产厂家或实验室的定期检查，要求生产厂家向政府认可的实验室提交药物样品进行检测。

草药安全性评价的法规要求和常规药物相同；如果是传统使用，只要证实无害即可。药品市场安全监管体系包括对草药的监管。草药归类为无需处方药、自服药物以及 OTC 药物的，在药房、其他渠道及特定途径销售（如草药药房、传统和补充医学供应商店）销售。

医疗服务、从业人员、教育和医疗保险

在乌干达，据估计约有 60%~79% 的人口接受本土传统医学服务（11）。根据 2010 年传

统医学从执业者提供的数据,1%~19% 的人口使用针灸、脊骨神经医学、顺势疗法、正骨疗法或中医。另据非正式估计,大约还有 1%~19% 的人使用阿育吠陀医学、水疗和自然疗法。

2012 年在乌干达执业的本土传统医学从业人员超过 20 万人。草药从业人员估计也超过 20 万人。此外还包括针灸、阿育吠陀医学、顺势疗法、自然疗法、正骨疗法、中医和其他疗法(如精神疗法和水疗)的从业人员,其中精神疗法师估计超过 10 万人。传统和补充医学从业人员在私营诊所和居家场所执业。

28. United Republic of Tanzania 坦桑尼亚联合共和国

传统和补充医学国家政策

在坦桑尼亚联合共和国,关于传统和补充医学的国家政策纳入 1990 年的国家卫生政策。设立了传统和补充医学国家级行政机构,由卫生和社会福利部(Ministry of Health and Social Welfare)管理。传统医学研究院(Institute of Traditional Medicine)和全国医学研究院(National Institute for Medical Research)是两个国家级的传统和补充医学科研机构。

草药监管现状

坦桑尼亚联合共和国拥有专门针对草药的法规,名为《本草法规》(Materia Medica Regulations),其中草药被归类为处方药、无需处方药和普通草药三类。草药销售时附有医疗功效说明。

草药监管参考《世界卫生组织特定药用植物专著》(2007 年)卷 4。草药生产厂家必须向坦桑尼亚食品药品监督管理局(Tanzania Food and Drugs Authority,TFDA)提交药品样品,以确保符合生产要求。草药的药品安全要求与常规药物相同;草药安全评估需传统使用无不良反应,并参考记载类似产品科研资料中的安全数据即被认为合格。

截至 2012 年,9 种草药获得注册,均为进口草药。国家基本药物目录(NEML)和药品安全市场监管制度不包括草药。归类为处方药、无需处方药、自服药品和 OTC 药物的草药在药房销售,也由持照医师销售。

医疗服务、从业人员、教育和医疗保险

在坦桑尼亚联合共和国,本土传统医学的使用很受重视,有 60%~79% 的人口使用;估计使用普通草药人口的比例也类似。

在国家、州、市和社区层面实施对本土传统和补充医学医生的监管。从 2002 年起,有针对针灸、阿育吠陀医学、草药、顺势疗法、自然疗法、正骨疗法、中医和阿拉伯医学的法规监管从业人员。

传统和补充医学从业人员在私立医院和私人诊所执业。中央政府签发执业所需的传统和补充医学执照。有大学提供传统和补充医学硕士学位课程,学位获得官方认可。

据卫生和社会福利部统计,从 1989 起,大约有 75,000 名本土传统医学从业人员在坦桑尼亚联合共和国执业。该国还有其他传统和补充医学从业人员,包括针灸、阿育吠陀医学、脊骨神经医学、草药(75,000 名)、顺势疗法、自然疗法、正骨疗法和中医。

5.2   世界卫生组织美洲区域

表 5.2 总结了世界卫生组织美洲地区成员国传统和补充医学国家政策的制定,传统和补充医学和草药的监管,以及成员国人口对传统和补充医学的使用情况。该表还将该地区会员国每个指标的百分比与全球百分比进行了比较。

从 2005 年至 2018 年,该区域会员国致力于制定传统和补充医学的国家政策、法律和监管体系。我们发现设立传统和补充医学国家级规划和国家级行政机构的会员国数目显著增加。

截至 2018 年,虽然该区域会员国大部分传统和补充医学指标与全球百分比还有差距,但从 2005 年以来取得的进展表明,该区域会员国认识到传统和补充医学的重要性,并正在努力发展这一部分。在该区域 35 个会员国中,有 28 个(80%)会员国承认该国人口使用了传统和补充医学。

表 5.2   2005—2018 年世界卫生组织美洲区域传统和补充医学发展情况

类别	该地区 2005 年作出肯定答复的成员国数量	截至 2018 年,该地区作出肯定答复的成员国数量	截至 2018 年,该地区作出肯定答复的成员国百分比(N=35)	截至 2018 年,全球内作出肯定答复的成员国百分比(N=194)
传统和补充医学国家政策	3	11	31%	51%
传统和补充医学法律或法规	6	15	43%	56%
传统和补充医学国家规划	4	13	37%	41%
传统和补充医学国家级行政机构	8	17	49%	55%
传统和补充医学专家委员会	9	12	34%	48%
传统和补充医学或草药的国家级科研院所	7	9	26%	39%
草药法规	13	18	51%	64%
草药注册	13	19	54%	64%
传统和补充医学使用人群	—	28	80%	88%

注:2018 年数据集包括:1) 2012 年数据;2) 更新调查中反馈"是",但在第一次和第二次调查中反馈"否"或没有反馈而通过其他数据源反馈"是"的会员国,如 2016 年至 2018 年区域报告和数据核查。可能有些会员传统和补充医学的情况已有所变化,但未能统计在内。

29. Argentina 阿根廷

传统和补充医学国家政策

阿根廷没有提供关于传统和补充医学国家政策的资料。

草药监管现状

阿根廷拥有专门针对草药的国家法规（144/1998 号决议，2673/99、2671/99 以及 1788/00 号规定）。2013 年对这些法规进行了最新更新。

这些法规将草药归为处方药、无需处方药和普通草药、膳食补充剂和功能性食品等类别。它们销售时附有医疗功效说明和保健功效说明。

阿根廷所使用的具有法定约束力的药典是《阿根廷药典》(Codex Medicamentario Argentino)（第 6 版，1978）和《美国药典》(United States pharmacopeia)(2010)。所使用的专论为美国植物理事会专论和欧盟专论但没有法定约束力。

为确保草药的质量，有关草药的生产规定必须严格遵守上述药典和专论中有关生产的内容。草药生产质量管理规范不同于常规药物的规定。要求遵守法规的手段包括职能部门定期检查生产厂家或实验室。

对草药安全性评价进行监管，要求参考记载类似产品的科学研究和毒性研究的安全性数据。从 1999 年起，实施草药注册制度。

归类为处方药的草药在药房销售；归类为无需处方药、自服药品或 OTC 药物的草药在药房和其他渠道销售。

医疗服务、从业人员、教育和医疗保险

阿根廷采用传统和补充医学医疗服务。截至 2016 年底，只有针灸受到以下决议监管：
- 2001 年第 997 号决议（卫生部）规定只有医生才可以使用针灸；
- 第 859 号决议（卫生部）修改了上述决议，允许运动机能学家和物理治疗师可以合法地使用针灸。

30. Bahamas 巴哈马

巴哈马对第二次调查没有作出回应，但自愿更新，截至 2016 年底，它没有传统和补充医学政策或监管体系，也没有其他重要信息。

31. Barbados 巴巴多斯共和国

传统和补充医学国家政策

巴巴多斯共和国没有关于传统和补充医学的国家政策，也没有传统和补充医学立法，因

此,传统和补充医学没有得到充分监管。

草药监管现状

草药在销售时附有医疗功效说明和营养成分含量说明。对于草药生产没有任何规定,目前也没有安全要求。

1980年建立的药品安全市场监督制度不覆盖草药。草药作为无需处方药、自服药物或OTC药物在药房以外其他渠道销售。

医疗服务、从业人员、教育和医疗保险

巴巴多斯共和国有传统和补充医学医疗服务,但使用这些医疗服务的人口比例不详。传统和补充医学从业人员在私营部门执业。巴巴多斯有针灸、脊骨神经医学和自然疗法从业人员执业,但没有注册系统,因此没有从业人员人数资料。

32. Belize 伯利兹

伯利兹对第二次调查没有作出回应,但自愿更新了截至2016年底的有关情况。

伯利兹没有传统和补充医学国家政策或草药监管体系。然而,该国卫生部表示已经认识到传统和补充医学在当今医疗领域的作用。

33. Plurinational State of Bolivia 玻利维亚(多民族国)

传统和补充医学国家政策

在玻利维亚(多民族国),传统和补充医学国家政策纳入卫生部门计划。2013年传统和补充医学国家政策和立法作了更新。新的立法包括一项涉及玻利维亚传统医学的法案和法规。

传统和补充医学国家级行政机构设在卫生部下属的传统医学和跨文化总局(General Directorate on Traditional Medicine and Interculturality)。

截至2014年,已有传统和补充医学国家规划。2010年,制定了将传统和补充医学纳入国家医疗卫生体系的国家计划。

草药监管现状

草药监管与常规药物监管相同。草药销售时附有医疗功效、保健功效和营养成分含量说明,而这些说明不受监管。草药监管法规最近一次更新是在2014年。

规范草药生产以确保其质量,要求遵守药典和专论中有关生产的内容。要求遵守法规的手段包括职能部门定期检查生产厂家和实验室,要求生产厂家向政府认可的实验室提交药物样品进行检测,并要求生产厂家指定专人负责确保生产厂家执行药品生产质量管理规范,并向政府报告。

草药安全性评价的规范要求和常规药物相同。传统使用显示无害即被认为草药安全评

估合格。

国家基本药物目录把草药包括在内,入选标准是草药的传统使用、临床资料和长期历史使用情况。

归类为无需处方药、自服药品或 OTC 药物的草药在药房以外的其他渠道销售,包括特定销售点。草药产品的销售没有限制。

玻利维亚(多民族国)有一份注册草药清单,更新于 2015 年。

医疗服务、从业人员、教育和医疗保险

玻利维亚(多民族国)认为本土传统医学的使用十分重要,估计有 60%~79% 的人口在使用。该国民众也使用其他传统和补充医学医疗服务,使用不同医疗服务的人口比例如下:针灸 1%~19%,阿育吠陀医学 1%~19%,脊骨神经医学 40%~59%,草药 80%~99%,顺势疗法 20%~39%,自然疗法 1%~19%,正骨疗法 60%~79%,中医 1%~19%。

在国家、省和市层面,对传统和补充医学从业人员,包括本土传统医学、脊骨神经医学、草药和正骨疗法从业人员实施监管。

2015 年,玻利维亚(多民族国)更新了传统和补充医学执业法规。

传统和补充医学从业人员只在私营诊所执业。他们必须持有由国家、省、市或社区政府颁发的传统和补充医学执照或证书才能执业。政府官方认可的培训项目包括传统和补充医学从业人员师承传授项目(无证书或执照)、政府认证的培训项目、本土传统医学从业人员培训项目以及传统和补充医学技术人员等培训项目(非大学级)。

根据国家级行政机构 2010 年的数据,约有 2 500 名本土传统医学从业人员在玻利维亚(多民族国)境内执业。本土传统医学医疗服务费用由私营医疗保险机构覆盖。

截至 2016 年底,医疗保险覆盖 60 家公立医院的传统和补充医学医疗服务费用。

34. Brazil 巴西

传统和补充医学国家政策

在巴西,传统和补充医学国家政策,被称为"整合和补充医疗服务政策"(Política Nacional de Practicas Integrativas y Complementarias),属于统一医疗卫生体系(Sistema Unico de Saúde, SUS)的一部分。巴西的传统和补充医学包括顺势疗法、中医和针灸、药用植物和草药、人智医学和面向社会开放的水疗五种医疗服务。2017 年,传统和补充医学国家政策扩大了范围,在原来这五种医疗服务基础上增加了 14 种医疗服务。

传统和补充医学国家级行政机构遵循统一医疗卫生体系(SUS)的指示,执行一系列初级医疗保健政策。其中两项附加政策是:

- 药用植物和草药国家政策(Política Nacional de Plantas Medicinales y Fitoterápicos)
- 本土居民医疗国家政策(Política Nacional de Atención a la Salud de los Pueblos Indígenas)。

巴西的传统和补充医学国家级行政机构名为全国整合和补充医疗服务协调办公室(National Coordination Office on Integrative and Complementary Practices, Coordinación Nacional de Prácticas Integrativas y Complementarias),由卫生部管理。

传统和补充医学医疗服务立法的最近一次更新是在 2016 年。

2013 年,政府和公立的科研基金为传统和补充医学划拨的资金总额为 100 万美元。1988 年,巴西制定了一项将传统和补充医学纳入国家医疗卫生体系的国家规划。

草药监管现状

巴西有一项专门针对草药的法规,名为主任合议决议(Resolución de Directoría Colegiada, DRC-Resolution No 14)(第 14 号主任合议决议),规定了有关草药的注册问题。归类为处方药和无需处方药的草药,销售时附有医疗功效和保健功效说明。

巴西采用具有法定约束力的药典是《巴西药典》(Brazilian pharmacopoeia)。2009 年,第 37 号主任合议决议(RDC 37/2009)规定允许采用其他药典,包括阿根廷、欧盟、法国、德国、日本、墨西哥、葡萄牙、英国和美国药典,还可采用《世界卫生组织特定药用植物专著》(WHO monographs on selected medicinal plants)。

2010 年 4 月 19 日的第 17 号主任合议决议(Resolution RDC No. 17 of 19/04/2010)中,巴西提出了草药药品生产质量管理规范,其中也规定了常规药物生产质量管理规范。为确保草药质量,有关草药的生产规定,同常规药物生产样,必须严格遵守上述药典和专论中有关生产的内容。要求遵守法规的手段包括职能部门定期检查生产厂家和实验室,并要求生产厂家指定专人负责确保执行药品生产质量管理规范,并向政府报告。针对草药有专门的安全性要求,如文献中没有关于提取物安全性的信息,则需要进行临床前实验和临床试验。试验必须由国家卫生监督局(Agencia Nacional de Vigilancia Sanitaria, ANVISA)验证和批准,该局成立于 1999 年。

截至 2009 年,519 种草药获得注册,并在 2016 年更新。国家基本药物目录包括草药在内,最近一次更新是在 2014 年。

归类为处方药、无需处方药、自服药品和 OTC 药物的草药在药房销售。2001 年,国家卫生监督局(ANVISA)建立了一个药物监测程序,检测药物包括以药用植物为基础的药物。

医疗服务、从业人员、教育和医疗保险

2007 年,国家卫生基金会(Fundaçao Nacional de Saúde, FUNASA)的资料据表明,巴西 1%~19% 的人口使用本土传统医学医疗服务。

巴西人也使用其他传统和补充医学医疗服务。卫生部估计,1%~19% 的人群使用针灸,同样比例的人群使用顺势疗法。巴西人还使用阿育吠陀医学、脊骨神经医学、草药、自然疗法、正骨疗法、中医和阿拉伯医学,但百分比数据不详。

在国家层面,对针灸、脊骨神经医学、草药、顺势疗法、自然疗法和正骨疗法从业人员实施传统和补充医学从业人员管理。传统和补充医学执业者管理条例,条例最近一次更新是在 2016 年。

传统和补充医学从业人员可在私营或公立诊所和医院执业。执业需要传统和补充医学执照或证书,并由政府授权的专业协会进行行业自律。

巴西的传统和补充医学教育由大学提供,学生可以学习以下专业:临床医学博士;顺势疗法、草药或针灸的药学专业;针灸理疗专业;针灸生物医学专业;顺势疗法医师;针灸医师;针灸护士;体育教育针灸专业;职业病治疗针灸专业;心理学专业针灸专业。政府还承认官

方认可经过认证的传统和补充医学培训项目。

2007 年,国家卫生基金会(FUNASA)数据显示,在该国统一医疗卫生系统中执业的传统和补充医学从业人员包括针灸从业人员 1,100 人,顺势疗法从业人员 560 人。

传统和补充医学医疗服务的费用分别由政府和私营保险机构给予部分覆盖。例如,针灸费用由政府和私营保险公司全覆盖,草药费用由政府部分覆盖,顺势疗法费用由政府全覆盖,并由私营保险部分覆盖。截至 2016 年底,公共和私营医疗保险均向传统和补充医学医疗服务提供报销。

从 2006 年开始,巴西的消费者教育项目或自我保健计划中已经开始包含传统和补充医学内容。

35. Canada 加拿大

传统和补充医学国家政策

1999 年,加拿大卫生部长宣布设立天然保健品办公室(Office of Natural Health Products),现为天然保健品理事会(Natural Health Products Directorate),负责处理草药问题。

加拿大三个联邦科研机构——加拿大卫生研究院(Canadian Institutes of Health Research)、加拿大自然科学和工程研究委员会(Natural Sciences and Engineering Research Council)以及加拿大社会科学和人文研究委员会(Social Sciences and Humanities Research Council)联合制定了"涉及人类科研的伦理行为"(Ethical Conduct for Research Involving Humans)政策,旨在促进涉及人类的科研的伦理行为。该政策第 9 章是关于指导有关研究加拿大原住民(印第安人)、因纽特人和米提人的问题,确认尊重社区习俗和科研行为守则,以更好地确保科研人员与参与者之间关系平衡,以及科研人员与社区关系互利。该政策包括涉及原住民科研的伦理、保密和研究成果传播等。

草药监管现状

草药被列为天然保健品,受 2004 年 1 月 1 日生效的《天然保健品条例》(Natural Health Products Regulations,NHPR)管辖。传统和补充医学产品(包括草药)的监管被纳入"证书许可"政策(Pathway to Licensing),该政策本身是《天然保健品成品安全性和有效性证据指导文件》(Evidence for Safety and Efficacy of Finished Natural Health Products Guidance Document)的修正案。

加拿大卫生部下设置的天然和无需处方保健品管理局(Natural and Non-Prescription Health Products Directorate,NNHPD)负责监管天然保健品。

根据《天然保健品条例》(NHPR),"天然保健品"的定义包括顺势疗法药物和传统药物,如果这些药物本身是《天然保健品条例》附表 1(纳入清单)所列物质或者包含该类物质,则必须提供医疗功效或保健功效说明。顺势疗法药物和传统药物如本身是《天然保健品条例》附表 2(排除清单)所列物质或者包含该类物质,则不被列为天然保健品。

草药销售时附有保健功效说明。加拿大采用英国药典、美国药典和欧洲药典,但均无法定约束力。也采用天然和无需处方保健品管理局专论汇编(草药、维生素、矿物质等),但也不具有法定约束力。

2008 年,加拿大更新了《天然保健品条例》(NHPR),要求个人如在加拿大销售天然保健品,则必须先获得产品许可证。要获得产品许可证,个人必须向天然和无需处方保健品管理局提交产品许可证申请。申请书必须包括足够的数据,以便该局评估在其推荐使用条件下使用天然保健品时的安全性、质量和功效。各种类型的证据都可以接受,包括人类临床试验和传统使用说明。此外,产品还必须按照药品生产质量管理规范生产。常规药品和天然保健品的药品生产质量管理规范要求之间的区别在于工艺和程序验证,《天然保健品条例》不要求该类验证。以书面审查程序确保其遵守法规。

天然保健品生产厂家必须提交一份详尽的质量保证报告,说明如何满足《天然保健品条例》第 3 部分中概述的所有药品生产质量管理规范要求。此外,必须提供记录(日志)作为证据,证明遵循了所述程序。质量保证报告必须包括以下项目:场所、质量保证、人员、操作、设备、保洁方案、样品、记录、召回报告、规格、稳定性和无菌制剂。

加拿大在售的天然保健品(并非所有都是草药)超过 56 000 种,都在获得特许的天然保健品数据库中注册(截至 2012 年)。自 2004 年以来,加拿大设置了包括天然保健品在内的药品安全市场监督体系。

医疗服务、从业人员、教育和医疗保险

2005 年,加拿大社区健康调查(Canadian Community Health Survey)显示,1%~19% 的人口使用针灸、脊骨神经医学、草药、顺势疗法和自然疗法。加拿大人也使用阿育吠陀医学、正骨疗法、中医和阿拉伯医学,但百分比数据不详。加拿大使用其他传统和补充医学医疗服务,如费尔登克雷斯法(Feldenkrais method)和亚历山大技术(Alexander technique)、生物反馈、罗尔芬(rolfing)、反射学、宗教治疗和精神疗法的人口也占 1%~19%。

传统和补充医学医疗服务归省级,而不是国家监管。

截至 2016 年底,传统和补充医学执业者也由省或地区负责监管。

在加拿大,一些政府机构提供医疗保险,覆盖本土传统医学医疗服务费用。这些机构包括国家本土酒精和药物滥用管理方案(National Native Alcohol and Drug Abuse Program,NNADAP)和印第安寄宿学校决议健康支持方案(Indian Residential Schools Resolution Health Support Program,IRSRHSP)。

36. Chile 智利

传统和补充医学国家政策

2006 年,智利对传统和补充医学国家政策和法律作了最近一次更新。该国的"本土民族卫生政策"(Indigenous Peoples Health Policy)包括传统医学相关内容,还有"第 16 号行政规定:关于卫生服务的跨文化性"(Administrative Rule No. 16 on interculturality in Health Services)(均自 2006 年起生效)。2012 年,第 20584 号法律第 7 条(监管人民在医疗相关行动方面的权利和义务)专门涉了及本土居民;但是,尚未制定有关传统补充医学的政策。

智利卫生部内有一个处理补充医学技术领域事务的部门,隶属于药品政策和法规、

卫生从业人员和补充医学司(Department of Pharmaceutical Policies and Regulations, Health Providers and Complementary Medicines)。2000 年, 还设置了"针对本土居民医疗卫生事务的特别方案"(Special Program on Health and Indigenous Peoples),智利全国共有 29 个国家级的医疗卫生服务机构,其中有 26 个机构设置了这一方案,并为这一领域的发展划拨了资源,制定了具体的工作计划。

从 2009 年开始,智利发布了监管三种疗法(针灸、顺势疗法和自然疗法)的法令,随后成立了相应的咨询委员会。

从 2006 年至 2013 年,卫生部划拨资源,分析本土居民基本流行病学概况和医疗服务的覆盖范围。目前共总结出 11 份流行病学概况资料。但是并未给补充医学划拨资源。

从 2015 年起,卫生部一直致力于制定一项条例,以保障本土居民有权获得与其文化相关的医疗服务(第 20584 号法律第 7 条)。其目的是为了规范公立医院提供的医疗服务,而不是监管本土居民的医疗卫生体系;相反,该条例承认、保护并尊重本土人民的传统医疗体系、宗教习俗以及文化精神信仰。所拟条例是与本土人民协商制定的,目前正在经历行政程序,通过后便可执行。

草药监管现状

基于药用植物的草药归为两类:植物药和传统草药。两者都受《全国人用药品管理条例》(Regulation of the National System for the Control of Pharmaceutical Products for Human Use)(2010年第 3 号法令)监管。

归类为处方药、无需处方药和传统草药的草药,销售时附有医疗功效说明(植物药)和保健功效说明(传统草药)。

智利采用的具有法定约束力的药典是《智利药典》(Chilean pharmacopeia);采用的其他药典来自欧盟、法国、德国、英国和美国,以及《Willmar Schwab 博士顺势疗法药典》(Dr Willmar Schwab's Homeopathic Pharmacopeia)。草药的药品生产质量管理规范与其他注册药品相同。有关草药生产的规定与常规药物相同,要求遵守药典和专论中有关生产的内容,以确保其质量。要求遵守法规的手段包括职能部门定期检查生产厂家和实验室。草药的安全性要求与常规药物相同。此外,截至 2012 年,还有一份包含 103 种传统草药(植物物种)的清单,标明了保健功效说明、相互作用和药物警戒。

截至 2012 年,大约有 300 种草药已经获得注册。

植物药在智利公共卫生研究所(Public Health Institute of Chile)注册。据了解,截至 2016年底,传统草药注册的目的只是为了自由销售和分销,原因是地区卫生主管部门(SEREMI)已经批准其储存、加工、分馏、装瓶或进行其他加工活动的场所,但必须符合下列条件:
- 它们包含在卫生部批准的技术标准清单中,清单标明了药物名称、疗效和用途,并且只能用作缓解症状的辅助药物;
- 独立、未杂交的植物品种,手工制作;
- 标签中仅包括相关技术标准(2010 年第 3 号法令第 27 条)认可的功效。

智利的国家基本药物目录不包括草药。归类为处方药的草药在药房出售,归类为无需处方药、自服药品和 OTC 药物的草药在其他渠道和特定销售点销售。

草药市场监测是国家药物警戒系统的一部分,最近一次更新是在 2010 年。

医疗服务、从业人员、教育和医疗保险

据医疗卫生调查估计,1%~19% 的人口使用本土传统医学。使用其他传统和补充医学的人口,包括针灸、草药、顺势疗法和自然疗法,比例同上。使用阿育吠陀医学、脊骨神经医学、正骨疗法和中医的比例不详。

2004 年,卫生部颁布了有关传统和补充医学执业的法规(第 42 号法令),负责监管"作为辅助医疗行业的替代医学执业和提供这些医疗的设施"。

三种传统和补充医学(针灸、顺势疗法和自然疗法)的执业者受以下法规管辖:

- 2006 年第 123 号法令,负责批准针灸,并规定针灸师为助理医疗专业人员;
- 2009 年第 19 号法令,负责批准顺势疗法,并规定作为医疗辅助行业加以监管;
- 2012 年第 5 号法令,负责批准自然疗法,并规定作为医疗辅助行业加以监管。

这些法规在国家级层面施行。传统和补充医学执业者管理条例最近一次更新是在 2012 年。法规尚未认可本土传统医学,也未监管其从业人员。

传统和补充医学从业人员在私营和公立诊所执业。必须拥有传统和补充医学执照或证书,才能提供政府批准的上述疗法。卫生部通过地区卫生局签发传统和补充医学从业人员执照或证书。此外,有相关的大学本科学位课程。截至 2012 年,智利传统和补充医学从业人员数量如下:针灸 500 人、草药 10 人、顺势疗法 200 人、自然疗法 500 人。

从 2016 年起,使用传统和补充医学做自我保健的消费者教育项目和方案已经开始执行。此外,还有一个采用补充医学做自我保健的项目一直在运行。与传统和补充医学相关的最新研究发表于 2015 年,记录了医疗服务体系中植物疗法的良好临床实践效果。

37. Colombia 哥伦比亚

传统和补充医学国家政策

截至 2017 年,哥伦比亚没有针对传统和补充医学的具体政策或法律文件;但是,哥伦比亚有一个监管框架,监管由专业医务人员提供的传统和补充医学医疗服务;监管将传统和补充医学服务纳入医疗卫生体系;监管医疗服务、顺势疗法药物和植物治疗产品的提供;监管保健食品商店。

从 2015 年起,卫生和社会保障部(Ministry of Health and Social Protection,MSPS)一直在制定指导方针,以便将西医学、替代疗法及补充医学整合起来,并纳入医疗卫生体系,这是制定相关政策的第一步(16)。从 2010 年起,哥伦比亚本土居民与卫生和社会保障部一同致力于建立本土个人和跨文化医疗卫生体系(Indigenous System of Personal and Intercultural Health,SISPI)。

2014 年颁布的第 2003 号决议监管一切医疗服务,包括传统和补充医学。该决议规定了提供医疗服务的场所、设备和专业人员培训的最低要求。

2013 年 1 月,卫生和社会保障部成立了一个工作组,负责指导制定哥伦比亚有关传统和补充医学的国家政策,这也是各方积极努力和作为的结果;来自卫生和社会保障部 14 个单位的代表参加了该工作组。为了发展传统医学,卫生和社会保障部设有社会促进办公室

民族事务组,负责处理哥伦比亚传统医学问题。

传统医学和补充医学有各自的全国专家委员会,分别成立于 2013 年和 2015 年:

- 传统医学专家委员会:在本土个人和跨文化医疗卫生体系框架内,根据第 1973 号法令,哥伦比亚在本土居民与组织常设协调局下设立了医疗卫生小组委员会(Health Subcommittee of the Permanent Bureau of Concertation with the Indigenous Peoples and Organizations),作为"哥伦比亚本土居民公共卫生政策共建咨询和技术工作机构";这个小组委员会由政府机构和本土居民权威人士作为专家组成。
- 补充医学专家委员会:2015 年 7 月,根据全国医疗卫生人才委员会(National Council of Human Talent in Health)第 002 号协议,成立了国家医疗卫生人才委员会替代医学与替代疗法支持委员会(Committee of Support to the National Council of Human Talent in Health for Alternative Medicine and Alternative Therapies),由六个替代医学委员会各派一名代表组成,这六种替代医学分别为:自然疗法、神经疗法、正骨疗法、中医、顺势疗法和阿育吠陀医学,这些替代医学委员会又按照同一行政法令规定由这些医疗体系的专家组成,代表各医疗体系的协会、学会和从业人员。

草药监管现状

2004 年颁布的第 2266 号法令(2004 年经第 3553 号法令修订)管理卫生登记册,卫生监控和监管草药广告等。

还有一项专门针对草药的法规,将草药作为无需处方药进行监管,销售时附有医疗功效说明。

哥伦比亚所采用具有法定约束力的药典有《英国草药药典》(*British herbal pharmacopoeia*)(1996 年第 4 版)、《英国药典》(*British pharmacopoeia*)(2010 年)、《西班牙药典》(*Spanish pharmacopoeia*)(2005 年第 3 版)、《美国药典》(*United States pharmacopeia*)和《国家处方集》(*National formulary*)合集(USP 34/NF29,2010 年)、《巴西药典》(*Brazilian pharmacopoeia*)(第 4 版)、《墨西哥合众国药典》(*Pharmacopoeia of the united Mexican states*)(2008 年第 9 版)和《法国药典》(*Codex Français*)(2004 年)。

哥伦比亚还采用具有法定约束力的专论,包括《哥伦比亚药用植物专论》(*Colombian vademecum of medicinal plants*)(2008 年)(出版了 119 篇专论)、《世界卫生组织特定药用植物专著》,以及《古普塔伊比利亚美洲药用植物专论》(*Plantas medicinales iberoamericanas*,*Gupta*)(243 篇专论)。

哥伦比亚的草药药品生产质量管理规范被包含在《基于天然产品的药品生产质量管理规范》(*GMP for pharmaceuticals based on natural products*)中(1998 年第 3131 号决议;2005 年第 5107 号决议通过了药品生产质量管理规范合规性文书)。规范草药生产以确保其质量,要求遵守药典和专论中有关生产的内容,要求遵守法规的手段包括职能部门定期检查生产厂家和实验室,要求实验室需先获得草药药品生产质量管理规范证书才能生产草药药品,并要求生产厂家需有一名化学药剂学技术主管,负责产品质量并向卫生职能部门汇报情况。哥伦比亚对草药安全性有专门的要求,这些要求由国家药品和食品监督所审查委员会(*National Surveillance Institute of Medicines and Foods*,*Instituto Nacional de Vigilancia de Medicamentos y Alimentos*,INVIMA)下属的天然产品专门小组制订。

截至 2019 年,913 种草药已经获得注册。国家基本药物目录不包括草药。归类为处方药的草药在药房销售。归类为无需处方药、自服药品或 OTC 药物的草药在药房、其他渠道、特定销售点销售,也由持照医师销售,并通过互联网和电话销售等其他不受管制的渠道销售。

医疗服务、从业人员、教育和医疗保险

哥伦比亚很重视使用本土传统医学。据哥伦比亚国家统计局资料,2005 年,哥伦比亚 1%~19% 的人口使用了本土传统医学。使用的其他医疗服务包括传统和补充医学医疗服务,如针灸、阿育吠陀医学、脊骨神经医学、草药、顺势疗法、自然疗法、正骨疗法、中医和阿拉伯医学;以及其他医疗服务,如电磁极性平衡疗法、神经疗法和烧结疗法。但是,使用人口百分比数据不详。

2007 年第 1164 号法规定了监管传统和补充医学医疗服务的条款;2014 年第 2003 号决议采纳了这些规定,该决议监管所有医疗卫生服务,包括补充医学。它规定了提供服务的场所、设备和专业人员培训的最低要求,还规定了传统和补充医学从业人员标准。1997 年第 2753 号法令(第 4 条)规定补充医学医疗服务只能由医生提供,要求从业人员在提供服务前需先向本土原住民社区咨询。1998 年第 2927 号决议界定和监管不同类型的补充医学医疗服务。

国家层面执行的传统和补充医学从业人员条例适用于针灸(2006 年)、阿育吠陀医学(2006 年)、草药(2006 年)和顺势疗法(1962 年和 2006 年)。

传统和补充医学从业人员可在私营和公立诊所执业。执业必须持有相关高校颁发的执照或证书。有大学提供传统和补充医学硕士学位和临床博士学位课程。

私营医疗保险部分覆盖针灸、脊骨神经医学、顺势疗法、正骨疗法和中医等传统和补充医学医疗服务费用。

传统医学和补充医学专家委员会参与工作后,提出了一项建议,需要明确规定医疗卫生专业人员的资质和专业能力,以便指导各类传统和补充医疗卫生系统从业人员的培养和能力的提升。

38. Costa Rica 哥斯达黎加

传统和补充医学国家政策

哥斯达黎加政府部门最近才开始关注传统和补充医学,但已经开始规划推动传统和补充医学的工作。

草药监管现状

哥斯达黎加有一项专门针对草药、涉及"具有药用功效"的天然资源和人造资源的注册、进口、营销和广告的法规(Reglamentado para la inscripción, importación, comercialización y publicidad de recursos naturales industrializados y con cualidades medicinales)。草药销售时附有医疗功效说明。

最近一次法规更新是在 2014 年,该法规规定了将草药列入草药名录的要求。2014 年更新了已注册草药清单。

哥斯达黎加是中美洲经济一体化的会员国,因此中美洲医药产品技术系列规定也适用于哥斯达黎加的草药,包括三项关于人用天然医疗产品的规定,具体如下:

- 药物注册要求(从 2013 年起);
- 质量控制(从 2012 年起);
- 标签要求(从 2012 年起)。

哥斯达黎加采用的药物专论是《世界卫生组织特定药用植物专著》卷1(1999 年)、卷2(2002 年)和卷3(2007 年)。

为了确保质量,草药药品生产质量管理规范和常规药物相同。要求遵守法规的手段包括职能部门定期检查生产厂家和实验室,要求生产厂家将其药物样品提交给政府认可的实验室进行检测,并要求生产厂家指定专人负责确保生产厂家执行药品生产质量管理规范,并向政府报告。

还有专门针对草药的特定药物安全性要求,包括药品生产实验室必须获得分析证书。

作为无需处方药、自服药品或 OTC 药物的草药在药房、其他渠道销售和特定销售点销售。

医疗服务、从业人员、教育和医疗保险

哥斯达黎加人民采用针灸、阿育吠陀医学、脊骨神经医学、草药、顺势疗法、自然疗法、正骨疗法和中医等传统和补充医学,但是,采用人口的百分比数据不详。传统和补充医学从业人员在私营部门执业。

39. Cuba 古巴

传统和补充医学国家政策

在古巴,传统和补充医学被称为“自然和传统医学”。根据第 4282 号部长理事会协议,国家自然和传统医学政策纳入国家公共卫生政策。自 1995 年以来,古巴还制定了一项将自然和传统医学纳入国家医疗卫生体系的国家计划。根据 2014 年的部长理事会协议,2015 年对传统和补充医学国家政策和立法作了最近一次更新。

传统和补充医学国家级行政机构和传统和补充医学国家级研究所都在哈瓦那同一地点办公,由卫生部管辖。

2010—2016 年古巴自然和传统医学年度政府科研基金(美元)

2010 年	2011 年	2012 年	2013 年	2014 年	2015 年	2016 年
82 241	82 960	125 000	128 936	132 204	151 691	152 972

草药监管现状

古巴有一项专门针对草药的法规,于 2016 年更新。归类为处方药、无需处方药、普通草药、膳食补充剂和功能性食品的草药,销售时附有医疗功效、保健功效和营养成分含量说明。

古巴的中央药理实验室(Central Pharmacology Laboratory)是协调自然和传统医学国家

研究项目的中心,位于哈瓦那医科大学(Medical Sciences University of Havana)。草药还包括其他动物源性产品,如蜂产品和顺势疗法药物,这些产品作为药物或膳食补充剂注册。

国家药品设备和医疗器械管理中心(State Center for the Control of Medicines, Equipment, and Medical Devises, CECMED)负责发布行政决议,审批草药和其他天然和传统医学产品的监管条例,包括:

- M85-16 法规,规定了颁发在地方生产中心生产和销售草药和动物源性药物许可证的要求(经国家药品设备和医疗器械管理中心第 50/2016 号决议批准);
- M28-13 法规,规定了人用自然药物的医疗卫生注册要求(经国家药品设备和医疗器械管理中心第 186/2013 号决议批准);
- M53-2011 法规,规定了人用顺势疗法药物的注册要求(经国家药品设备和医疗器械管理中心第 36/2011 号决议批准);
- M54-2012 法规,它详细说明了地方自然产品生产的质量管理规范(经国家药品设备和医疗器械管理中心第 183/2012 号决议批准)。

古巴采用的具有法定约束力的药典是中国(2004 年)、日本(2001 年)、菲律宾(2004 年)、西班牙(Real Farmacopea Espanola)(1997 年)、泰国(1998 年)、英国(2004 年)和美国(2009 年)的国家药典。采用的具有法定约束力的专论有《古巴植物药物和蜂蜜药物治疗指南》(Guia Terapeutica Dispensarial de Fitofarmacos y Apifarmacos)(1992 年)和药用植物系列调查 FITOMED(1998 年,卷 1 和卷 2)。

古巴于 2006 年制订的《草药生产质量管理规范》(Buenas Prácticas de Fabricación de Medicamentos Herbarios)和《常规药品生产质量管理规范》(Directrices sobre Buenas Prácticas de Fabricación de Productos Farmacéuticos)是一致的。

为确保质量,要求草药生产必须遵守具有法定约束力的药典和专论中有关生产的内容。要求遵守法规的手段包括职能部门定期检查生产厂家和实验室,并要求生产厂家将其药物样品提交给政府认可的实验室进行检测。

草药的安全性要求和常规药物相同,参考记载类似产品科研中的安全情况即被认为草药安全评估合格。

截至 2012 年,44 种草药已经获得注册。2016 年更新了注册草药清单。草药被纳入国家基本药物目录,最近一次更新是在 2016 年。

处方药、无需处方药、自服药品或 OTC 药等草药均仅在药房销售。

医疗服务、从业人员、教育和医疗保险

国家医疗卫生系统内的医务专业人员和技术人员根据其专业和业务范围可以提供自然和传统医学服务。自 1995 年以来,自然和传统医学专业的内科医生开始接受培训,截至 2017 年,共有 215 名自然和传统医学专家和 122 名住院实习医生接受了培训。

2015 年,监管自然和传统医学执业的条例作了最近的更新。

古巴没有为自然和传统医学执业者单独注册,因为他们都是医务专业人员和技术人员(包括专科医生),因此这类人员作为国家医疗卫生系统执业者注册。

根据 2010 年一份关于古巴使用自然和传统医学的报告(17),80%~99% 的人口使用本土传统医学,60%~79% 使用针灸,80%~99% 使用草药,40%~59% 使用顺势疗法。

自然和传统医学从业人员在公立[1]诊所、医院、综合康复服务中心以及省市级自然和传统医学中心执业。他们需要先获得相关高校颁发的执照或证书才可执业。大学提供高等教育学位课程,如医学硕士、医学哲学博士和临床博士学位课程。政府正式认可为草药医生、医疗卫生工作人员和农业技术人员提供的培训项目。

古巴认可在国家医疗卫生系统中采用的自然和传统医学种类,包括植物疗法、蜂疗、传统亚洲医学(针灸、埋线、使用药物、光、温度、机械、超声波、电、磁进行穴位刺激和传统亚洲医学微系统)、臭氧疗法,顺势疗法、花卉疗法(巴赫花卉疗法)、医学水文学(药用矿泉水、矿物质、类球蛋白和气候)、氦海滨疗法、传统运动疗法和天然营养咨询。

根据古巴公共卫生部统计,2009 年接受自然和传统医学治疗的患者人数如下表所示。

2009 年古巴接受自然和传统医学治疗的患者	接受自然和传统医学治疗的患者总数	占所有患者总数百分比
初级医疗保健门诊患者	12 343 095	25.24
医疗急救综合系统患者	4 220 788	19.06
大型外科手术使用针灸麻醉患者	35 810	9.67
住院患者	294 998	25.92
口腔科门诊患者	7 367 398	41.45
拔牙患者	45 854	4.12

40. Ecuador 厄瓜多尔

厄瓜多尔对第二次调查没有作出回复,但自愿更新了截至 2017 年的有关传统和补充医学的情况。

传统和补充医学国家政策

2016 年厄瓜多尔对传统和补充医学国家政策和法律作了最近一次更新。厄瓜多尔有一个总体监管框架,首先是《厄瓜多尔宪法》《卫生组织法》(Ley Orgánica de Salud, LOS),该框架认可传统(本土)医学和补充医学(在厄瓜多尔,补充医学分为两类:替代药物和替代疗法)。在此基础上,作为国家公共卫生政策的一部分,建立了卫生、家庭、社区和跨文化综合医疗模式(MAIS-FCI),以及 2013—2017 年国家美好生活计划,这些都指导国家传统和补充医学公共卫生政策的实施。

2016 年,厄瓜多尔对传统和补充医学执业法规作了更新,包括第 000037 号部长级协议(替代疗法)和第 5001 号部长级协议(替代药物),分别对替代疗法执业和替代药物进行监管、监督和管控。针对本土传统医学,公共卫生政策规定其如何发展壮大、自主决策和获得认可。厄瓜多尔有一本标准化手册(2016 年)指导医疗卫生团队与传统助产士进行跨文化交流和知识沟通。此外,2016 年发布的第 00031 号法规对替代疗法执业作了规定。

2013 年,卫生部(Ministerio de Salud Publica, MSP)改革了内部结构,成立了国家跨文化

---

[1] 古巴的医疗系统保险是全覆盖、全民享受、区域化、免费,因此没有私营医疗服务机构、从业人员或保险。

卫生理事会（National Directorate of Intercultural Health），下设两个司：跨文化医疗协调促进司（Division for the Promotion of Intercultural Health Coordination）（负责在全国医疗卫生系统内实施跨文化交流）和宇宙观、本土传统医学和替代医学司（Division of Cosmovision, Indigenous Traditional Ancestral Medicine, and Alternative Medicine）。这两个部门的目标是根据《卫生组织法》对服务能力水平的界定，贯彻与传统和补充医学相关的公共政策。

在卫生部内，没有专门负责传统和补充医学的科研机构，也没有专家委员会，但是，设有国家级公共卫生研究所（National Institute of Public Health Research, INSPI），开展传统和补充医学研究。此外，文化部（Ministry of Culture）有一个传统与替代医学科研部（Research Department of Traditional and Alternative Medicine）。

卫生部没有为传统和补充医学科研究拨款的具体预算，但 2015 年，厄瓜多尔通过PROMETEO（科研）项目开发了一项跨学科科研项目，其目的是利用厄瓜多尔本土药用植物作为初级医疗保健中合法、安全、有效的治疗替代药物。

厄瓜多尔虽然没有明确的传统和补充医学国家计划，但有一项法律规定在医疗卫生服务中使用替代医学，并与传统（本土）医学进行交流沟通。此外，还有一个规范性框架，对替代疗法实施监管（2016 年）。2013—2017 年国家美好生活计划也考虑将传统和补充医学作为计划的一部分与其他目标和策略进行整合。

草药监管现状

根据对加工生产的医用天然产品和对这些产品生产、储存、分销和销售场所的卫生注册和监控法规，厄瓜多尔卫生监控注册法（Health Control Registry）监管草药和顺势疗法药物的注册、生产、分销和销售。厄瓜多尔有经过注册的草药，但国家基本药物目录不包括草药。

医疗服务、从业人员、教育和医疗保险

传统和补充医学执业者法规最近一次更新是在 2014 年。传统和补充医学执业和从业人员都受上述替代疗法和替代药物法律监管。公共医疗卫生政策规定本土传统医学如何根据《宪法》的要求发展壮大、自主决策和获得认可，这意味着社区有权确定哪些本土传统医学执业和从业人员属于合法。针对传统助产士，有一本手册（2016 年发布）规定了传统助产士融入（初级医疗保健级别）医疗卫生队伍的机制，规定了社区医疗服务合法化过程，并制定了卫生部以知识沟通的方法确定签发助产士证书的标准。

41. Salvador 萨尔瓦多

传统和补充医学国家政策

萨尔瓦多没有提供传统和补充医学全国性的政策资料。

草药监管现状

草药和常规药物均作为专门药物受到监管（Reglamento de especialidades farmaceuticas，1970 年）。

归类为无需处方药、普通草药和膳食补充剂的草药,销售时附有营养成分含量说明。虽采用药典,但没有法定约束力,药典包括美国药典(2009 年)、皇家西班牙药典(2002 年)和英国药典(2009 年)。采用的专著,也不具有法定约束力,包括《世界卫生组织特定药用植物专著》。

为确保草药质量,草药药品生产质量管理规范和常规药物相同。要求遵守法规的手段包括职能部门定期检查生产厂家和实验室,要求生产厂家将其药物样品提交给政府认可的实验室进行检测,并要求生产厂家指定专人负责确保生产厂家执行药品生产质量管理规范,并向政府报告。草药的安全性要求和常规药物相同,参考记载类似产品科研中的安全情况即被认为草药安全评估合格。

草药注册体系遵循中美洲药品技术系列法规。萨尔瓦多有两项获得通过的技术法规:涉及人用天然医疗产品标签和质量控制。

归类为处方药的草药在药房销售。归类为无需处方药、自服药品或 OTC 药物的草药在药房、其他渠道、特定销售点销售,也由持照医师销售。

医疗服务、从业人员、教育和医疗保险

萨尔瓦多重视本土传统医学,同时也使用其他传统和补充医学,如针灸、阿育吠陀医学、脊骨神经医学、草药、顺势疗法、自然疗法、正骨疗法、中医和阿拉伯医学。传统和补充医学从业人员只在私营部门执业。

42. Grenada 格林纳达

传统和补充医学国家政策

格林纳达没有提供关于传统和补充医学国家的政策资料。

草药监管现状

格林纳达草药不受管制,销售时也不附任何保健功效或其他说明。该国采用《英国药典》和《美国药典》,具有法定约束力。目前,草药生产没有任何规定,也没有安全要求。国家基本药物目录(自 2010 年起编制)和药品安全市场监督体系(自 1995 年起运行)都不包括草药。

草药产品的销售没有限制。作为无需处方药、自服药品和 OTC 药物的草药在药房、其他销售渠道和特定销售点销售。

医疗服务、从业人员、教育和医疗保险

格林纳达本土传统医学很受重视,人们也使用传统和补充医学;但是,使用人口百分比数据不详。传统和补充医学从业人员主要在私营部门执业。

43. Guatemala 危地马拉

危地马拉对第二次调查没有作出回复,但自愿更新了截至 2017 年的有关传统和补充医

学的情况。

在和平协定（Peace Accords）的框架内,危地马拉尊重和实施危地马拉人民的政治、文化、经济和精神权利,在此基础上建立民族团结(1995 年)。2004 年,卫生和社会援助部（Ministry of Public Health and Social Assistance）负责制订传统和替代医学方案。2016 年,危地马拉制定了一项国家计划,将传统和补充医学纳入全国的卫生服务系统。

44. Guyana 圭亚那

圭亚那对第二次调查没有作出回应,但自愿更新了截至 2017 年的相关情况。

圭亚那没有传统和补充医学国家政策和监管体系,但是政府认识到传统和补充医学所发挥的重要作用。

45. Haiti 海地

海地对第二次调查没有作出回复,但自愿更新了截至 2017 年的有关传统和补充医学的情况。

传统和补充医学国家政策

传统和补充医学由卫生和人口部（Ministry of Public Health and Population）的药学、医学和传统医学司（Direction de la Pharmacie du Médicament et de la Médecine Traditionnelle）管理[1]。该国也有关于传统和补充医学的国家级项目、专家委员会和研究所。

截至 2017 年,传统和补充医学没有获得政府或公共科研资金的支持。然而,有一项国家规划将传统和补充医学纳入国家医疗卫生体系。

草药监管现状

对草药有监管,但目前没有草药注册,也不包括在国家基本药物目录中。

医疗服务、从业人员、教育和医疗保险

没有法律监管传统和补充医学执业者,传统和补充医学医疗服务也未被保险覆盖。

46. Honduras 洪都拉斯

传统和补充医学国家政策

洪都拉斯没有提供关于传统和补充医学国家政策资料。

---

1 See http://mspp.gouv.ht/newsite/?page_id=503

草药监管现状

草药被称为"天然产品",并被定义为"非药物形式的产品,其配方由合成成分和/或天然来源组成。这些产品具有食品形式"。销售时无需处方,附有医疗功效、保健功效、营养成分含量说明,这些说明不受管制。

洪都拉斯没有草药生产质量管理规范,但对草药的安全性评价却有具体的规定,但要求必须提供产品的物理、化学和微生物分析方法。

已有 425 种草药获得注册(截止 2011 年还有 147 种正在注册)。草药产品的销售不受限制,归类为无需处方药、自服药品或 OTC 药物的草药在药房和其他特别销售点销售。

医疗服务、从业人员、教育和医疗保险

传统和补充医学从业人员只在私营部门执业。中央政府签发执业所需的传统和补充医学执照或证书。

47. Mexico 墨西哥

传统和补充医学国家政策

墨西哥传统和补充医学国家政策纳入 2007—2012 年国家医疗卫生规划,规划名称为"墨西哥建立促进健康联盟,建设健康墨西哥(*Programa Nacional de Salud 2007-2012, Por un México sano: construyendo alianzas para una mejor salud*)"。

由于 2006 年,墨西哥根据《总卫生法》颁布了一项承认传统医学的法令,这就是墨西哥的传统和补充医学国家法(*decreto que reconoce la Medicina Tradicional en la Ley General de Salud*)。

墨西哥的国家规划也就是 2007—2012 年具体行动规划:传统和补充医学医疗体系和 2008 年 7 月 31 日颁布的传统和补充医学医疗体系要点(*Programa de Acción Específico 2007-2012. Medicina Tradicional y Sistemas Complementarios de Atención a la Salud. Publicado el 31 de Julio de 2008*)。

传统和补充医学的国家级行政机构名为传统医学和跨文化发展理事会(*Dirección de Medicina Tradicional y Desarrollo Intercultural*),由卫生部管理。该理事会于 2002 年 8 月正式成立,其任务是处理与本土传统医学有关的事项;2003 年 8 月,其职责范围扩大,包括了补充医学。

2002 年,本土传统医学专家委员会成立。2007 年,成立了草药、顺势疗法和针灸补充医学执业专家委员会。

草药监管现状

促进墨西哥整合药物政策属于墨西哥政府的官方文件(2005 年),其中有一章专门论述草药。草药被规定为"保健品",与常规药物、对抗疗法药物和顺势疗法药物并列。有关草药的国家法规最近一次更新是在 2013 年,更新时参考了《墨西哥草药药典》(*Farmacopea* herbolaria de los Estados Unidos Mexicanos）。

归类为处方药、无需处方药和普通草药、膳食补充剂、保健食品、功能性食品和一般食品的草药,销售时附有医疗功效、保健功效和营养成分含量说明。

墨西哥采用三部墨西哥药典:2001 年的《草药药典》(Farmacopea herbolaria de los Estados Unidos Mexicanos),2007 年的《顺势疗法药典》(Farmacopea homeopática de los Estados Unidos Mexicanos)和 2005 年的《总药典》(Farmacopea de los Estados Unidos Mexicanos),均具有法定约束力。

为确保草药质量,草药生产质量管理规范和常规药物相同,都受《健康产品管理条例》监管(Reglamento de Insumos para la Salud),该条例对草药还作出了具体规定。要求遵守法规的手段包括职能部门定期检查生产厂家或实验室,并要求生产厂家将药物样品提交给政府认可的实验室进行检测,同时要求生产厂家指定专人负责确保生产厂家执行药品生产质量管理规范,并向政府报告。对草药安全性要求和常规药物的要求相同,根据具有法定约束力的药典的规定,具体地讲,应该包含微生物分析,确保没有有毒残留物、重金属、农药和异物。

联邦预防健康风险委员会(Federal Commission for Protection against Health Risks)制定了纳入草药注册和纳入国家基本药物目录的标准。2009 年,共有 154 种草药获得注册,其中 79 种来自植物的某些部分或提取物,75 种为药物形式(18)。2003 年,曾有一种草药被列入国家基本药物目录;但是,截至 2017 年,国家基本药物目录中没有草药了。

归类为处方药的草药在药房销售;归类为无需处方药、自服药品或 OTC 药物的草药在药房和其他特别销售点销售。

医疗服务、从业人员、教育和医疗保险

根据传统和补充医学国家级行政机构于 2009—2010 年公布的一项调查结果,20%~39% 的人口采用本土传统医学和草药,1%~19% 的人口采用针灸、芳香疗法、巴赫花卉疗法、脊骨神经医学、顺势疗法和自然疗法(19)。也有人采用正骨疗法、中医和阿拉伯医学。

2002 年,墨西哥颁布了针灸从业人员法规,并在全国范围内实施。传统和补充医学从业人员在私营诊所、公立诊所和医院执业。执业必须持有相关高校颁发的传统和补充医学执照或证书。根据学位授予和专业注册局 2011 年资料,大学级别的相关学位数据如下:学士学位(2009 年有 6 585 名毕业生);硕士学位(2009 年有 6 名毕业生);博士学位(2009 年有 1 名毕业生);临床博士学位(2009 年有 1 005 名毕业生);技师学位(针灸和顺势疗法:2009 年有 101 名毕业生)。政府还正式认可经过认证的培训项目。根据注册数据,传统和补充医学执业人员人数如下:针灸 379 名、脊骨神经医学 148 名、草药 37 名和顺势疗法 7 171 名。

根据来自国家性别平等和生殖健康中心的资料,截至 2009 年,有 27 852 名本土传统医学从业人员在墨西哥执业。

此外,墨西哥报告称截至 2017 年,已经完成如下内容:

- 拟出了一份顺势疗法药物和草药疗法基本清单;
- 出台了一项包括草药药物和疗法在内的保健用品法规;
- 按照卫生人力资源培训机构间委员会的规定,颁布了关于组织和评价顺势疗法医学教学方案、大学本科针灸和脊骨神经医学学位以及草药文凭的准则,以加强医疗服务;

- 认可了一个官方的墨西哥针灸标准,规范针灸执业;
- 颁布了关于在医疗卫生系统中实施传统医学和"临床治疗和健康强化模式"(补充医学)的指导方针。

48. Nicaragua 尼加拉瓜

尼加拉瓜对第二次调查没有作出回应,但自愿更新了截至 2017 年的有关传统和补充医学的情况。

传统和补充医学国家政策

尼加拉瓜有两部传统医学国家法,第一部是 2011 年第 774 号法:尼加拉瓜自然医学、疗法、补充医学和天然产品法(Ley de medicina natural, terapias, complementarias y productos naturales en Nicaragua),它监管自然医学、疗法、补充医学和天然产品,另一部是 2011 年第 759 号法,它监管本土传统医学或"传统祖传医学"(Ley de medicina tradicional ancestral)。

传统和补充医学国家级行政机构也是传统和补充医学国家级科研院所,即"自然医学和补充疗法研究所"。该研究所于 2014 年成立于西里斯—马那瓜,是卫生部的一部分。研究所还负责传统和补充医学的国家规划。

尽管 2014 年制定了将传统和补充医学纳入国家医疗卫生体系的国家计划,但是截至 2017 年,传统和补充医学没有获得政府或公共科研资金的支持。

草药监管现状

尼加拉瓜没有对草药进行监管,但在 2016 年开始建立草药注册系统。

医疗服务、从业人员、教育和医疗保险

尼加拉瓜尚未对传统和补充医学从业人员实施监管。2015 年,启动了一项使用传统和补充医学进行自我保健的消费者教育计划。从 2017 年起,传统和补充医学服务已纳入公共卫生体系。

49. Panama 巴拿马

传统和补充医学国家政策

2016 年,巴拿马第 17 号法确立了对本土传统医学知识的保护。卫生部本土健康理事会(Dirección de Asuntos Sanitarios Indígenas)负责传统和补充医学事务。

2017 年,巴拿马成立了本土传统医学咨询委员会(Comisión Consultiva de Medicina Tradicional Indígena),附属于卫生部本土事务理事会,负责指导传统医学法律的实施和监管。目前,该委员会处于初步筹备阶段,正在明确和认可传统医学的代表,并与国内原住民地区的传统医学权威和社区进行衔接。

截至 2017 年,巴拿马尚未设立传统和补充医学国家级科研院所。

草药监管现状

草药作为无需处方药和膳食补充剂受到监管,销售时附有保健功效说明。巴拿马没有任何有关草药生产的法规以确保其质量,也没有任何有关草药安全性的要求。草药以无需处方药、自服药品或 OTC 药物的形式在药房、其他渠道和特定销售点销售。

医疗服务、从业人员、教育和医疗保险

巴拿马很重视本土传统医学。也采用其他传统和补充医学医疗服务。执业须持有传统和补充医学执照或证书,并由授权的专门技术协会进行自我监管。

50. Paraguay 巴拉圭

传统和补充医学国家政策

巴拉圭尚未制定关于传统和补充医学的国家政策或法律。《国家药用植物政策》(草案)是一份结构性文件,已经过专家审查和专题会议讨论。2017 年 11 月,在赫尔南德里亚斯市举行的第二届药用植物大会继续更新了该文件。

几个科研机构对药用植物进行了科学研究,如亚松森大学化学学院(Facultad de Ciencias Quimicas,FCQ-UNA),亚松森大学精细与自然科学化学学院(Facultad de Ciencias Exactas y Naturales,FACEN-UNA)和健康科学研究所(the Health Science Research Institute,IICS)。

草药监管现状

巴拉圭拥有专门针对草药的法规,这一法规也监管顺势疗法产品。草药被归类为无需处方植物药,销售时根据一般使用情况附有说明。

巴拉圭采用的药典是巴拉圭(1938 年)、阿根廷和巴西的国家药典。采用的专著是《世界卫生组织药用植物选编》。这些药典和专著都不具有法定约束力。

巴拉圭尚未有关于草药生产的法规来保证其质量。草药安全性要求和常规药物相同;传统使用显示无害,并参考记载类似产品科研中的安全情况即被认为草药安全评估合格。

国家基本药物目录不包括草药。草药作为无需处方药、自服药品或 OTC 药物在药房、其他渠道和特定销售点销售。注册草药清单最近一次更新是在 2017 年。

医疗服务、从业人员、教育和医疗保险

本土传统医学在巴拉圭很受重视。巴拉圭采用传统和补充医学服务,如针灸、阿育吠陀医学、脊骨神经医学、草药、顺势疗法、自然疗法、正骨疗法、中医和阿拉伯医学。

传统和补充医学从业人员只在私营诊所执业。截至 2017 年,卫生部法律咨询办公室正在审查一项针对传统和补充医学从业人员的法规草案。

51. Peru 秘鲁

传统和补充医学国家政策

秘鲁的传统和补充医学国家政策已纳入第 26842 号总卫生法（Ley General de Salud No. 26842）。该法指出，推广传统医学对秘鲁具有特殊的意义并受到特别关注。

2016 年，秘鲁颁布了全国跨文化卫生政策（National Policy of Intercultural Health）。

秘鲁传统和补充医学国家级行政机构是全国传统医学研究所（National Institute of Traditional Medicine），成立于 1990 年，由卫生部管辖。设在国家卫生研究院（National Institute of Health）的全国跨文化医疗卫生中心（National Centre of Intercultural Health），作为卫生部的一部分，属于国家级科研院所。另外还设有传统医学研究所（Traditional Medicine Institute），是公共医疗卫生服务提供者秘鲁缴费型公共社会医疗保险制度（EsSalud）的一部分，根据政府决议于 1992 年成立的。

1998 年，在劳动部下属的 EsSalud 制定了一个关于传统和补充医学的国家级计划；2009 年，该计划发展成为国家补充医学局（Complementary Medicine Directorate）。

2010—2016 年秘鲁国家技术管理年度政府科研基金（单位：美元）

2010 年	2011 年	2012 年	2013 年	2014 年	2015 年	2016 年
300 000	310 000	320 000	320 000	330 000	310 000	310 000

全国跨文化医疗卫生中心目前正在制定一项技术服务提供指南，作为国家计划的一部分，将传统和补充医学纳入国家医疗卫生体系。

草药监管现状

草药法规的制定依据的是第 010 号最高法令批准的药品及相关产品注册、监控和卫生监管法规和正在实施中的第 29459 号药品、医疗器械和医疗产品法（Ley de Productos Farmacéuticos, Dispositivos Médicos y Productos Sanitarios No. 29459）。根据这项立法，草药被归类为普通草药、膳食补充剂和功能性食品。

秘鲁采用的专著不具有法定约束力，包括 1 部由 54 篇专著组成的《药用植物处方集》（*Formulario de Plantas Medicinales del Seguro Social de Salud*）（2002 年），1 部由 73 篇专著组成的《植物疗法手册》（*Manual de Fitoterapia*），1 部由 80 篇专著组成的《秘鲁亚马逊药用植物数据库》（*Banco de Datos de Plantas Medicinales de la Amazonía Peruana*）（2007 年）。

2000 年发布的适用于所有药品的《生产质量管理规范手册》（*Manual de Buenas Prácticas de Manufactura de Productos Galénicos y Recursos Terapéuticos Naturales*）规定了草药药品生产质量管理规范要求。为确保草药质量，对草药生产有专门规定。要求遵守法规的手段包括职能部门定期检查生产厂家或实验室，同时要求生产厂家指定专人负责确保生产厂家执行药品生产质量管理规范，并向政府报告。根据草药的分类，对不同种类的草药提出特定安全要求，包括草药标准、草药产品的传统使用证明和毒性研究，以及草药资源的传统使用和植物学证明。

从 2002 年至 2007 年,962 种草药获得了注册,其中 435 种来自秘鲁的天然产品,527 种来自国外。草药注册的最近一次更新是在 2017 年。草药包括在最近于 2016 年更新的国家基本药物目录中。

草药作为无需处方药、自服药品或 OTC 药物在药房和其他特定销售点销售。

2011 年,秘鲁设立了一个利用传统和补充医学进行自我保健的消费者教育方案。2013 年,EsSalud 属下的补充医学局制定了一项针对代谢综合征患者的健康教育方案,名为"生命改革方案(Life Reform Program)",并制定了另一项方案,将同伴教育者(康复患者)培训为使用传统和补充医学相关干预措施的健康宣传人员。

医疗服务、从业人员、教育和医疗保险

秘鲁认为本土传统医学很重要。秘鲁也使用其他传统和补充医学。

传统和补充医学从业人员在私营和公立诊所和医院执业。大学教育包括替代疗法文凭课程,2007 年、2008 年和 2009 年分别有 48 名、54 名和 60 名毕业生。政府还正式认可一个经过认证的培训项目。

秘鲁拥有本土传统医学和其他传统和补充医学医疗服务的从业人员,如针灸、脊骨神经医学、花卉疗法、草药、顺势疗法、身心疗法、自然疗法、神经疗法、正骨疗法和中医。

在医疗保险方面,卫生部通过综合卫生系统(为国家贫困人口服务)覆盖了一些针灸服务费用。EsSalud 为约 30% 的人口提供医疗保险,为投保人群提供传统和补充医学医疗服务。

52. Saint Lucia 圣卢西亚

传统和补充医学国家政策

截至 2017 年,圣卢西亚没有关于传统和补充医学的国家政策或法律。

《医师法》(2006 年)设立了联合医疗卫生理事会(Allied Health Council),负责对传统和补充医学从业人员进行注册、发照和监管,把他们视为"相关医务人员"。

草药监管现状

圣卢西亚没有关于草药的国家法规,也没有任何注册药物的机制。草药销售时附有医疗功效、保健功效和营养成分含量说明,但这些说明不受监管。对草药生产没有任何规定。国家基本药物目录(2009 年)不包含草药,也没有药品安全的市场监督体系。

草药产品在药房、其他销售渠道和特定销售点(如草药店)作为无需处方药、自服药品或 OTC 药物销售,不受任何限制。

医疗服务、从业人员、教育和医疗保险

圣卢西亚很重视本土传统医学。也采用其他传统和补充医学,如针灸和草药。

传统和补充医学从业人员在私营部门执业,但人数不详。

联合医疗卫生理事会监管传统和补充医学执业,负责为相关医务人员注册、发照并实施

监管。截至 2017 年,某些自然疗法服务得到某些私营医疗保险公司的认可,但大多数都没有得到认可。圣卢西亚国家保险公司(National Insurance Corporation St Lucia)不覆盖传统和补充医学医疗服务。

53. Saint Vincent and the Grenadines 圣文森特和格林纳丁斯

传统和补充医学国家政策

圣文森特和格林纳丁斯没有关于传统和补充医学的国家政策资料。

草药监管现状

草药不受管制。销售时附有医疗功效、保健功效和营养成分含量说明,但这些说明是不受管制的。草药生产没有任何法规可依。按照传统使用显示无害,即被认为草药安全评估合格。

草药销售没有限制,作为无需处方药、自服药品或 OTC 药物可由持照医师在药房和其他渠道、特定销售点(如草药店)销售,甚至可以在街头巷尾销售。

医疗服务、从业人员、教育和医疗保险

圣文森特和格林纳丁斯很重视使用本土传统医学。本国人民也采用其他传统和补充医学医疗服务,如脊骨神经医学、草药和顺势疗法,其从业人员都在该国执业。政府没有正式承认任何传统和补充医学培训项目。

54. Trinidad and Tobago 特立尼达和多巴哥

传统和补充医学国家政策

1998 年的国家药物政策提及了“补充医学”(20)。卫生部下属的食品和药品司(The Food and Drug Division under the MoH)成立于 1960 年,是传统和补充医学国家级行政机构。一个专家委员会成立于 2000 年。

药监管现状

特立尼达和多巴哥虽然没有专门针对草药的法规,但食品药品法(第 30:01 章)监管所有药物,包括草药。

归类为处方药和无需处方药的草药,销售时附有医疗功效、保健功效和营养成分含量说明,但这些说明不受监管。特立尼达和多巴哥没有国家药典,但有其他药典,如《英国草药药典》(*British herbal pharmacopoeia*)(1983 年)和《印度阿育吠陀医学药典》(*Ayurveda pharmacopoeia of India*)(1990 年第 10 版)。这些药典没有法定约束力,正在使用的专著也不具有法定约束力。

草药有注册制度。草药产品的销售不受限制,作为无需处方药、自服药品或 OTC 药物

在药房和其他渠道、特定销售点（如草药店）销售，也由持照医师销售。

医疗服务、从业人员、教育医疗保险

特立尼达和多巴哥很重视本土传统医学。居民也接受传统和补充医学医疗服务。政府没有正式承认任何传统和补充医学培训项目。对于传统和补充医学执业和从业人员没有监管，保险也不能报销传统和补充医学医疗服务费用。传统和补充医学从业人员主要在私营部门执业。

55. United States of America 美国

美国对第二次调查没有作出回复，但自愿更新了截至 2017 年的有关传统和补充医学的情况。

传统和补充医学国家政策

1992 年，在美国国立卫生研究院（National Institutes of Health，NIH）主任办公室（Office of the Director）内设立了替代医学办公室（Office of Alternative Medicine）。1999 年，国家补充和整合健康中心（National Center for Complementary and Integrative Health，NCCIH）成立。

按财政年度（10 月 1 日至 9 月 30 日）划分的国立卫生研究院对传统和补充医学（"归类为补充和替代医学"）划拨的政府或公共科研基金如下：

2013—2016 年美国政府或公共科研基金对传统和补充医学的年度资助（美元）

2013 年	2014 年	2015 年	2016 年
380 000 000（3.8 亿）	360 000 000（3.6 亿）	337 000 000（3.37 亿）	366 000 000（3.66 亿）

目前没有将传统和补充医学纳入主流医疗卫生体系的国家计划。

草药监管现状

1994 年的《膳食补充剂健康教育法》（Dietary Supplement Health and Education Act）构成了草药的国家级法规。草药没有注册制度，也不包括在国家基本药物目录中。

医疗服务、从业人员、教育和医疗保险

从州一级对传统和补充医学执业和从业人员开展监管。50 个州中的每个州都获得授权监管传统和补充医学从业人员。

利用传统和补充医学进行自我保健的消费者教育项目和方案包含在国家补充和整合医学中心的工作中。

截至 2017 年，在某些情况下私营医疗保险报销传统和补充医学医疗服务费用，这由私人保险公司自行确定。

56. Uruguay 乌拉圭

乌拉圭对第二次调查没有作出回复，但自愿更新了截至 2017 年的传统和补充医学情况。

乌拉圭没有传统和补充医学国家政策、法律或监管体系。2016 年，通过的第 403 号法令（植物疗法）和第 404 号法令建立了草药监管和注册体系。传统和补充医学从业人员尚未受到监管。

整合医疗计划是由政府和私人提供的国家整合医疗卫生系统（National Integrated Health System）一揽子福利计划，覆盖全民医疗卫生，包括数量有限的草药。其他传统和补充医学医疗服务不包括在内。这导致在文化上传统和补充医学医疗服务的使用率较低，而且医务专业人员和上述系统用户没有明确要求将其纳入。

5.3 世界卫生组织东地中海区域

表 5.3 总结了世界卫生组织东地中海区域会员国传统和补充医学国家政策的制定，传统和补充医学和草药的监管，以及会员国人口对传统和补充医学的使用情况。该表还将该区域会员国每个指标的百分比与全球百分比进行了比较。

从 2005—2018 年，该区域会员国致力于做好草药的监管和注册工作。该地区 90% 以上的会员国承认，在人口中使用传统和补充医学的情况也很普遍。然而，与其他区域相比，该区域有关传统和补充医学的国家政策和方案相对较少。

表 5.3   2005—2018 年世界卫生组织东地中海地区传统和补充医学发展情况

类别	2005 年作出肯定答复的区域会员国数量	2018 年作出肯定答复的区域会员国数量	2018 年作出肯定答复的区域会员国百分比（总数 21 个）	2018 年作出肯定答复的全球会员国百分比（N=194）
传统和补充医学国家政策	5	9	43%	51%
传统和补充医学法律或法规	8	12	57%	56%
传统和补充医学国家规划	2	4	19%	41%
传统和补充医学国家级行政机构	10	13	62%	55%
传统和补充医学专家委员会	8	11	52%	48%
传统和补充医学或草药国家级科研院所	8	10	48%	39%
草药法规	12	18	86%	64%

续表

类别	2005 年作出肯定答复的区域会员国数量	2018 年作出肯定答复的区域会员国数量	2018 年作出肯定答复的区域会员国百分比（总数 21 个）	2018 年作出肯定答复的全球会员国百分比（N=194）
草药注册	12	17	81%	64%
传统和补充医学使用人群	—	19	90%	88%

注：2018 年数据集包括：1）2012 年数据；2）更新调查中反馈"是"，但在第一次和第二次调查中反馈"否"或没有反馈而通过其他数据来源反馈"是"的会员国，如 2016—2018 年区域报告和数据核查。可能有些会员国传统和补充医学的情况已有所变化，但未能统计在内。

57. Afghanistan 阿富汗

传统和补充医学国家政策

从前，阿富汗卫生部的药品事务总局（General Directorate for Pharmaceutical Affairs，GDPA）负责处理传统和补充医学问题。2007 年，阿富汗成立了专门的传统医学专家委员会。

在新成立的国家药品保健品管理局（National Medicine and Health Products Regulatory Authority，NMHRA）的架构下，有一个负责传统和补充医学的部门已开始这方面的工作，但尚未完全发挥作用。

截至 2016 年底，阿富汗没有有关传统和补充医学医疗执业的国家政策、法律或法规，也没有政府或公共科研基金划拨给传统和补充医学。

草药监管现状

草药在普通医药法中有所提及，但在其他法规中没有明确界定或说明。国家药品保健品管理局（NMHRA）的草药委员会审查草药生产厂家的执照申请。国家基本药物目录（2013 年修订）不包括草药，也没有草药安全性的市场监督体系。目前还缺乏限制草药产品在市场上销售的法规。

截至 2016 年，草药和传统药物尚未进行恰当地注册，也没有具体的注册指南；有些草药还是传统和补充医学执业者非法进口的。卫生部最近在治疗医学理事会（Curative Medicine Directorate）下设了一个部门，负责对顺势疗法的监管，但至今尚未完全发挥作用。目前，世界卫生组织阿富汗办事处已为国家药品保健品管理局派遣了一名国际顾问，负责制定传统医学和草药产品的注册标准以及向传统医学和草药机构发放证照的标准。

医疗服务、从业人员、教育和医疗保险

本土传统医学在阿富汗很重要。阿富汗人也使用其他传统和补充医学，但百分比不详。传统和补充医学从业人员主要在私营诊所执业。没有政府正式承认的传统和补充医学培训项目。

本土传统医学从业人员在阿富汗执业，但没有有关使用传统和补充医学人数和使用传

统和补充医学类别的资料。

截至 2016 年底，阿富汗没有关于传统和补充医学从业人员的法规，但近年来，国家药品保健品管理局的专家委员会审查了传统医学从业人员，并给他们签发了相应的执业执照。医疗保险目前不报销传统和补充医学医疗费用。

58. Bahrain 巴林

传统和补充医学国家政策

在巴林，2009 年成立的药房药品管理局（Directorate of Pharmacy and Drug Control）（隶属于卫生部）和国家卫生管理局（National Health Regulatory Authority）负责处理传统和补充医学相关问题。

草药监管现状

草药的监管在一些方面与常规药物相同。草药归类为处方药、无需处方药、普通草药、膳食补充剂和保健食品，销售时附有保健功效和营养成分含量说明。

对草药生产的监管和常规药物相同。为确保符合规定，生产厂家必须将其药物样品提交给政府认可的实验室进行测试，并提交地方职能部门规定的最新药品生产质量管理规范。草药安全性要求与常规药物相似。

从 2016 年起，所有补充和替代医学药品（并非特指草药）必须在巴林注册。

草药作为处方药、无需处方药或 OTC 药物在药房和其他渠道、特定销售点（如草药店）销售，也由持照执业者销售。

医疗服务、从业人员、教育和医疗保险

在巴林，本土传统医学被认为很重要，有 60%~79% 的人口使用。此外，也使用其他传统和补充医学医疗服务，情况如下：60%~79% 的人口使用针灸，20%~39% 的人口使用阿育吠陀医学，80%~99% 的人口使用草药，20%~39% 的人口使用顺势疗法。

巴林长期使用传统和补充医学，但直到 2016 年才得到很好的监管。当时颁布了一项法令，对补充和替代医学的发照和执业进行了规范。

59. Iran（Islamic Republic of）伊朗伊斯兰共和国

传统和补充医学国家政策

伊朗伊斯兰共和国为传统和补充医学制定了综合性国家政策——1996 年颁布并于 2010 年修订的伊朗传统医学"复兴和指导政策"。这也是传统和补充医学的国家级规划。该进程正在扩展，以便制定其他传统和补充医学医疗执业的政策。伊朗有一项关于传统和补充医学的法律涉及卫生和医学教育部（Ministry of Health and Medical Education）的责任和管理框架。

从 1981 年起，所有与传统和补充医学相关的工作都由药事部（Department of Pharmaceuticals Affairs）的一个办公室负责。2004 年，伊朗卫生和医学教育部成立了伊朗传统和补充医学教育委员会秘书处（Secretariat for the Educational Council of Iranian Traditional and Complementary Medicine），负责管理传统和补充医学。

伊朗有两个国家级科研院所：1997 年成立的位于德黑兰的医学史、伊斯兰医学和补充医学研究所（Institute for Research on Medical History, Islamic and Complementary Medicine）和 1999 年成立的传统医学和本草研究中心（Traditional Medicine and Materia Medica Research Centre）。

草药监管现状

1981 年颁布并于 2006 年修订了管理草药产品包装和生产许可证发放的法规和命令。草药归类为处方药、无需处方药、普通草药和膳食补充剂，销售时附有医疗功效和保健功效说明。

《伊朗草药药典》（Iranian herbal pharmacopoeia）卷 1 是国家药典，内容覆盖了正在使用的草药，具有法定约束力。也采用《英国药典》《欧洲药典》和《美国药典》，但不具有法定约束力。正在使用的专著包括《伊朗国家处方集》（National formulary of Iran）（最新的第 3 版包含 168 篇专著）和《世界卫生组织药用植物选编》，这些专著不具有法定约束力。

《草药产品生产质量管理规范原则》（GMP principles on production of herbal products）（2006 年修订）包含了适用于草药生产的规定。要求遵守法规的手段包括职能部门定期检查生产厂家或实验室，并要求生产厂家向政府认可的实验室提交药物样品进行检测，同时要求生产厂家指定专人负责确保生产厂家执行药品生产质量管理规范。草药安全性要求与常规药物相同。传统使用显示无害并参考记载类似产品的科学研究中的安全数据，即被认为草药安全评估合格。

伊朗食品药品管理局（Iran Food and Drug Administration, IFDA）网站上定期公布一份草药注册清单——天然药物许可清单（Licensed Natural Medicines List），入选标准是根据草药的传统使用、临床数据、长期历史使用和实验室检测。549 种草药已经获得注册。截至 2016 年底，食品药品管理局清单之外的 56 种草药传于国家药品（即纳入国家基本药物目录），并由公共医疗保险覆盖。300 多种草药正在进行评估。

从 1998 年起，常规药物和草药的不良反应数据由同一办公室收集。食品药品监控实验室（Food and Drug Control Laboratories）定期开展市场质量监控。归类为处方药的草药在药房销售；无需处方药、自服药品、OTC 药物在药房和其他渠道销售，也在特定销售点销售。

医疗服务、从业人员、教育和医疗保险

在伊朗，本土传统医学被认为很重要。伊朗也采用其他传统和补充医学医疗服务，但使用百分比不详。传统和补充医学从业人员在公立和私营诊所执业。

从 2007 年起，大学开始授予传统和补充医学博士学位。2013 年 8 月伊朗制定了波斯传统医学（Traditional Persian Medicine, TPM）领域毕业生工作的国家法规，2012 年 11 月出台了类似的补充医学执业者工作的国家法规。执业必须有执照，执照仅颁发给波斯传统医学硕士或博士或经过培训的医生。

伊朗医生会根据其专业知识和兴趣执业传统和补充医学。少数传统执业者和"阿塔里"（attaries）（满足公众对草药需求的药用植物商店）也继续执业伊朗的传统医学。超过 1 万名

草药医学从业人员在阿塔里工作。根据教育部 2010 年的数据,其他类型的传统和补充医学从业人员数量如下:针灸师 55 名、脊骨神经医学 100 名、顺势疗法从业人员 5 名、自然疗法 2 名和伊朗传统医学从业人员 1 千多名。

截至 2016 年底,公共医疗保险覆盖 56 种草药,但尚无任何医疗保险覆盖传统和补充医学执业者的门诊和医疗服务费用。

60. Iraq 伊拉克

传统和补充医学国家政策

伊拉克于 2010 年颁布的《草药政策》(Herbal Medicines Policy)是传统和补充医学的全国性政策。自 1989 年以来,卫生部下设了一个国家级行政机构,主管传统和补充医学相关事务。此外,国家药物控制和研究中心(National Center for Drug Control and Research)下设了一个研究部门。

草药监管现状

针对草药有专门的法规,在一定程度上与常规药物相同。草药归类为处方药、无需处方药、普通草药及膳食补充剂。草药销售时附有医疗功能、健康功能和营养成分含量说明,但并无监管。

《英国草药药典》(British herbal pharmacopoeia)被用作草药国家药典,具有法定约束力。《世界卫生组织药用植物选编》(WHO monographs on selected medicinal plants)被用作有关草药的国家专论。对于草药有明确的安全性要求,和常规药物的要求相同。

截至 2012 年,共有 7 种草药获得注册。草药被纳入国家基本药物目录,入选标准是草药的传统用途、临床数据、长期历史使用和参考书籍。归类为处方药的草药在药房销售,归类为无需处方药、自服药品或 OTC 药物的草药在药房、其他渠道和特定销售点销售,也由持照医师销售。

医疗服务、从业人员、教育和医疗保险

本土传统医学的使用在伊拉克很受重视。人们也会使用其他传统和补充医学的服务,但使用的比例不详。中央政府签发执业所需的传统和补充医学执照。

大学设有本科、硕士和博士学位课程。政府也认可对传统和补充医学技术人员或类同的培训项目(非大学水平教育)。

一些草药师和草药从业人员在伊拉克执业。

61. Jordan 约旦

传统和补充医学国家政策

2014 年约旦颁布的《国家医药政策》(National Medicine Policy)将草药和其他传统疗法

作为重要的组成部分。传统和补充医学的国家级行政机构隶属于卫生部药品管理局（Drug Directorate），成立于 1999 年。约旦食品和药品管理局（Jordan Food & Drug Administration, JFDA）于 2007 年成立了一个特别部门，作为药品管理局的一部分，2013 年约旦食品和药品管理局成为独立于卫生部的实体。

虽然当地的大学和研究中心对草药的质量、安全性和疗效进行了研究，但尚未建立独立的国家级科研院所对传统和补充医学及草药进行研究。截至 2016 年底，传统和补充医学没有政府或公共研究资金支持。

草药监管现状

2001 年，约旦制定了有关草药和草药产品的国家法规，2007 年进行了修订。2017 年修订的法规里增加了"天然产品"这一概念，由此传统和补充医学有了较为全面的定义。2016 年，根据国家《药品和药剂法》（Drug and Pharmacy Law），相关法规均进行了修订，明确规定了支持草药质量、安全性和疗效所需的文件。

对于草药和草药制剂有单独的规定。草药被规定为处方草药，销售时附有医疗功能说明。而草药制剂被视为一般的保健品，销售时附有保健功能和营养成分含量说明。

可供参考的官方专论包括世界卫生组织相关专论、国际专论和药典、欧盟草药专论和评估报告。出版的科学文献提供了安全性和毒理信息。

适用于草药生产的法规与常规药物生产的法规相同。药品生产质量管理规范的要求在现行的药品生产质量管理规范指南中有明确规定，包括阿拉伯、美国食品及药品管理局（US Food and Drug Administration，FDA）和欧盟的相关指南。为了确保符合规定，职能部门定期对生产厂家进行内部检查，要求生产厂家将药物样品提交给政府认可的实验室进行检测。此外，对生产场所和生产线的认证有外部检查。最近出版的文献和临床评估报告或定期安全性更新报告为草药的安全性评估提供了法规要求。

已有 76 种草药获得注册。草药归类为处方药的在药房销售。草药制剂作为无需处方药、自服药品或 OTC 药物在药房和其他专门商店销售。

医疗服务、从业人员、教育和医疗保险

根据《国家草药及草药和天然产品管理条例》（The national regulations on herbal medicines and herbal and natural products）（2017 年修订版）第 12 条款，销售天然产品的医师和专门商店必须根据即将发布的一项法规进行认证，这表明国家有意对传统和补充医学的执业者进行监管。

62. Kuwait 科威特

传统和补充医学国家政策

科威特没有提供有关传统和补充医学国家政策的信息。

草药监管现状

自 1997 年以来，科威特就有关于草药的专用法规。草药被规定为无需处方药和膳食补

充剂,销售时附有医疗功能、保健功能和营养成分含量说明,但对此并没有执行。科威特要求严格遵守药典和专论中有关生产的内容。

草药产品的销售不受限制,归类为无需处方药、自服药品或 OTC 药物的草药在药房、其他渠道和特别销售点销售。

医疗服务、从业人员、教育和医疗保险

本土传统医学在科威特很受重视,人们也会使用其他传统和补充医学,但是使用的比例不详。传统和补充医学的从业人员在公立机构执业。

传统和补充医学从业人员的类型包括针灸、脊骨神经医学、草药、正骨疗法、中医及阿拉伯医学。本土传统医学由政府医疗保险覆盖。

63. Lebanon 黎巴嫩

黎巴嫩对第二次调查没有作出回复,但自愿更新了截至 2016 年底的有关传统和补充医学的情况。

传统和补充医学国家政策

黎巴嫩没有关于传统和补充医学的国家政策及法律。从 2010 年开始,该国对传统和补充医学的医疗服务实施监管。目前还没有传统和补充医学的国家级行政机构、相关项目、专家委员会或科研院所。

草药监管现状

黎巴嫩对于草药有相关的国家法规,但并未提供细节。草药需要注册,但并未包含在国家基本药物目录中。

医疗服务、从业人员、教育和医疗保险

黎巴嫩对于传统和补充医学的从业人员及产品在媒体推广方面没有相关规定。目前没有关于传统和补充医学执业者的相关法规,也没有使用传统和补充医学进行自我保健的消费者教育项目或计划。截至 2016 年底,医疗保险未覆盖传统和补充医学的医疗费用。

64. Morocco 摩洛哥

传统和补充医学国家政策

截至 2016 年底,摩洛哥没有关于传统和补充医学的国家政策。

草药监管现状

草药师的职业行为受达希尔第 1-59-367 号法规(Dahir No. 1-59-367)监管。该法自 1960 年颁布以来未进行过更新。

草药的安全性由摩洛哥毒物控制和药物警戒中心（Poison Control and Pharmacovigilance Centre of Morocco, CAPM）下属的国家药物警戒中心（National Pharmacovigilance Centre）监控。2000 年成立了植物药疗法警戒部门，以确保对草药的安全使用进行监控，并将药物滥用造成的危害降至最低。

对草药的监控与常规药物相同，包括检测及收集有关副作用的数据、分析病例、信息监测和研究导致风险发生的所有因素，目的是通过监管或通过与患者、医务人员及媒体就风险问题进行沟通，从而将风险降至最低。

截至 2017 年 12 月，摩洛哥毒物控制和药物警戒中心的数据库中共有 4 300 例药物不良反应病例，平均 9% 的个案研究报告未在摩洛哥数据库中注册。

作为重要的信息来源，摩洛哥毒物控制和药物警戒中心的数据库可以为摩洛哥现有的大多数植物品种提供相关信息（在何处、使用什么、使用哪些部分、如何使用以及用于何种适应证），此外还能提供因植物或草药药物相互作用而产生副作用的相关信息。

如果草药属于已在国家药典中登记的植物，或含有已登记的植物，则由 2006 年《医药法典》（Code of Medicine and Pharmacy）管辖。如果这些植物没有在药典中登记，也没有保健功能说明，相关草药产品则被视为膳食补充剂，并受卫生部和农业部的联合通告管辖。这些产品在卫生部医药管理局（Directorate of Medicine and Pharmacy）注册并获得注册证书后，方可在全国范围内销售。

为了保证草药的质量，有关草药的生产规定必须严格遵守药典和专论中有关生产的内容。要求遵守法规的手段包括职能部门定期检查生产厂家或实验室。安全性要求与常规药物相同；传统使用证明无害即认为合格。

国家基本药物目录不包括草药。草药在药房销售，也可以作为处方药和无需处方药、自服药品或 OTC 药物由持照医师销售。

为了规范草药的使用，摩洛哥毒物控制和药物警戒中心建议出台一项新的法律，目前处于起草阶段并尚在完善中。2016 年，原国家芳香药用植物研究所（National Institute of Aromatic Medicinal Plants）现变更为国家药用芳香植物局（National Agency of Medicinal Aromatic Plants）。

摩洛哥毒物控制和药物警戒中心下设立了植物药疗法警戒部门（CAPM's phytovigilance unit），该部门通过大众媒体对公众进行草药滥用的相关教育，向政府成员强调传统药物的重要性，并发布安全警报。

医疗服务、从业人员、教育和医疗保险

本土传统医学从业人员在摩洛哥境内执业（人数不详），此外，也有传统和补充医学的从业者在摩洛哥执业，但人数不详。

65. Oman 阿曼

传统和补充医学国家政策

阿曼把有关传统医学制剂的管理指南纳入了 2008 年国家医药政策（National Medicine

Policy）。位于马斯喀特的卫生部之下设立了一个国家级行政机构,称作药品事务和药物管理总局（Directorate General of Pharmaceutical Affairs & Drug Control）。

2012 年,研究理事会（Research Council）设立了阿曼动植物遗传资源中心（Oman Animal and Plant Genetic Resources Center,OAPGRC）,其任务是促进对阿曼动植物和微生物作为自然遗产资源所固有的遗传多样性的认识、可持续开发和评估。从 2016 年起,该中心的一个重点工作是组织捐赠以及在研究和培训方面开展合作。

草药监管现状

阿曼对草药监管始于 1998 年,并于 2008 年修订了相关法律。有关草药的法规与常规药物基本相同。草药按草药监管,销售时附有医疗功效说明。阿曼采用《印度阿育吠陀药典》（Ayurveda pharmacopoeia of India）（2010 年）、《印度草药药典》（Indian herbal pharmacopoeia）（2002 年）和《英国草药药典》（British herbal pharmacopoeia）（1996 年）,均具有法定约束力。此外,还采用了《世界卫生组织药用植物选篇》（WHO monographs on selected medicinal plants）、《欧盟草药专论》（2005 年）和欧洲植物疗法科学合作组织（European Scientific Cooperative on Phytotherapy,ESCOP）的草药专论（2003 年）,共包括 80 篇专论,都具有法定约束力。

阿曼采用世界卫生组织草药药品生产质量管理规范指南（2007 年）,相同的法规适用于草药的生产与常规药物的生产,包括严格遵守药典和专论中有关生产的内容。要求遵守法规的手段包括职能部门定期检查生产厂家或实验室,并要求生产厂家将其药物样品提交给政府认可的实验室进行检测。常规药物的安全性要求也适用于草药;在类似产品中有足够的相关安全性科学研究参考材料就足以满足这些要求。

归类为处方药、无需处方药、自服药品或 OTC 药物的草药,由持照执业者在药房销售。

2016 年更新了草药注册制度。目前已注册了 60 种草药。草药警戒系统也于 2016 年建立。

医疗服务、从业人员、教育和医疗保险

本土传统医学在阿曼很受重视,80%~99% 的阿曼人都承认接受过本土传统医学治疗。关于人们使用传统和补充医学的类型并没有相关数据。

国家层面的法规适用于本土传统医学的从业人员。针灸、阿育吠陀医学、脊骨神经医学、草药、顺势疗法以及中医等传统和补充医学的从业人员在阿曼执业,他们受国家层面法规的监管,但具体数量不详。

传统和补充医学的从业人员在私营诊所执业。中央政府签发执业所需的传统和补充医学执照。大学设有学士和硕士学位课程。政府也认可为本土传统医学执业者以及传统和补充医学的技术人员或同等人员（非大学水平）举办的培训课程。

医疗保险部分覆盖某些传统和补充医学服务费用,如政府机构提供的针灸、草药和中医服务,以及私人机构提供的顺势疗法服务。

2016 年播出了一个名为"Tadawi"的电视节目。该节目响应卫生部下属的健康教育与意识项目部门（Department of Health Education and Awareness Programs）的倡议,报道了消费者对草药相互作用及其他相关问题的认识。这一节目将医疗专业人员——医生、药剂师、理疗师和营养师等所提供的服务看作与健康相关的一个整体项目,而非针对某一特定的医疗体系。该节目还涉及其他相关问题,包括如何使用药物、药物的副作用及其相关问题。节目的主题囊括了糖尿病、肾病、心脏病、高血压、乳腺癌、骨质疏松、吸烟以及斋月的用药问题等,其中一个主题还与减肥产品有关,尤其是那些声称源自草药却被发现掺入化学制剂的产品。

66. Pakistan 巴基斯坦

传统和补充医学国家政策

在巴基斯坦,传统和补充医学相关政策被纳入 2001 年的国家卫生政策。与传统和补充医学有关的法律包括 1965 年颁布的《阿拉伯医学、阿育吠陀医学及顺势疗法法案》(Unani, Ayurvedic, Homeopathic Act)(1982 年和 2003 年更新)。传统和补充医学由卫生部监管,国家卫生研究院传统医学部(Traditional Medicine Division of the National Institute of Health)的药物管制组织(Drug Control Organization, DCO)是有关传统和补充医学的国家级科研院所。

草药监管现状

2001 年,巴基斯坦内阁批准了一项关于草药的法规草案。2014 年 11 月,出台了具有豁免期的“替代医药卫生产品征募规则”(Alternate Medicine Health Products Enlistment Rules)。

2018 年 1 月以来,巴基斯坦药品监管局(Drug Regulatory Authority of Pakistan, ADR)的官网[1]上发布了一份有关传统和补充医学产品的药物不良反应报告表格,用以收集药物不良反应数据。草药在销售时附有医疗功能、保健功能和营养成分含量说明,但对此并没有执行。巴基斯坦采用《美国草药药典》(American herbal pharmacopeia)、世界卫生组织专论及欧盟专论,但药典里的内容不具有法定约束力。阿拉伯药物专论在全国范围内采用,但也不具有法定约束力。马来西亚专论及《印度药典》(Indian pharmacopoeia)也被采用。

药物管制组织(DCO)随后颁布了传统草药的药品生产质量管理规范。对于药品生产质量管理规范有专门的规定,与常规药物的规定不同。各种手段已经就位以保证遵守法规,但监管生产的法规尚待颁布。传统使用证明无害即被认为草药安全评估合格。此外,在草药产品的销售方面也没有限制。

根据巴基斯坦提比(Tibbi)和顺势疗法制造商协会(Pakistan Tibbi and Homeopathic Manufacturers Association)的数据估计,2007 年、2008 年和 2009 年,巴基斯坦草药市场年销售额分别为 550 万美元、650 万美元和 700 万美元。

医疗服务、从业人员、教育和医疗保险

本土传统医学在巴基斯坦非常重要,40%~59% 的巴基斯坦人都承认接受过本土的传统医学治疗。

使用不同类型传统和补充医学的人口比例如下:针灸 1%~19%,草药 40%~59%,顺势疗法 20%~39%,自然疗法 1%~19%,中医 1%~19%,阿拉伯医学 40%~59%。

1　参见 http://www.dra.gov.pk/

根据《阿拉伯医学、阿育吠陀医学和顺势疗法医师法案》)制定的国家层面的法规适用于本土传统医学从业人员以及阿育吠陀、脊骨神经医学、草药、顺势疗法、阿拉伯医学等传统和补充医学的从业人员,这些法规都得到了严格执行。

传统和补充医学的从业人员在公立和私营的诊所及医院执业,国家提比及顺势疗法委员会签发执业所需的传统和补充医学执照。大学设有学士、硕士、博士和临床博士学位课程。

大约有 120 000 名顺势疗法执业者和 40 000 名哈基姆(hakims,本土传统医学执业者)执业。针灸、阿育吠陀、脊骨神经医学、草药、顺势疗法、自然疗法、正骨疗法、中医和阿拉伯医学等传统和补充医学的从业人员也在巴基斯坦执业,但数量不详。

67. Qatar 卡塔尔

传统和补充医学国家政策

目前,卡塔尔没有关于传统和补充医学的国家法律。传统和补充医学在卡塔尔被称为补充和替代医学。一项法律草案正在修订阶段。2013 年成立的卡塔尔医师委员会(Qatar Council of Healthcare Practitioners,QCHP)是唯一的监管机构,该委员会负责监管包括补充和替代医学执业者在内的所有医务人员。

卡塔尔医师委员会制定了补充和替代医学的监管框架,并获得其董事会批准,(截至 2012 年)正在办理最后的批准手续。监管框架规定了补充和替代医学医疗服务的(最常见的、被证明是最安全和科学合理的、全世界最具监管效力的)五种范围。卡塔尔医师委员会采用了补充和替代医学的概念,而不是替代医学,以确保其不会被用作现代医学的替代品。

除卡塔尔医师委员会外,没有其他国家级行政机构负责传统和补充医学(如草药)相关事务。补充和替代医学专家委员会成立于 2016 年,专门处理补充和替代医学的注册和执业许可等相关问题。

目前,卡塔尔有关补充和替代医学执业的立法问题正处于实施阶段。卡塔尔医师委员会正在与卫生部法务部门合作,争取获得监管标准和框架的批准。

草药监管现状

2009 年颁布的《草药、膳食补充剂和药用化妆品条例》(Regulation for herbal medicines,dietary supplements and medicated cosmetics)监管草药。归类为普通草药或膳食补充剂草药,销售时附有保健功能和营养成分含量说明。

目前卡塔尔采用的药典有《马丁代尔:药物参考大全》(Martindale:the complete drug reference)(2003 年第 33 版) 和《医生草药参考手册》(Physician's desk reference for herbal medicines)(2005 年第 3 版)。

《世界卫生组织药用植物种植和采集的质量管理规范》(WHO good agriculture and collection practice guidelines,GACP guidelines)适用于草药的生产,常规药品的药品生产质量管理规范也适用于草药。要求遵守法规的手段包括职能部门定期检查生产厂家或实验室,并要求生产厂家将药物样本提交政府认可的实验室进行检测。同样的安全性要求也适用于常规药物。

截至 2012 年,包括膳食补充剂在内的 2 980 种草药已获得注册。草药作为无需处方药、自服药品或 OTC 药物在药房销售。

医疗服务、从业人员、教育和医疗保险

卡塔尔接受传统和补充医学服务。2012 年使用针灸的人口比例为 1%~19%。

68. Saudi Arabia 沙特阿拉伯

传统和补充医学国家政策

2008 年,沙特阿拉伯卫生部设立了国家补充和替代医学中心(National Center for Complementary and Alternative Medicine,NCCAM),为沙特阿拉伯补充和替代医学所有医疗服务提供国家层面的参考。

1985 年,沙特国王大学(King Saud University)药学院成立了药用芳香有毒植物研究中心(Medicinal Aromatic and Poisonous Plants Research Center,MAPPRC)。

草药监管现状

根据《世界卫生组织传统医学和补充 / 替代医学的法律地位:全球回顾》(WHO legal status of traditional medicine and complementary/alternative medicine:a worldwide review)报告,自 1989 年以来,沙特阿拉伯对草药进行了监管,但没有出台单独的法律。

草药制剂、健康和补充食品、化妆品和防腐剂注册登记条例(Regulation for registration of herbal preparations,health and supplementary food,cosmetics and antiseptics that have medical claims)是有关草药的专门法规,自 1991 年开始实施。沙特食品和药物管理局(Saudi Food and Drug Administration,Saudi FDA)成立于 2004 年,负责传统和补充医学产品的注册和监管,特别是草药及装置。

草药被归类为处方药、无需处方药、普通草药、膳食补充剂和健康食品,出售时附有医疗功能、保健功能和营养成分含量说明。沙特阿拉伯现行的药典包括《美国药典》(the United States pharmacopeia)、《英国药典》(British pharmacopoeia)和《欧洲药典》(European pharmacopoeia)。采用的专论包括《世界卫生组织药用植物选编》(WHO monographs on selected medicinal plants)、《欧洲植物疗法科学合作组织(ESCOP)专论》和《德国草药委员会专论全书:草药治疗指南》(Complete German Commission E monographs:therapeutic guide to herbal medicines)(包括 81 篇专论)。但这些药典和专论都没有法定约束力。

常规药物的药品生产质量管理规范也适用于草药。要求遵守法规的手段包括职能部门定期检查生产厂家或实验室,并要求生产厂家将药物样品提交政府认可的实验室进行检测。在类似产品中有足够的相关安全性科学研究参考材料足以评估草药的安全性。作为处方药、无需处方药、自服药品或 OTC 药物的草药在药房和其他渠道销售。

医疗服务、从业人员、教育和医疗保险

本土传统医学在沙特阿拉伯很受重视。根据国家补充和替代医学中心 2010 年的数据,

使用本土传统医学的人口比例为 40%~59%。

据报道,传统和补充医学的各类疗法使用比例如下:针灸 1%~19%,脊骨神经医学 1%~19%,草药 40%~59%,自然疗法 1%~19%,中医 1%~19%。其他疗法如预言医学、伊斯兰医学、海加姆(Hijama)、蜂蜜和蜜蜂产品也有 60%~79% 的人口使用。1997 年和 2007 年开始分别施行有关针灸及自然疗法从业人员的国家法规。

卫生部国家补充和替代医学中心负责管理传统和补充医学的医疗执业及执业者;该中心和沙特食品药品管理局组成联合委员会共同负责协调工作。

从 2017 年起,在沙特阿拉伯从事针灸、正骨疗法、脊骨神经医学、自然疗法和拔罐疗法的从业人员必须获得执照。拔罐(AlHijamah)疗法是沙特阿拉伯最常见的传统医学疗法之一,国家补充和替代医学中心两年前开始对其实施新的法规。

国家补充和替代医学中心开发了面向拔罐疗法从业人员的培训课程,学员须完成课程才能获得执照。截至 2017 年 1 月,该中心已为 400 多名拔罐从业人员和 20 多家拔罐诊所发放了执照。目前有三所大学开设了面向医学专业本科生的传统和补充医学教育课程,根据国际标准以书面形式确定了教育宗旨、目标、学术政策、考试制度和质量管理。作为沙特阿拉伯医疗事业的一部分,传统和补充医学服务需整合到医疗事业改革模式中,并确保其质量。

传统和补充医学的从业人员在公立或私营的医院及诊所执业。中央政府签发执业所需的传统和补充医学执照。政府认可研究生级别的传统和补充医学培训项目(如药学院的生药学)。某些医学院校还开设了综合课程。

沙特阿拉伯的本土传统医学从业人员的数量不详。沙特卫生专业委员会(Saudi Commission for Health Specialities)2010 年的数据显示,传统和补充医学从业人员的服务领域包括针灸、脊骨神经医学和自然疗法。

从 2017 年起,国家补充和替代医学中心(NCCAM)在社交媒体上开展了一项消费者活动(@aware_cam),旨在提高民众对传统和补充医学的认识并促进其在沙特阿拉伯的合理使用。中心正在进行的另一项工作是制定自我保健的人群教育计划,并通过沙特卫生服务理事会(Saudi Health Services Council)全国委员会与国家委员会合作实施该计划。该中心未来还计划建立整合模型,将传统和补充医学疗法整合到新的医疗事业改革模式中。

69. Somalia 索马里

根据收到的官方回复,索马里于 2014 年制定了国家药品政策相关文件,并于 2016 年成立了国家药品管理局(National Medicines Regulatory Authority),但尚未发挥作用。截至 2016 年底,尚没有关于传统和补充医学的专家委员会或科研院所,也没有政府资金用于传统和补充医学研究。传统和补充医学的从业人员没有法律监管,其提供的服务也未被保险覆盖。

70. Sudan 苏丹

传统和补充医学国家政策

苏丹把传统和补充医学国家政策纳入到 2005—2009 年国家药物政策(National Drugs

Policy 2005-2009）初级医疗保健计划。共有三个国家机构开展传统和补充医学研究：药用和芳香植物研究所（Medicinal and Aromatic Plants Research Institute）（1974 年成立）、传统医学研究所（Traditional Medicine Research Institute）（1983 年成立）和世界卫生组织传统医学合作中心（WHO Collaborating Centre in Traditional Medicine）（1984 年成立）。

草药监管现状

除特殊要求外，所有关于常规药物的法规均适用于草药。主要的立法为《2009 年药品和毒药法》（Medicines and Poisons Act 2009）。归类为处方药和普通草药的草药，销售时附有医疗功能说明。现行的药典包括《美国药典》（the United States pharmacopeia）和《英国药典》（British pharmacopoeia）（2010 年），都具有法定约束力。

苏丹要求遵循世界卫生组织药品生产质量管理规范。要求遵守法规的手段包括职能部门定期检查生产厂家或实验室，并要求生产厂家将药物样品提交政府认可的实验室进行检测。

为了进行安全性评估，生产厂家须提交样品，对所有草药产品进行微生物限度测试，并对农药、杀虫剂、黄曲霉毒素以及合成产品中的掺杂物等进行限度检测。目前已有 40 种草药获得注册。归类为处方药的草药在药房销售。

医疗服务、从业人员、教育和医疗保险

苏丹人使用本土传统医学以及多种类型的传统和补充医学，但使用比例不详。国家层面的法规适用于本土传统医学从业人员。传统和补充医学从业人员作为传统医学执业者在公立或私营医院及诊所独立执业。

执业许可由不同层面（国家、州、城市和社区）签发，但许可证不同于执照，医务人员（医生、药剂师和牙医）必须持有正式执照。大学不提供传统和补充医学教育，但苏丹医学委员会（Sudan Medical Council）认可国际机构批准的任何传统和补充医学证书或执照。在该国执业的本土传统医学及传统和补充医学从业人员的数量不详。此外，在苏丹执业的还有传统治疗师、宗教治疗师、唯灵论者、接骨师、护眼师、扎尔（zar）师以及占卜师。

71. Syrian Arab Republic 阿拉伯叙利亚共和国

传统和补充医学国家政策

阿拉伯叙利亚共和国把传统和补充医学国家政策纳入了 1998 年的国家药品政策，并于 2017 年更新。卫生部药品事务办公室（Office of Pharmaceutical Affairs）负责传统和补充医学相关事务。

草药监管状况

草药的监管和常规药物相同。归类为草药的普通草药，销售时附有医疗功能说明。
草药分类如下：
- 食用草药（香料），如藏红花、胡椒、薄荷、百里香、孜然和黑籽等，在天然香料商店销

售。这类草药的使用并不附带医疗功能说明(例如,可以用作调味品)。食用草药未在卫生部注册;但是由卫生部食品实验室进行监测,以确保其中不含杀虫剂、放射性元素、黄曲霉毒素、细菌或真菌等。

- 根据相关规定(卫生部第 10/T 号决定),附有医疗功能说明的草药归类为药品。这类草药以不同的剂型生产(如草药茶、袋茶、粉剂、油剂、霜剂和泡沫剂)。它们应在卫生部监控的制药厂生产。

- 植物药包括标准化草药提取物和膳食补充剂。这类药物以不同的剂型生产,有胶囊(软硬两种)、糖浆、酊剂、滴剂、栓剂、乳膏和软膏等。它们必须在制药厂生产。植物药的注册同样依照药品注册相关规定办理。

阿拉伯叙利亚共和国采用《美国药典》(the United States pharmacopeia)、《英国药典》(British pharmacopoeia)、《印度药典》(Indian pharmacopoeia) 和《中草药药典》(the Chinese herbal pharmacopoeia)。也采用《草药医师参考手册》(Herbal Physician Desk Reference)等专论,均具有法定约束力。

2004 年,阿拉伯叙利亚共和国颁布了药品生产质量管理规范指南,要求严格遵守药典和专论中有关生产的内容,以确保质量。要求遵守法规的手段包括职能部门定期检查生产厂家或实验室,并要求生产厂家将药物样品提交至政府认可的实验室进行检测。传统使用证明无害并在类似产品中有足够的相关安全性科学研究参考材料,即被认为草药安全评估合格。

截至 2012 年,注册的草药已超过 200 种。归类为处方药的草药在药房销售。卫生部药品事务办公室对包括草药在内的所有药物引起的中毒反应进行监测,但没有专门针对传统药物的监测。

从 2017 年起,被称为"爱他林"(attaries)的商店由商务部(Ministry of Commerce)而非卫生部授权,这些商店出售草药,很多人用来治病。草药被用在一些药品中,如"月见草"或"大蒜提取物",它们被填充在胶囊里,由某些卫生部授权的制药商生产。目前,"传统药物"和"补充药物"这两个术语之间没有区别,而"草药"一词被广泛使用。

医疗服务、从业人员、教育和医疗保险

阿拉伯叙利亚共和国虽然使用传统和补充医学,但使用针灸、草药、顺势疗法、自然疗法、中医和阿拉伯医学的人口比例不详。

传统和补充医学从业人员在私营诊所执业。在阿拉伯叙利亚共和国执业的本土传统医学及传统和补充医学从业人员的数量不详。

传统医学从业人员(Attarins)仅销售食用草药。卫生部与叙利亚药用草药及补充医学与营养科学学会(Syrian Scientific Society for the Medicinal Herbs & Complementary Medicine & Nutrition)合作,计划为他们提供相关培训,从而提高其专业能力。

卫生部授予执照的药剂师可以销售经卫生部授权使用的所有草药产品。阿拉伯叙利亚共和国有几位医师在其私营诊所提供补充医学的医疗服务。

"实用生药学"这一学科涵盖补充和传统医学主要内容,在阿拉伯叙利亚共和国不同大学的药学系开设这门课。此外,还为药学专业的学生开设了替代医学和营养学的研究生课程。

为了改善叙利亚传统和补充医学的服务水平,把传统和补充医学专业化是卫生部的一项预期任务。

私人及政府医疗保险均覆盖本土传统医学服务,政府机构和私人组织部分覆盖某些传统和补充医学服务(如草药)。

72. Tunisia 突尼斯

传统和补充医学国家政策

突尼斯已把相关的国家政策纳入药品法(1985 年第 85-91 号药品法)(Loi sur le médicament No. 85-91 of 1985)及有关法规。

草药监管现状

关于草药的国家法规与常规药物相同。草药归类为处方药和无需处方药两类,销售时不附带说明。

当前所用的药典包括《欧洲药典》(European pharmacopoeia)、《美国药典》(the United States pharmacopeia)和《英国药典》(British pharmacopoeia),但是这些药典并没有法定约束力。采用的专论是达·埃塞达利实验室(Laboratoire dar Essaydali)的出版物,也不具有法定约束力。

1990 年第 90-1400 号法令(Decree No. 90-1400 of 1990)规定了草药的药品生产质量管理规范,与其他注册药品相同。要求遵守法规的手段包括职能部门定期检查生产厂家或实验室,并要求生产厂家向政府认可的实验室提交药物样品进行检测,同时要求生产厂家指定专人负责确保生产符合要求,并向政府报告。草药安全性评估的法规要求与常规药物相同。

草药归类为处方药的在药房销售。

2018 年,草药被纳入国家基本药物目录,最近一次更新是在 2015 年。草药注册管理规定正在修订中。有关本地生产和分销的膳食补充剂的管理规定也在制定中。

医疗服务、从业人员、教育和医疗保险

突尼斯人目前使用的传统和补充医学疗法包括针灸、阿育吠陀医学、脊骨神经医学、草药、顺势疗法、自然疗法、正骨疗法、中医和阿拉伯医学等,但使用的比例不详。

在市级或县级层面开展对针灸、脊骨神经医学、草药、顺势疗法和正骨疗法等传统和补充医学从业人员的监管。

传统和补充医学从业人员在私营及公立机构执业。从事传统和补充医学服务的必须持有中央政府签发的执照或证书。大学层面提供相关教育,如药学博士学位。

截至 2012 年,有 300 名本土传统医学从业人员在阿拉伯叙利亚共和国执业。

73. United Arab Emirates 阿拉伯联合酋长国

传统和补充医学国家政策

2002 年,阿拉伯联合酋长国在卫生部之下设立了传统补充和替代医学部门(Traditional

Complementary and Alternative Medicine Unit），该部门是传统和补充医学的国家级行政机构。位于阿布扎比的扎耶德草药研究和传统医学中心（Zayed Complex for Herbal Research and Traditional Medicine）是传统和补充医学的国家级科研院所。

草药监管现状

1995 年第 20 号联邦法（Federal law No. 20 of 1995）中有关"天然来源的药品和产品"的内容形成了专门针对草药的国家立法。草药归类为处方药、无需处方药、普通草药和膳食补充剂四类，销售时都附有保健功能和营养成分含量说明。

草药需遵守卫生部有关药品生产质量管理规范的准则。草药药品生产质量管理规范相关法规和常规药物相同。要求遵守法规的手段包括要求生产商向政府认可的实验室提交当地权威机构制定的最新的 GMP 和药物样品进行检测。安全性要求和常规药物相同。

截至 2010 年，已有 224 种草药获得注册。归类为处方药、无需处方药、自服药品和 OTC 药物的草药在药房、其他渠道、特别销售点（如草药商店）销售，也由持照医师销售。

医疗服务、从业人员、教育和医疗保险

本土传统医学在阿拉伯联合酋长国很受重视。据报告，截至 2012 年，20%~39% 的人口接受过本土传统医学治疗。其他传统和补充医学的使用人口比例如下：针灸 20%~39%；阿育吠陀医学、脊骨神经医学、顺势疗法、自然疗法、正骨疗法、中医和阿拉伯医学共占 1%~19%；其他传统和补充医学服务，如拔罐，占 40%~59%。从 2010 年起，国家层面的法规开始适用于本土传统医学从业人员，并从 2002 年起，适用于传统和补充医学从业人员，包括针灸、阿育吠陀医学、脊骨神经医学、草药、顺势疗法、自然疗法、正骨疗法和阿拉伯医学等。从 2010 年和 2004 年起，立法规范了拔罐疗法和臭氧疗法。传统和补充医学的从业人员在私营诊所和医院执业。州或省政府签发传统和补充医学执业所需的相关执照。

目前，政府承认经境外的大学和高等教育与科学研究部（Ministry of Higher Education and Scientific Research）认可的补充和传统医学资格证书。

截至 2012 年，大约有 200~300 名本土传统医学从业人员在阿拉伯联合酋长国执业。持有执照的传统和补充医学从业人员的大致数量如下：针灸 26 名、阿育吠陀医学 60 名、脊骨神经医学 24 名、顺势疗法 120 名、自然疗法 12 名、正骨疗法 9 名、中医 16 名、阿拉伯医学 25 名、拔罐治疗 13 名和臭氧治疗 4 名。

私人医疗保险部分覆盖传统和补充医学服务，包括针灸、阿育吠陀医学、脊骨神经医学疗法、顺势疗法、自然疗法、正骨疗法、阿拉伯医学和其他医疗服务（如臭氧疗法）。

74. Yemen 也门

传统和补充医学国家政策

2004 年，也门在规划部门的领导下开始实施补充医学项目。截至 2016 年年底，尽管该部门承认传统和补充医学服务在也门普遍存在，特别在农村地区，但是该项目仍被暂停。在项目停止之前开展了一些活动，包括调研和评估、文件编制（一本关于也门草药学的书）以

及最终登记和监管手段。

草药监管现状

2010 年,也门制定了关于草药产品的专门法规,名为"草药、膳食补充剂和药用化妆品条例"(Regulation of Herbal Drugs,Food Supplements and Medicinal Cosmetics)。草药归类为处方药、无需处方药、健康食品和受监管的草药,销售时附有医疗功能、保健功能和营养成分含量说明。

也门采用《英国药典》(British pharmacopoeia)和《美国药典》(the United States pharmacopeia)。《也门药用植物地图集》(Atlas of medicinal plants in Yemen)(2008 年)包括 126 个具有法定约束力的专论。《世界卫生组织药用植物选编》(WHO monographs on selected medicinal plants)也被采用。此外,还使用世界卫生组织药品生产质量管理规范,但没有相应的监管机制。安全性要求和常规药物相同。

截至 2012 年,55 种草药产品获得注册。草药作为处方药、无需处方药、自服药品或OTC 药物在药房和其他渠道销售。药物和医疗器械最高委员会 2009 年年度报告显示,2009年草药市场销售总额达到 12 亿 8 千 7 百 63 万也门里亚尔。

医疗服务、从业人员、教育和医疗保险

传统医学及补充和替代医学的数据库显示,在 2009 年,大约 73% 的人口接受过本土传统医学的治疗。也门人也接受传统和补充医学服务,但使用的比例不详。也门也有其他的医疗服务,如信仰疗法、伊斯兰医学、拔罐、传统烧灼、草药(草药疗法)和家庭疗法。

传统和补充医学的从业人员在私营和公立机构执业。传统和补充医学的数据库(2009年)显示,该国有 1 000~1 500 名本土传统医学从业人员,其中 668 人已获得注册(截止到2010 年)。不同类型的传统和补充医学从业人员的数量不详。

5.4   世界卫生组织欧洲地区

表 5.4 总结了传统和补充医学国家政策的发展、传统和补充医学及草药的管理规定,以及世界卫生组织欧洲区域会员国人口中使用传统和补充医学的情况。该表还就各个指标对各地区会员国的百分比和全球的百分比进行了对比。

从 2005 年至 2018 年,该区域的会员国表示一定会遵守有关草药的监管和注册规定。然而,截至 2018 年,只有 11 个会员国制定了传统和补充医学方面的国家政策

表 5.4   2005—2018 年世界卫生组织欧洲地区传统和补充医学发展情况

类别	2005 年作出肯定答复的区域会员国数量	2018 年作出肯定答复的区域会员国数量	2018 年作出肯定答复的区域会员国百分比(N=53)	2018 年作出肯定答复的全球会员国百分比(N=194)
传统和补充医学国家政策	7	11	21%	51%
传统和补充医学法律或法规	14	21	40%	56%

类别	2005 年作出肯定答复的区域会员国数量	2018 年作出肯定答复的区域会员国数量	2018 年作出肯定答复的区域会员国百分比（N=53）	2018 年作出肯定答复的全球会员国百分比（N=194）
传统和补充医学国家规划	3	7	13%	41%
传统和补充医学国家级行政机构	9	15	28%	55%
传统和补充医学专家委员会	10	15	28%	48%
传统和补充医学或草药国家级科研院所	10	11	21%	39%
草药法规	36	45	85%	64%
草药注册	32	45	85%	64%
传统和补充医学使用人群	—	47	89%	88%

注：2018 年数据集包括：1）2012 年的数据；2）对更新调查回答"是"，但对第一次和第二次调查回答"否"或没有回答或通过其他数据源（例如 2016—2018 年间的区域报告和数据验证）回答"是"的其他会员国。某些会员国的传统和补充医学现状可能已有变化，但此处未予说明。

75. Albania 阿尔巴尼亚

传统和补充医学国家政策

阿尔巴尼亚没有提供关于传统和补充医学国家政策的信息。

草药监管现状

2009 年，阿尔巴尼亚颁布了药品注册法规，包括草药（归类为"普通草药"）。

阿尔巴尼亚采用《欧洲药典》（European pharmacopoeia）、《英国药典）》（British pharmacopoeia）（2007 年第 11 卷）和《美国药典》（the United States pharmacopeia），均具有法定约束力。为了确保药品质量，法规要求草药生产厂家遵守药典中有关生产的内容。草药药品生产质量管理规范的要求和常规药物相同。

要求遵守法规的监督手段包括职能部门定期检查生产厂家，并要求生产厂家将药物样品提交给政府认可的实验室进行检测。对草药安全性评估的监管要求和常规药物的要求相同；传统使用证明无害即被认为草药安全评估合格。草药作为无需处方药、自服药品或 OTC 药品在药房销售。

医疗服务、从业人员、教育和医疗保险

阿尔巴尼亚没有关于传统和补充医学医疗服务、从业人员、教育或医疗保险方面的

数据。

76. Andora 安道尔

传统和补充医学国家政策

安道尔没有提供关于传统和补充医学国家政策的信息。

草药监管现状

草药通常作为膳食补充剂销售。安道尔没有制药业,药品从其他国家进口,主要是法国和西班牙。在原产国作为药品销售的草药可在安道尔继续作为药品销售,无需更改任何标签或说明。

大多数草药都有医疗功能、保健功能和营养成分含量说明。归类为处方药的草药在药房销售;归类为无需处方药、自服药品和 OTC 药物的草药在药房和特别销售点销售。

医疗服务、从业人员、教育和医疗保险

安道尔使用传统和补充医学,但是没有人口使用比例的信息。传统和补充医学的从业人员在私营机构执业。

77. Armenia 亚美尼亚

传统和补充医学国家政策

亚美尼亚没有提供关于传统和补充医学国家政策的信息。

草药监管现状

亚美尼亚监管草药的立法与常规药物的立法相同,即 1998 年颁布的药品法。归类为无需处方药、普通草药和膳食补充剂的草药,销售时附有医疗功能和保健功能说明。

亚美尼亚采用《欧洲药典》(European pharmacopoeia),《苏维埃社会主义共和国联盟国家药典(俄罗斯药典)》(State pharmacopoeia of the Union of Soviet Socialist Republics (Russian pharmacopoeia)),和《美国药典》(United States pharmacopeia),均具有法定约束力。《亚美尼亚国家草药处方集》(Armenian national formulary for herbal medicines)(2001 年)载有 46 篇具有法定约束力的专论。《世界卫生组织药用植物选编》(WHO monographs on selected medicinal plants)和《世界卫生组织关于新独立国家中常用特定药用植物的专论》(WHO monographs on medicinal plants commonly used in the newly independent states)(2010 年)也被采用,并具有法定约束力。

2010 年 11 月发布的《规范生产实践规定》(Rules of Good Manufacturing Practice)构成了草药和常规药物的药品生产质量管理规范。为了确保质量,草药生产厂家必须遵守药典中有关生产的内容。要求遵守法规的手段包括职能部门定期检查生产厂家,要求生产厂家将

药物样品提交政府认可的实验室进行检测,并指派专人担任遵约专员。草药安全性评估的法规要求与常规药物相同。

截至 2012 年,共有 64 种草药获得注册。自 2008 年以来,草药已纳入国家基本药物目录,筛选依据是传统用途和临床数据。目前国家基本药物目录里包含两种草药。归类为处方药的草药在药房销售;归类为无需处方药、自服药品或 OTC 药物的在药房和其他渠道销售。

医疗服务、从业人员、教育和医疗保险

亚美尼亚人接受传统和补充医学服务,但使用的比例不详。国家层面的法律适用于本土传统医学。

从 2001 年起,针灸、脊骨神经医学、草药和顺势疗法等传统和补充医学的从业人员已受到监管。正骨疗法和中医的从业人员现在也受到了监管。对于在亚美尼亚执业的从业人员,目前没有其实际人数的数据。传统和补充医学从业人员在公立和私营诊所及医院执业。中央政府签发执业所需的传统和补充医学执照。

大学没有提供传统和补充医学教育,但是政府承认经过认证的培训项目。

78. Austria 奥地利

传统和补充医学国家政策

奥地利联邦卫生部下属的 III/2 部门负责所有与传统和补充医学相关的事务。

草药监管现状

奥地利《医药法》(Medicine Act)(2006 年更新)既适用于常规药物,也适用于草药。归类为处方药、无需处方药和普通草药的草药,销售时附有医疗功能说明。奥地利采用《奥地利药典》(Austrian pharmacopoeia),该药典包括 74 篇专论,具有法定约束力。《欧洲药典》(European pharmacopoeia)也会被参考并具有法定约束力。欧洲药品管理局(European Medicines Agency,EMA)草药产品委员会(Committee on Herbal Medicinal Products,HMPC)的 90 篇专论虽然也会被参考,但并不具有法定约束力。

草药生产受《欧盟药品管理规则》(Rules governing medicinal products in the European Union)(第 4 卷)和 2009 年颁布的《欧盟人用和兽医用药品药品生产质量管理规范指南》的监管。为确保质量,要求生产厂家必须遵守药典中有关生产的内容。要求遵守法规的手段包括职能部门定期检查生产厂家,要求生产厂家将药物样品提交给政府认可的实验室进行检测,并指派专人担任遵约专员。草药的安全性要求和欧盟立法一致。

截至 2012 年,共有 85 种草药获得注册,归类为处方药的草药在药房销售;归类为无需处方药、自服药品和 OTC 药物的在药房和其他渠道销售。

医疗服务、从业人员、教育和医疗保险

奥地利接受传统和补充医学服务,但没有人口使用比例的数据。奥地利对阿育吠陀医

学和中医的从业人员有国家层面的法规监管。传统和补充医学的从业人员在公立和私营机构执业。

奥地利大学不提供传统和补充医学教育，但政府认可经过认证的培训项目。针灸、脊骨神经医学、草药、顺势疗法和中医的从业人员在奥地利执业。保险覆盖部分传统和补充医学服务。

79. Azerbaijan 阿塞拜疆

传统和补充医学国家政策

阿塞拜疆没有提供关于传统和补充医学国家政策的信息。

草药监管现状

阿塞拜疆有关草药的法规包括两项与草药注册有关的文件。草药归类为普通草药和膳食补充剂；销售时附有医疗功效和保健功效说明。

阿塞拜疆目前采用的主要药典有《俄罗斯药典》(Russian pharmacopoeia)(卷 10、11)。也采用《欧洲药典》(European pharmacopoeia)、《德国顺势疗法药典》(German Homeopathic pharmacopoeia)、《美国草药药典》(American herbal pharmacopeia)和《英国草药药典》(British herbal pharmacopoeia)。但这些药典并没有法定约束力。专论包括《英国药典》(British pharmacopoeia)和《世界卫生组织药用植物选编》(WHO monographs on selected medicinal plants)中的内容，也不具有法定约束力。

《世界卫生组织药品生产质量管理规范指南》适用于草药的生产。生产厂家必须遵守药典中有关生产的内容以保证质量。要求遵守法规的手段包括职能部门定期检查生产厂家，并要求生产厂家将药品样品提交给政府认可的实验室进行检测。适用于常规药物的安全性要求也适用于草药。

截至 2012 年，144 种草药获得注册。归类为处方药、无需处方药、自服药品或 OTC 药物的草药在药房销售。

医疗服务、从业人员、教育和医疗保险

没有关于阿塞拜疆传统和补充医学医疗服务、从业人员、教育或医疗保险的资料。

80. Belarus 白俄罗斯

传统和补充医学国家政策

白俄罗斯没有提供关于传统和补充医学的国家政策。

草药监管现状

白俄罗斯关于医药产品的国家立法既适用于常规药品也适用于草药。草药归类为处方

药、无需处方药、膳食补充剂和健康食品,销售时附有医疗功效、保健功效和营养成分含量说明。

白俄罗斯采用《白俄罗斯共和国国家药典》(State pharmacopoeia of the Republic of Belarus),并具有法定约束力。对草药的安全性要求与常规药物相同;在类似产品中有足够的相关安全性科学研究参考材料足以满足对草药安全评估的管理要求。

截至 2012 年,408 种草药获得注册。归类为处方药的草药在药房销售;归类为无需处方药、自服药品或 OTC 药物的在药房、其他渠道和特定销售点销售。

医疗服务、从业人员、教育和医疗保险

没有关于白俄罗斯传统和补充医学医疗服务、从业人员、教育或医疗保险的资料。

81. Belgium 比利时

传统和补充医学国家政策

比利时没有提供关于传统和补充医学国家政策的信息。

草药监管现状

比利时联邦药品和保健品局(Federal Agency for Medicines and Health Products,FAMHP)是国家主管药品的部门。术语“草药制剂”代替“草药”使用;草药制剂可归类为“膳食补充剂”或“药品”。欧盟的规定已嵌入比利时的药品立法,适用于比利时的草药产品。

预先配制好的草药制剂(片剂、胶囊)在比利时市场上随处可见。这些产品可以作为膳食补充剂或药品销售,具体取决于它们是否符合欧盟有关膳食补充剂或药品的规定。为了确定这些制剂的类别,要逐个对产品进行评估,并考虑到它们所有的特性。如有疑问可咨询混合委员会(Mixed Commission,设立于联邦药品和保健品局内)。

为膳食补充剂进行立法属于公共卫生、食物链和环境安全服务的联邦公共服务部门(Federal Public Service for Public Health,Security of the Food Chain and Environment)的一项任务。当草药制剂符合欧盟 2004/24 号指令(EU Directive 2004/24/EC)的要求时,即被认为是传统草药产品,该指令已嵌入比利时立法中。如果不被视为传统草药产品,这些产品的使用会有官方规定,其程序和常规药物相同。

比利时负责公共卫生的部长决定是否批准注册或授权。2007 年,比利时在联邦药品和保健品局内设立了人用草药产品委员会(Belgian Commission for Herbal Medicinal Products for Human Use),它的任务是为部长提供建议。参照欧盟规定,作为膳食补充剂的草药制剂可以使用保健功效说明。草药产品可以具有治疗适应证,前提是产品的标签包含官方的“产品特性概要”,作为对该产品的评估,这是欧盟立法所规定的。

比利时草药产品只能在药房销售,而草药膳食补充剂可以在药房和其他渠道(如超市和保健品商店)销售。截至 2012 年,84 种注册草药产品获准进入比利时市场,另有许多申请尚待批准。

顺势疗法药物已上市多年。考虑到欧洲层面的事态发展,立法机构已采取措施控制

这一市场。在比利时,市场上所有的顺势疗法药物都要等待通知,这是第一步。通知期于2003 年结束,所有未收到通知的顺势疗法药物均退出市场。下一步是实施顺势疗法药物的注册,制定可在比利时销售的顺势疗法药物的准确清单,并规划人用和兽用顺势疗法药物委员会(Commission for Homeopathic Medicines for Human and Veterinary Use)的工作。

大约 18 000 种顺势疗法药物已收到通知。从 2006 年起,欧洲有关顺势疗法药物的规定已适用于比利时的顺势疗法药物产品。在医疗服务中,这意味着顺势疗法药品只能在药房销售,也意味着存在授权程序和简化的注册程序。顺势疗法药物的注册和批准申请必须符合适用的欧盟规定。在比利时,已收到通知的顺势疗法药物产品正在进行注册和批准。对于在其他传统和补充医学服务中使用的草药产品,如阿育吠陀医学和中医,并没有专门的立法。

医疗服务、从业人员、教育和医疗保险

比利时联邦药品和保健品局没有使用传统和补充医学的比利时人口比例的数据。比利时于 1999 年起草了一项立法,允许对非常规治疗方法(涉及医学、药物制备、手法治疗、护理和辅助医疗行业)的从业人员进行认证。然而,在该法开始实施之前已开始深入研究每一种医疗服务;最近的研究(有关顺势疗法)发表于 2011 年。传统和补充医学服务未被医疗保险覆盖;但是,作为比利时社会保障计划的一部分,国家卫生研究所(National Institute for Health)为每个公民提供强制性疾病和残疾保险。部分政府保险覆盖了某些涉及固体或液体提取物的植物疗法,以及在流动药房护理中由药房的药剂师配制的药物。

82. Bosnia and Herzegovina 波斯尼亚和黑塞哥维那(以下简称波黑)

传统和补充医学国家政策

波黑没有提供关于传统和补充医学国家政策的信息。

草药监管现状

波黑的《药品和医疗器械法》(*Medicinal Products and Medical Devices Act*)(2008 年)和《上市许可审批程序和方法规则手册》(*Book of Rules on Procedure and Method for Issuing Marketing Authorization Approval*)(2011 年)构成了草药和常规药物的国家立法。草药作为普通草药,销售时附有医疗功效和保健功效说明。波黑采用《欧洲药典》(*European pharmacopoeia*),并具有法定约束力。草药药品生产质量管理规范和常规药物相同。草药作为处方药、无需处方药、自服药品或 OTC 药物在药房销售。

医疗服务、从业人员、教育和医疗保险

波黑使用本土传统医学以及传统和补充医学,但是使用人口的比例和从业人员的数量不详。传统和补充医学的从业人员在私营机构执业。

83. Croatia 克罗地亚

传统和补充医学国家政策

克罗地亚没有提供关于传统和补充医学国家政策的信息。

草药监管现状

克罗地亚草药和传统草药与常规药物都同样受《医药产品法》(Medicinal Products Act)的管辖。然而,传统草药也受一项文书的约束,该文书对传统草药产品的销售、标签和广告作出了具体规定。草药产品根据表现形式可归类为药物(大部分为无需处方药)、膳食补充剂或一般食品。一般食品包括没有医疗功能或保健功能说明的香料和草药茶。草药和膳食补充剂销售时都附有医疗功效和保健功效说明。

克罗地亚采用《克罗地亚药典》(Croatian pharmacopoeia)和《欧洲药典》(European pharmacopoeia)(包括241篇专论),均具有法定约束力。草药药品生产质量管理规范与常规药物相同。要求遵守法规的手段包括职能部门定期检查生产厂家,要求生产厂家将药物样品提交给政府认可的实验室进行检测,并指派专人担任遵约专员。草药的安全性要求和常规药物的相同;在类似产品中有足够的相关安全性科学研究参考材料,且传统使用证明无害,即被认为草药安全评估合格。

截至2012年,60种草药获得注册。草药作为无需处方药、自服药品或OTC药物在药房和其他渠道销售。据药品和医疗器械管理局(Agency for Medicinal Products and Medical Devices,HALMED)估计,2007年、2008年和2009年克罗地亚草药市场总销售额分别为310万欧元,295万欧元和401万欧元。

医疗服务、从业人员、教育和医疗保险

克罗地亚没有提供传统和补充医学医疗服务、从业人员、教育或医疗保险的资料。

84. Cyprus 塞浦路斯

传统和补充医学国家政策

塞浦路斯把传统和补充医学国家政策纳入第70(I)/2001号国家政策。卫生部药品服务部门负责处理所有与传统和补充医学相关的事务。

草药监管现状

塞浦路斯关于草药的法规与2005年颁布的常规药物相关法规相同。草药被规定为处方药、无需处方药、普通草药和膳食补充剂,销售时附有医疗功效说明。

塞浦路斯采用《欧洲药典》(European pharmacopoeia)(及其专论)和《英国药典》(British pharmacopoeia),均具有法定约束力。《欧盟药品监管法》(EU's Eudrale)卷4包含了药品生

产质量管理规范相关规定,对在塞浦路斯使用的草药进行监管。常规药物和草药的生产规定相同,要求遵守药典和专论中有关生产的内容,以保证质量。为了确保遵守法规,职能部门会定期检查生产厂家。适用于草药的安全性要求与常规药物的安全性要求相同。

截至 2012 年,一种草药已获得注册。草药作为处方药、无需处方药、自服药品或 OTC 药物在药房销售。

医疗服务、从业人员、教育和医疗保险

从 2006 年起,草药和顺势疗法的从业人员受到国家层面的监管。传统和补充医学的从业人员在私营机构执业,中央政府签发执业所需的传统和补充医学执照。

85. Czech Republic 捷克共和国

传统和补充医学国家政策

捷克共和国没有提供关于传统和补充医学国家政策的信息。

草药监管现状

根据有关药品的国家法律,对草药的管理与常规药品的管理相同。草药归类为无需处方药和普通草药;销售时附有医疗功效说明。

捷克共和国采用《捷克药典》(Czech pharmacopoeia),具有法定约束力。此外,还采用《欧洲药典》(European pharmacopoeia)和其他欧盟成员国的药典。《捷克药品法典》(Czech pharmaceutical codex)包含 88 篇专论,这些专论虽被采用,但不具法定约束力。社团专论(例如草药产品委员会专论)也被采用,并具有法定约束力。

药品生产质量管理规范的规定适用于草药的管理,其中药品生产质量管理规范第 VYR-32 号指南适用于常规药品和草药产品,而附录 7 特别适用于草药产品,该附录颁布于 2003 年。为了确保遵守法规,职能部门定期检查生产厂家。欧盟指令适用于草药的安全性评估。

截至 2012 年,已有 47 种传统药物获得注册。草药作为无需处方药、自服药品或 OTC 药物在药房和特定销售点销售。

医疗服务、从业人员、教育和医疗保险

根据卫生专家的保守估计(政府医疗保险不覆盖传统和补充医学医疗费用,因此没有统计报告义务),1%~19% 的捷克人接受本土传统医学和针灸服务。从 2004 年起,国家层面的法规适用于本土传统医学和针灸的从业人员。

传统和补充医学的从业人员在公立和私营的医院和诊所执业。他们必须持有中央政府签发的传统和补充医学执照方可执业。政府认可经过认证的传统和补充医学培训项目(只对医学院毕业生开放)。据捷克医学针灸协会(Czech Medical Acupuncture Society)估计,截至 2012 年,捷克共和国共有 34 名本土传统和补充医学从业人员及 7 000 名针灸从业人员执业。

86. Denmark 丹麦

传统和补充医学国家政策

丹麦没有提供关于传统和补充医学国家政策的信息。

草药监管现状

丹麦的《草药产品和传统草药产品行政命令》(Executive Order on Herbal Medicinal Products and Traditional Herbal Medicinal Products)构成国家草药法规。质量要求遵循欧洲药品管理局(EMA)和草药产品委员会(HMPC)的指南。草药产品应符合文献应用要求[1]，传统草药产品需遵循欧盟 2004/24 指令(Directive 2004/24)。

草药归类为无需处方药和普通草药。如果草药符合医药产品的定义(顺势疗法医药产品除外)，即具有医疗适应证，则视为医药产品；因此，草药类的医药产品附有医疗功效说明。

丹麦采用《欧洲药典》(*European pharmacopoeia*)，具有法定约束力。草药产品委员会的专论虽也被采用，但不具有法定约束力。

草药的生产受《欧盟药品管理规则》(*Rules governing medicinal products in the European Union*)(卷 4)的监管，该规则规定了适用于草药和常规药物的药品生产质量管理规范。要求生产厂家严格遵守药典和专论中有关生产的内容，以确保草药质量。要求遵守法规的手段包括职能部门定期检查生产厂家，并要求生产厂家将药物样品提交给政府认可的实验室进行检测。草药产品的安全性要求遵循欧盟得到确认的用途的要求。

截至 2012 年，共有 90 种草药获得注册。草药的销售没有限制，作为无需处方药、自服药品或 OTC 药物在药房和其他渠道销售。

医疗服务、从业人员、教育和医疗保险

丹麦人接受本土传统医学及其他传统和补充医学服务，但使用的比例不详。从 1991 年起，在国家层面开始对脊骨神经医学疗法从业人员进行监管。传统和补充医学从业人员在公立和私营医院和诊所执业。

本土传统医学的从业人员和针灸、脊骨神经医学、草药、顺势疗法、自然疗法、正骨疗法以及中医等从业人员在丹麦执业，但人数不详。

本土传统医学服务费用由私人医疗保险覆盖，政府和私人医疗保险也覆盖部分脊骨神经医学疗法服务费用。

---

1 指在该地区销售草药需要满足欧盟要求，要求提交完整的申请(表格)或参考书目以获得销售许可。文献学应用允许科学文献取代临床前试验和临床试验的结果，前提是药物产品的有效成分在社区内已稳定使用至少 10 年。

87. Estonia 爱沙尼亚

传统和补充医学国家政策

爱沙尼亚没有提供关于传统和补充医学国家政策的信息。

草药监管现状

《爱沙尼亚医药产品法》(*Estonian Medicinal Products Act*)(2004年)对草药进行了专门规定,该法规定了"草药产品"和"传统草药产品"的市场授权申请条件和程序。其质量要求和常规药品相同。

归类为处方药、OTC药物和普通草药的草药,销售时附有医疗功能和保健功能说明。爱沙尼亚采用《欧洲药典》(*European pharmacopoeia*),它具有法定约束力。《英国药典》(*British pharmacopoeia*)、《美国药典》(*United States pharmacopeia*)、草药产品委员会(HPMC)专论和《世界卫生组织药用植物选编》(*WHO monographs on selected medicinal plants*)也被采用,但不具有法定约束力。

适用于草药的药品生产质量管理规范中的规章制度与常规药物相同。要求遵守法规的手段包括职能部门定期检查生产厂家,并要求生产厂家将药物样品提交给政府认可的实验室进行检测。安全性要求也和常规药物相同;传统使用证明无害,且在类似产品中有足够的相关安全性科学研究参考材料,即被认为草药安全评估合格。

截至2012年,共有31种草药获得注册。归类为处方药、无需处方药、自服药品或OTC药物的草药在药房销售。

爱沙尼亚国家医药局(State Agency of Medicine)2011年的数据显示,2007年、2008年和2009年,爱沙尼亚草药的市场总销售额分别为190万欧元、180万欧元和160万欧元。(相比之下,2007年、2008年和2009年处方药的市场总销售额分别为1.410 6亿欧元、1.627 4亿欧元和1.612亿欧元。)

医疗服务、从业人员、教育和医疗保险

爱沙尼亚国家卫生发展研究所(National Institute for Health Development)于2009年发布了2006年爱沙尼亚健康访谈调查。该调查估计,1%~19%的人口使用本土传统医学服务。其他传统和补充医学服务也被采用,但比例不详。

爱沙尼亚国家层面的法规适用于针灸从业人员(从2002年起)、草药从业人员(从2004年起)及顺势疗法从业人员(从2005年起)。传统和补充医学从业人员在公立和私营医院和诊所执业。执业须持有中央政府签发的传统和补充医学执照。

据爱沙尼亚资格认证机构2011年的数据估计,传统和补充医学从业人员的数量如下:顺势疗法14名、中医17名、芳香疗法28名、诺德·波恩(Nuad Bo-Rarn)自然疗法8名和反射疗法24名。针灸和脊骨神经医学疗法的从业人员(人数不详)也在爱沙尼亚执业。

88. Finland 芬兰

传统和补充医学国家政策

芬兰没有提供关于传统和补充医学国家政策的信息。

草药监管现状

与人用医疗产品有关的欧盟有效法规已纳入芬兰的国家法规中。《药品法》(Medicines Act)包括草药方面的相关法规。

归类为处方药、无需处方药和普通草药的草药,销售时附有医疗功效说明。芬兰采用《欧洲药典》(European pharmacopoeia)和其他欧盟成员国的国家官方药典,都具有法定约束力。

《欧盟药品监管法》(EU's Eudralex)卷 4 包含适用于草药的药品生产质量管理规范的相关规定。草药的生产规定与传统药物和普通草药的规定相同。要求生产商严格遵守药典和专论中有关生产的内容,以确保草药质量。要求遵守法规的手段包括职能部门定期检查生产厂家,并要求生产厂家指派专人担任遵约专员。

有效的欧盟法规、社团专论和社团列表都可作为草药的安全性要求。草药归类为处方药在药房销售;归类为无需处方药、自服药品或 OTC 药物在药房和其他渠道销售。

医疗服务、从业人员、教育和医疗保险

芬兰人接受传统和补充医学服务,但接受比例不详。从 1994 年起,国家层面对脊骨神经医学疗法和正骨疗法两类传统和补充医学的从业人员进行了法律监管。传统和补充医学从业人员以独立的私人身份提供服务。

医务专业人员执业需获得批准。本土传统医学的从业人员在芬兰执业,但人数不详。截至 2012 年,大约有 77 名脊骨神经医学疗法从业人员、1 600 名顺势疗法从业人员、245 名正骨疗法从业人员、750 名本土传统医学从业人员和 125 名矫正疗法从业人员在芬兰执业。

患者保险中心为某些患者提供部分医疗保险,主要是那些在医疗服务中被专业人员损伤的患者,这类专业人员包括脊骨神经医学、正骨疗法和矫正疗法的从业人员。

89. Germany 德国

传统和补充医学国家政策

德国把传统和补充医学国家政策纳入《社会法典 V》(Social Code V)和药品(药物)相关法律。

草药监管现状

德国药品法包括有关传统草药产品注册的规定。归类为处方药、无需处方药和普通草药的草药,销售时附有医疗功效和保健功效说明。

德国采用《德国国家药典》(*Deutsches Arzneibuch*)、《欧洲药典》(*European pharmacopoeia*)和《欧盟顺势疗法药典》(*EU's Homeopathic pharmacopoeia*),均具有法定约束力。在《德国草药委员会专论全集:草药治疗指南》(*Complete German Commission E monographs:therapeutic guide to herbal medicines*)中有大约 380 篇专论,这些专论与标准审核一起被采用,都具有法定约束力。

德国药品生产需要遵守药品生产质量管理规范的规定。草药的生产规定和常规药品的规定相同,要求严格遵守药典和专论中有关生产的内容,以确保其质量。为确保遵守法规,职能部门定期对生产厂家进行检查。适用于草药的安全性要求与常规药物相同。

归类为处方药的草药在药房销售,归类为无需处方药、自服药品或 OTC 药物的在药房和其他渠道销售。

医疗服务、从业人员、教育和医疗保险

根据 2000 年的数据,60%~79% 的德国人接受本土传统医学服务(9)。2004 年的一项研究估计,1%~19% 的人使用针灸、阿育吠陀医学、正骨疗法、顺势疗法和中医;20%~39% 的人使用草药;80%~99% 的人使用自然疗法(22)。

90. Hungary 匈牙利

第二次调查时,匈牙利的答复是从 2005 年至今情况没有任何变化。然而,这份摘要已于 2018 年进行了审查、更新和正式批准。

传统和补充医学国家政策

1997 年,匈牙利出台了一项关于传统和补充医学的国家政策,该政策属于《公共卫生法》(Law on Public Health)第 4 章第 104 条款的部分内容。1987 年和 1997 年颁布了有关自然疗法服务的法律法规,但是没有关于传统和补充医学的国家项目。1962 年在卫生部之下设立了国家药学研究所(National Institute of Pharmacy)。该研究所从 1982 年起一直负责传统草药的评估和注册工作。此外,还成立了有关传统和补充医学的两个科学社团和一个协会。药用植物研究所(Research Institute for Medicinal Plants)成立于 1915 年。

1997 年成立了传统和补充医学专家委员会,后来成为卫生部长的"补充与替代医学咨询委员会"(CAM advisory board)。从 2011 年起,除了其他被提名的专业组织,还有一个补充医学学会(Complementary Medicine Chamber)作为卫生部长的实质性咨询委员会。

草药监管现状

草药产品可作为传统草药产品出售,称为"治疗产品或辅助产品"(具有治疗效果,但不视作药物),或作为草药出售并被视为常规药物产品。两者都被规定为 OTC 药物,用作自服药品用途;根据法律,可以附有带医疗功效和保健功效说明。

1987 年,匈牙利颁布了有关传统草药产品的法规("治疗产品或辅助产品")。根据这项法规,如果传统草药产品满足以下每项要求,则可获得批准:其成分或组成部分已知;该产品及其成分的质量可以确定,并有持续性保障;其服用剂量的安全性得到证明;其生产条件符合公共卫生法规的要求;能够保证规定的生产工艺;其既定效果经评价证明或有科学依据。

有关草药(含有草药或草药制剂的常规药物产品)的立法在 1998 年的一部法律以及 2000 年和 2001 年的法规中有所体现,这些法规涉及了一般药物。该项立法包括草药的一些特殊质量要求。

《匈牙利药典》(Pharmacopoea Hungarica)(1986 年第 7 版)是现行的国家药典。但是,匈牙利已经签署了共同制定欧洲药典协定(Convention on the Elaboration of a European Pharmacopoeia),因此即将出版的《匈牙利药典》第 8 版中所载的《欧洲药典》(European pharmacopoeia)的标准也具有法定约束力。

用于常规药物的药品生产质量管理规范也适用于草药的生产;通过定期对草药制剂生产企业进行药品生产质量管理规范检查,确保符合要求。草药产品的安全性和疗效可以通过采用与常规药物相同的要求来证明,包括临床前和临床试验,或者参考记载类似产品的科学研究。此外,这些安全性和功效的要求也通过产品的受控生产和质量保证数据得到保证。

匈牙利有经授权的草药产品和已注册的传统草药产品(治疗产品)。虽然这些都不包括在国家基本药物目录内,但也有传统草药列表,其中包含没有医学指征的药物。1970 年建立了包括药品不良反应监测在内的市场监测体系。草药作为 OTC 药物在药房销售;传统草药在药房销售,特定销售点销售治疗产品。

医疗服务、从业人员、教育和医疗保险

1997 年 2 月,匈牙利立法机关通过了两项综合立法,涉及自然医学及其服务的某些方面。这两项法令明确而正式地将从事传统和补充医学的医生纳入国家医疗体系。

匈牙利所有医务从业人员,包括传统和补充医学的从业人员,都必须获得官方许可方可执业,并须列入从业人员名册(从 2004 年起)。

从 2011 年起,卫生专业人员的培训一直受到监管。2017 年,在中国获得中医文凭的人员也受到监管,包括注册要求。

截至 2018 年,国家没有专门的传统和补充医学项目,但有以传统和补充医学内容为主的卫生培训课程(理论上)。此外,某些大学也在传统和补充医学方面提供可选的继续教育专业课程(如佩奇大学卫生科学学院)。

在匈牙利,只有医师(或医生)才可开展下列传统和补充医学的医疗服务:针灸、脊骨神经医学、草药、顺势疗法、正骨疗法、中医、神经疗法、人智医学和解毒疗法。非内科医生可以提供反射疗法、指压疗法、生活方式建议、运动机能学和生物能疗法等服务。大学设有神经疗法、手法治疗、传统和补充医学以及针灸课程的国家医学博士项目,并有考试要求。通过考试后,医生可以向国家申请执业执照。

保险部分覆盖公立医院和公立门诊的针灸服务费用,但前提是提供服务的须为持照医生。

91. Iceland 冰岛

传统和补充医学国家政策

在冰岛,有关传统和补充医学的国家政策即卫生部长"关于冰岛治疗师及其业务活动的报告"（Report of the Minister of Health about Healers and their Activities in Iceland），该报告于 2004—2005 年提交给第 131 届立法会议全体大会。

草药监管现状

冰岛有一项专门针对草药的法规，标题为《草药销售授权及传统草药产品名册规定》（Regulation on the Marketing Authorization for Herbal Remedies and the Listing of Traditional Herbal Medicinal Products）。归类为无需处方药、普通草药、膳食补充剂和保健食品的草药，销售时附有保健功效和营养成分含量说明。

冰岛采用《欧洲药典》（European pharmacopoeia），具有法定约束力。根据冰岛《药品法》（Icelandic Pharmaceutical Act）第 6 条的规定，欧盟最新的药品生产质量管理规范的有关规则在冰岛有效，该法同时适用于草药和常规药物。要求遵守法规的手段包括职能部门定期检查生产厂家，并要求生厂商指定专人负责该工作。传统使用证明无害即被认为草药安全评估合格。草药以无需处方药、自服药品或 OTC 药物在药房、其他渠道和特定销售点销售。

医疗服务、从业人员、教育和医疗保险

冰岛人接受传统和补充医学服务，但接受服务的比例不详。从 2005 年起，冰岛为本土传统医学的从业人员制定了国家层面的法规。脊骨神经医学疗法和正骨疗法的从业人员分别自 1990 年和 2005 年起受到监管。传统和补充医学的从业人员在私营诊所执业。他们必须持有中央政府签发的传统和补充医学执照方可执业。

92. Ireland 爱尔兰

传统和补充医学国家政策

爱尔兰没有提供关于传统和补充医学国家政策的信息。

草药监管现状

爱尔兰遵循欧盟传统草药产品指令（Traditional Herbal Medicinal Products，THMPD）；对于不属于这一类别的产品，则适用于常规规则。市场管理条例（Control of Placing on Market Regulations），其为 2007 年第 SI540 号。草药归类为处方药、无需处方药和普通草药，销售时附有医疗功效说明。

爱尔兰采用《欧洲药典》（European pharmacopoeia）和《英国药典》（British pharmacopoeia），都具有法定约束力。大约 360 篇来自《欧洲药典》的专论和欧盟药品监管法卷 4 的药品生产质量管理规范指南（the GMP guide EudraLex, vol. 4）都适用于草药。除了对所有药物的共同要求外，对草药还有特定的药品生产质量管理规范要求。欧洲药品管理局（EMA）质量指南适用于草药。要求遵守法规的手段包括职能部门定期检查生产厂家，以及生厂商提交药物样品进行测试，并指派专人负责确保执行药品生产质量管理规范。传统使用证明无害，且在类似产品中有足够的相关安全性科学研究参考材料，即被认为草药安全评估合格。

截至 2012 年，5 种草药获得注册。归类为处方药的草药在药房销售；归类为草药的无

需处方药、自服药品或 OTC 药物在药房和其他渠道、特定销售点销售,也由持照医师销售。

医疗服务、从业人员、教育和医疗保险

爱尔兰居民接受使用本土传统医学及其他传统和补充医学服务,但接受的人口比例不详。

针灸、阿育吠陀医学、脊骨神经医学、草药、顺势疗法、自然疗法、正骨疗法、中医、芳香疗法、灵气和反射疗法等从业人员在爱尔兰执业。

政府为传统和补充医学的某些医疗服务提供部分医疗保险,如针灸、脊骨神经医学、顺势疗法和正骨疗法。

93. Israel 以色列

传统和补充医学国家政策

以色列没有提供关于传统和补充医学国家政策的信息。

草药监管现状

草药销售时附有营养成分含量说明。

医疗服务、从业人员、教育和医疗保险

以色列人接受传统和补充医学服务,但是接受的人口比例不详。传统和补充医学的从业人员在公立和私营诊所执业。专门技术协会自行监管医疗服务。

以色列大学不提供传统和补充医学教育,但政府正式认可了针对传统和补充医学从业人员的师承培训与特许培训项目,以及针对本土传统医学从业人员和传统和补充医学技术人员的培训项目。

在以色列执业的有本土传统医学从业人员以及针灸、脊骨神经医学疗法、草药、顺势疗法、自然疗法和正骨疗法等传统和补充医学的从业人员。私营医疗保险部分覆盖了传统和补充医学服务费用。

94. Lithuania 立陶宛

传统和补充医学国家政策

立陶宛没有提供关于传统和补充医学国家政策的信息。

草药监管现状

总体上说,立陶宛适用于草药产品的法规和适用于常规药物的法规相同。然而,欧盟2004/24/EC 指令(EU Directive 2004/24/EC)规定了传统草药产品的简化注册程序以及此类药物产品的定义,并于 2007 年由立陶宛立法机构通过。

草药被定义为含有草药成分的任何产品,这意味着根据产品的内容和使用说明,草药可以归类为草药产品、传统草药产品或膳食补充剂。各类说明只能以产品的分类为依据(例如医疗功效说明仅针对医药产品)。

立陶宛采用《欧洲药典》(European pharmacopoeia)、《英国药典》(British pharmacopoeia)、《法国药典》(French pharmacopoeia, Pharmacopée française)、意大利官方药典(Farmacopea ufficiale del Repubblica Italiana)和《德国药典》(German pharmacopoeia)。如果《欧洲药典》未包含必要的专论,则采用其他欧盟成员国的药典。如果这些药典均未包含必要的专论,则可以采用第三国药典的专论。在这种情况下,申请人应提交一份该专论的副本,同时对该专论中所含的分析程序进行验证,并在适当时候提交一份译文。立陶宛的相关药物法律对医药产品和研究用医药产品的药品生产质量管理规范作出了规定。药品生产质量管理规范的要求仅适用于医药产品。

要求遵守法规的手段包括职能部门定期检查生产厂家,要求生厂商提交药物样品进行检测,并指派专人负责以确保执行药品生产质量管理规范。草药的安全性要求与常规药物的安全性要求相同;传统使用证明无害即被认为草药安全评估合格。

截至 2012 年,213 种草药获得注册。归类为处方药、无需处方药、自服药品或 OTC 药物的草药,在药房销售。

医疗服务、从业人员、教育和医疗保险

立陶宛人接受本土传统医学及其他传统和补充医学服务,但接受的人口比例不详。传统医学从业人员在公立和私营医院及诊所执业。他们必须持有中央政府签发的传统和补充医学执照方可执业。政府正式认可经过特许的培训项目。在立陶宛也有针灸和手法治疗的从业人员在执业。

强制性公共医疗保险基金涵盖了全科医生或专业人士提供的医疗服务费用。全科医生或专业人士可根据其专业能力,开展常规和替代医学两种医疗服务。私人或政府医务人员都可参与签订基金合同。

95. Malta 马耳他

传统和补充医学国家政策

马耳他没有提供关于传统和补充医学国家政策的信息。

草药监管现状

2005 年开始实施的草药产品管理条例对传统草药开展监管。常规药物由不同的监管体制监管。传统草药产品的注册与常规药物的注册程序相比,在证明其功效和安全性方面的程序比较简单。

其质量标准与常规药品的通用标准相同。采用的程序和标准以执行的法律依据为依据,即是否为单一的传统草药制品申请,还是全面的注册。

传统草药制品是否符合法规中的"药用产品的定义(成分和用于治疗或预防疾病的说

明）"，那么此类传统草药制品就按药品监管。如果它们不是药品，它们就以膳食补充剂、健康食品、功能性食品或化妆品等投放市场。而那些被认为是药品的，只能以处方药或无需处方药销售。

只要传统草药产品有实例依据（来自文献或通过临床试验）证实其是药品，它们可以使用医疗功能说明，但是在作为药品申请注册时，必须具有申请的法律依据。马耳他采用《欧洲药典》和欧洲药品管理局草药产品委员会出版的欧盟草药专论，但不具有法定约束力。

欧盟药品生产质量管理规范适用于此，草药的生产质量管理规范法规和常规药品的生产质量管理规范法规相同。为了确保实施药品生产质量管理规范，职能部门定期检查生产厂家。

安全要求由申请的法律依据决定。如果注册的程序属于常规的市场许可（如对抗疗法药品），其安全标准是一致的。如果申请的是传统草药制品，则可以通过涵盖该草药产品或制剂 30 年传统使用的文献来证明安全性。

每位申请注册者可以向药物主管部门递交申请书。当前，马耳他尚未有官方认定的传统草药产品。归类于膳食补充剂的产品早已上市，在实施过程的最终，如果那些定义属于草药制品（和传统草药制品）想继续上市的话，马耳他将要求它们注册。草药应以处方药、无需处方药、自服药品或 OTC 药物类别在药房销售。

医疗服务、从业人员、教育和医疗保险

马耳他的居民使用传统和补充医学。从 2004 年起，国家对针灸、脊骨神经医学、草药、正骨疗法和中医从业人员开展监管。传统和补充医学从人员在私营诊所和公立医院执业。中央政府签发执业所需的传统和补充医学执照。

根据马耳他卫生部负责人的资料，截止到 2012 年，马耳他有针灸从业人员 16 名，脊骨神经医学从业人员 8 名，草药从业人员 207 名，正骨疗法从业人员 3 名和 16 名中医从业人员在该地执业。

政府医疗保险全部覆盖针灸治疗费用。

96. Montenegro 黑山共和国

传统和补充医学国家政策

黑山共和国卫生部正在制定有关"传统替代医学"的法规，它将明确允许哪些可以在黑山共和国内执业。2010 年 9 月，黑山共和国卫生部和欧洲委员会的"技术援助信息交换署"机构合作，召开了传统替代医学研讨会。黑山共和国卫生部和中国签订了一个传统替代医学合作备忘录；黑山共和国卫生部计划邀请中国专家培训他们的专业人员。迄今为止，黑山共和国对传统替代医学行医没有实行监管，所以也没有这方面的政府开支。

草药管理现状

药品法包括定义为传统药物和草药药品在内的条款。根据这部法律，对草药的市场许可程序和常规药品相同。草药销售都附有医疗功效说明。

黑山共和国采用《欧洲药典》(*European pharmacopoeia*)和它的专论。药品生产质量管理规范和安全评估的法规和常规药物相同。黑山共和国国内没有草药和传统药物的生产厂商。如果外国药厂希望申请在黑山共和国的市场准入或进口许可,他们必须具有药品生产质量管理规范证书,该证书由欧盟或药物检查合作计划成员(Pharmaceutical Inspection Co-operation Scheme,PIC/S)发放。

截止 2012 年,4 种草药已经获得注册。草药以无需处方药、自服药品 OTC 药物在药房销售。

医疗服务、从业人员、教育和医疗保险

黑山共和国没有关于传统和补充医学医疗服务、从业人员、教育或医疗保险的资料。

97. Netherland 荷兰

传统和补充医学的国家政策

荷兰没有提供关于传统和补充医学的国家政策的信息。

草药管理现状

2007 年荷兰颁布了《药品法》(*Geneesmiddelenwet*),其中包括了监管草药的条款。对于久负盛誉的草药,荷兰要求档案材料(即在欧盟进行注册和营销授权的申请文件)类似于常规药物的申请;欧洲专用的立法适用于以传统使用为基础的草药。草药分类为处方药、非处方药、普通草药和膳食补充剂。销售时应附有医疗功效说明。

荷兰使用《欧洲药典》(European pharmacopoeia)和欧洲药品管理局草药产品委员会出版的欧盟草药专论(HMPC monographs),并具法定约束力。

对药品生产质量管理规范和安全评估的法规与常规药物相同;必须遵循药典和专论。为保证符合规定,职能部门对生产厂商进行定期检查。

草药以处方药、无需处方药、自服药品或 OTC 药物在药房或其他渠道销售。

医疗服务、从业人员、教育和医疗保险

本土传统医学和其他传统和补充医学(包括人智医学)可以在荷兰执业。传统和补充医学从业者在私营部门提供服务。

私人保险公司为某些传统和补充医学服务提供部分医疗保险,如针灸、脊骨神经医学、草药、顺势疗法、自然疗法、正骨疗法和中医等。

98. Noway 挪威

传统和补充医学国家政策

挪威对补充和替代医学有专门的立法,即 2002 年颁布的"替代医学治疗疾病等"(Om

lov om alternativ behandling av sykdom mv）法规，还有 2 个颁布于 2003 年的法规，涉及替代医学治疗市场推广以及替代医学疗法从业人员注册问题。

挪威卫生署（Norwegian Directorate of Health）是主管补充和替代医学国家级行政机构，它隶属于卫生医疗服务部（Ministry of Health and Care Services，MoHCS）和劳动社会融入部（Ministry of Labour and Social Inclusion），其业务由卫生医疗服务部（MoHCS）管辖。

传统和补充医学的国家规划纳入卫生医疗服务部的年度讨论范围，它为从事传统和补充医学工作的三个下属组织确定重点项目，这几个组织的名称是：

- 国家补充和替代医学研究中心（National Research Center in Complementary and Alternative Medicine，NAFKAM），也承担国家传统和补充医学研究所的工作；
- 挪威国家补充和替代医学信息中心（National Information Center in Complementary and Alternative Medicine，Norway，NIFAB）
- 布轮纳于松注册中心（Bronnoysund Register Center），它隶属于挪威贸易工业部，负责管理和开展全国最重要的注册工作，如替代医学疗法从业人员的注册和电子处理工作。

草药管理现状

如果草药制品符合要求，它们的市场准入许可按照常规药品的办法办理。此外，根据挪威的规定，挪威已经采用了欧盟有关传统草药的指导意见。

归类于草药的无需处方药、普通草药和膳食补充剂，销售时附有医疗功效和保健功效说明。挪威采用《欧洲药典》和欧洲药品管理局草药产品委员会出版的草药专论，均具有法定约束力。

欧盟药品生产质量管理规范和药用植物生产和采集的生产质量管理规范指南适用于草药生产。草药药品生产质量管理规范和安全性评估和正规药品的要求是一致的。要求遵守法规的手段包括职能部门定期检查生产厂家，要求厂家提交药物测试样品，并要求生产厂家指定专人负责确保执行药品生产质量管理规范。

草药以无需处方药、自服药品和 OTC 药物在药房、其他渠道和特殊途径销售。

医疗服务、从业人员、教育和医疗保险

挪威民众享用本土传统医学的服务。据 2007 年挪威国家补充和替代医学信息中心用户调查资料，1%~19% 挪威居民接受针灸、顺势疗法和自然疗法服务；有 20%~30% 民众接受其他传统和补充医学疗法（如按摩）。

在挪威，脊骨神经医学属于医疗专业技术，因此，脊骨神经医学医师由监管医疗专业人员的法规管理。传统和补充医学从业人员在公立和私营医院执业。

目前，挪威医学院（Norges Helsehoyskole Campus Kristiania）已拥有针灸学院，它设有官方承认的学士学位专业；该学院已经向国家主管部门申请设立官方承认的正骨疗法学士学位专业。挪威政府也承认补充和替代医学的特许颁证培训项目。

挪威拥有针灸、草药、顺势疗法、自然疗法、正骨疗法、中医和其他的传统和补充医学从业人员，但其数量不详。

如果补充和替代医学治疗发生在医院里，可以全额报销。在医院的综合治疗中心治疗，

可以获得部分报销。脊骨神经医学被认为是常规治疗,可全额报销。

99. Poland 波兰

传统和补充医学的国家政策

波兰的传统和补充医学的国家立法只涉及草药。与此相似的是,国家行政机构是位于扎布考瓦斯卡的医药产品、医疗设备和杀虫剂产品注册处(Registration of Medicinal Products, Medical Devices and Biocidal Products)(注册草药和顺势疗法药物产品),位于华沙切姆斯卡的国家药品研究所是全国性科研机构。

草药管理现状

波兰《药品法》20a 和 20b 条款(Articles 20a and 20b of the Pharmaceutical Law)涉及草药产品。根据有效成分的含量,欧盟 2001/8 号指令(European Directive 2001/83/UE)对草药产品下了定义,条款中包含了这些内容。在没有专业人员指导下可以使用传统草药产品。归类为处方药、无需处方药和普通草药的草药,销售时附有医疗功效说明。

《波兰药典》(The Polish pharmacopoeia, Farmakopea Polska)具有法定约束力,它包含有15 篇专论。波兰也使用《欧洲药典》,其中包含 234 篇专论。2008 年,卫生部发布了药品生产质量管理规范要求,规定厂家必须严格遵守药典和专论中有关生产的内容;同样的药品生产质量管理规范法规适用于草药和常规药物。要求遵守法规的手段包括职能部门定期检查生产厂家,并要求生产家提交药物测试样品和指定专人负责确保执行药品生产质量管理规范。欧盟 2001/83 号指令(共同体有关人用药品准则)确定了安全要求。

草药以无需处方药、自服药品或 OTC 药物通过药房、其他渠道和特定途径销售。

医疗实践、从业人员、教育和医疗保险

波兰没有提供有关传统和补充医学医疗服务、从业人员、教育和医疗保险的资料。

100. Portugal 葡萄牙

传统和补充医学的国家政策

2003 年,葡萄牙开始为传统和补充医学立法,涉及 6 种“非常规疗法”(NCT):针灸、脊骨神经医学、顺势疗法、正骨疗法和本草疗法(草药)。

2013 年,这项法律扩展涵盖了中医,并监管非常规疗法中的从业人员,如卫生专业人员。葡萄牙采取的特殊措施如下:

- 指定卫生部和高教部负责管理(如,4 年制的非常规疗法的学士学位专业,对 7 类非常规疗法有不同要求);
- 为 7 类非常规疗法制定专业内容;
- 为 7 类中的每个非常规疗法的 4 年大学制定课程设置;

- 要求非常规疗法从业人员持有卫生部签发的执照；
- 要求从业人员获得民事责任保险；
- 为非常规疗法制定类似于已经实施的供职于私营诊所的医务人员的法规；
- 建立非常规疗法全国委员会（National Council of NCT），包括 23 名成员，充任传统和补充医学的国家顾问机构。

虽然个别大学正在从事独立的科研项目，但是葡萄牙本身没有全国性的科研机构。未来法律也许应该扩大到其他非常规疗法的服务，如阿育吠陀医学，这也是可能的。

草药管理现状

根据 2006 年 176 号法，141-147 条款，对草药的监管和常规药物相同。

葡萄牙药品卫生局（The National Authority of Medicines and Health，INFARMED）隶属于卫生部，负责评价、授权、监管人用药物和医疗产品，如医疗设备和化妆品。该组织严格遵守欧盟的规则。它也为欧洲顺势疗法药品和普通草药发放牌照。经过一个简单的注册，膳食补充剂的牌照由营养和农业部发放。许多产品（如用于中医的）发放的是膳食补充剂的牌照，任何人在没有处方的情况下可以随意购买。

葡萄牙采用《葡萄牙药典》（The Portuguese pharmacopoeia，Farmacopeia Portuguesa），包括每年的补充内容。它具有法定约束力。葡萄牙也采用《欧洲药典》，同样具有法定约束力。

药品生产质量管理规范适用于草药和常规药品的生产。要求生产厂家严格遵守药典和专论中有关生产的内容。欧盟 852/2004 指令规定了确保遵守药品生产质量管理规范的措施。对草药的安全要求和常规药物相同。

截至 2017 年，35 种获得适应证认可的顺势疗法药物产品和 88 种获得简化注册的顺势疗法药品都在葡萄牙获得注册。

医疗服务、从业人员、教育和医疗保险

葡萄牙民众接受传统和补充医学的服务，但是服务人数的百分比不详。葡萄牙本地的传统医学从业人员和传统和补充医学中的针灸、脊骨神经医学、草药（本草）、顺势疗法、自然疗法、正骨师、中医和阿育吠陀医学的从业人员都在提供服务，但是他们的数量不详。

葡萄牙大学和理工学院资格认证署授权开设学制 4 年的正骨疗法专业（2016 年）和针灸专业（2017）的学位课程，卫生部下属的中央卫生系统管理局（The Central Administration of the Health System，ACSS）负责签发诊疗技术人员、非常规疗法技术人员和足医师的专业执照。

按照 2013 年修改的法律，对于 7 类非常规疗法中的任何一类，只有获得专业执照的才可以在相应专业名称下执业。今后，凡是申请非常规疗法的专业执照者，必须具有学士学位。不过，葡萄牙为已经从事非常规疗法的人员设置了一个特殊的过渡制度。一个特殊的卫生部门将开展从业人员的登记工作，并不断更新，使它成为一个公共的网上清单，公众可以随时查看。中央卫生系统管理局设立了一个工作小组，按照过渡制度，它负责对申请执照者进行评估，并决定申请人是否可以获得全面性业务执照，临时执照或拒绝发放执照。

某些私营医疗保险公司部分支付针灸、脊骨神经医学、普通草药、顺势疗法、自然疗法和正骨疗法的费用。有些保险公司的卫生业务人员中有非常规疗法人员，投保者可以接受他

们的服务。但是,对于外部的非常规疗法执业者的服务费用不予报销。

101. Republic of Moldova 摩尔多瓦共和国

传统和补充医学国家政策

摩尔多瓦共和国没有提供有关传统和补充医学国家政策的信息。

草药管理现状

摩尔多瓦共和国制定的药品注册法规把草药包括在内。归类于处方药、无需处方药和普通草药的草药,销售时附有医疗功能、保健功能和营养成分含量的说明。

摩尔多瓦共和国采用《欧洲药典》、罗马尼亚药典(Romanian pharmacopoeia, Farmacopeea Romana)和《俄国药典》(Russian pharmacopoeia),都具有法定约束力。2009 年出版了包含 1 000 篇专论的论著,均具有法定约束力。关于草药的药品生产和质量管理规范中的监管和安全要求和常规药物相同,包括严格遵守药典和专论中有关生产的内容。

摩尔多瓦共和国草药注册分成 4 类:(1) 抗菌剂;(2) 肠道吸附剂;(3) 细胞保护、再生、抗氧化剂;(4) 草药名称的词源学分类(etymological)。根据草药的传统用法、临床资料和实验室实验,从 2007 年起,草药纳入国家基本药物目录。对于草药销售没有严格规定,它们按无需处方药、自服药品或 OTC 药物通过药房和其他特定途径销售。

医疗服务、从业人员、教育和医疗保险

摩尔多瓦共和国使用本地传统医药,但是对于国内居民的使用百分比和从业人员的数量不明。不过根据顺势疗法私营诊所的资料,20%~29% 的居民接受针灸治疗,26%~79% 的居民接受普通草药治疗和 20%~39% 居民接受顺势疗法治疗。

从 1994 年起国家对针灸从业人员的监管已经到位,从 2000 年开始,对顺势疗法的从业人员也实施管理,对脊骨神经医学和正骨疗法从业人员的监管开始于 2011 年。传统和补充医学医从业人员在公立和私营医院、诊所执业。中央政府、相关学术机构或证照发放单位负责签发执业所需的传统和补充医学执照。

在传统医学领域,学生可以获得博士学位。学生经过 3 年住院实习可以获得执照,如手法治疗领域的临床住院实习(如正骨疗法)。摩尔多瓦共和国为学生提供手法治疗的研究生教育和为期 3 个月的见习,以及专科课程学习。也为传统和补充医学技术人员和研究生提供本草疗法、顺势疗法和针灸的培训科目。

2010 年,传统和补充医学从业人员人数:针灸 96 人,顺势疗法 37 人,脊骨神经医学 48 人,正骨疗法 37 人。

政府医疗保险部分支付针灸、脊骨神经医学和正骨疗法的费用。

102. Romania 罗马尼亚

传统和补充医学国家政策

罗马尼亚没有关于提供传统和补充医学的国家政策信息。

草药管理现状

从 2006 年起,罗马尼亚关于草药的法律采用欧盟 2001/83 指令,以此来管理草药。它还有特设的专门条款适用于传统草药产品。归类于处方药和无需处方药的草药,销售时附有医疗功效说明。

《罗马尼亚药典》(*Romanian pharmacopoeia*)具有法定约束力。它包括 16 篇专论,尽管专论中的内容不具法定约束力。罗马尼亚也采用《欧洲药典》(*European pharmacopoeia*)和其他国家的药典,它们都具有法定约束力。

罗马尼亚也采用 2010 年版的欧盟药品监督法(EudraLex)卷 4 有关药品生产质量管理规范指南;它们适用于草药和常规药物。生产厂商必须严格遵守药药典和专论中有关生产的内容。要求遵守法规的手段包括职能部门定期检查生产厂家,并要求生产厂家指定专人负责确保执行药品生产质量管理规范。

截至 2012 年,68 种草药已经获得注册。归类为无需处方药、自服药品或 OTC 药物的草药在药房和其他途径销售。

医疗服务、提从业人员、教育和医疗保险

罗马尼亚没有传统和补充医学的医疗服务、从业人员、教育和医疗保险的资料。

103. Serbia 塞尔维亚

传统和补充医学的国家政策

塞尔维亚在 2007 年颁布了包括传统和补充医学条款的医疗法律,并且也有适用于传统和补充医学医疗服务的细则。

草药管理现状

根据 2010 年颁布的药品和医疗器械法,对于普通草药的管理,部分和常规药物相同。对于传统草药的监管另有法规。普通草药归类于草药范畴,销售时附有医疗功效说明。

塞尔维亚采用《南斯拉夫药典》(*The Yugoslavian pharmacopoeia*,*Pharmacopoea Jugoslavica*)(3~5 卷),具有法定约束力。塞尔维亚也采用《英国药典》《欧洲药典》和《美国药典》(*United States pharmacopeia*),以及他它们的专论,而且均具有法定约束力。

药品和医疗器械法规定了药品生产质量管理规范,同时适用于草药和常规药物。遵守规程的手段包括职能部门对生产厂家进行定期检查,要求生产厂家向认可的实验室提交药

物测试样品,并指定专人负责确保遵守规程。

截止到 2012 年,20 种传统草药和 30 种普通草药已经获得注册。草药以无需处方药、自服药品或 OTC 药物在药房销售。

据塞尔维亚药品和医疗器械局(Medicines and Medical Devices Agency)的资料估计,从 2007 年到 2009 年,草药的整个市场销售额分别为 1.63 亿、2.51 亿和 2.83 亿 8 塞尔维亚第纳尔。2009 年处方药的市场销售总额为 650.59 亿塞尔维亚第纳尔。

医疗服务、从业人员、教育和医疗保险

塞尔维亚使用本土传统医学、传统和补充医学。2007 年起,对于从事针灸、阿育吠陀医学、脊骨神经医学、草药医学、顺势疗法和中医等本土传统医学从业人员开展国家层面的监管。传统和补充医学从业人员在公立和私营医院和诊所执业。

塞尔维亚中央政府签发执业所需的传统和补充医学执照。塞尔维亚医学会(Serbian Medical Society)或有关的相应注册单位为被监管的传统和补充医学执业者注册,其条件是,他们必须持有认可的学校(国外的)确认他们已经完成培训,才有资格申请注册。塞尔维亚卫生部下属的传统医学专家委员会(Experts Commission on TM of the MoH of Serbia)负责审查批准传统和补充医学执业许可的申请。卫生部长签署执业许可证。根据执业许可证,医学会颁发为期 7 年准许执业的执照。

根据对不同的传统和补充医学领域(如量子医学、针灸和顺势疗法)获准的教育方案,目前,通过提供不同类型的课程为医生、牙医和药剂师开展医学继续教育。这些方案得到塞尔维亚医疗委员会的批准,医疗委员会是塞尔维亚有关继续教育的最高权力机关。塞尔维亚也承认国外具有法律地位的院校的毕业文凭。

塞尔维亚本土传统医学从业人员人数至今不详,因为迄今为止没有颁发过一份执照。根据卫生部 2002 年的资料,塞尔维亚有针灸从业人员 133 名,阿育吠陀医学从业人员 2 名,脊骨神经医学从业人员 2 名,顺势疗法从业人员 60 名,中医从业人员 2 名,和 65 名其他执业者,如长寿饮食师(2 名)、量子医学医师(52 名)、日式指压按摩疗法师(6 名)、蜂针疗法师(2 名)和瑜伽治疗师(3 名)。这些数目代表了到目前为止发放的证照的数目(包括给为传统和补充医学执业者提供服务场所的(私营或公立)医疗机构的证照。有的医生持有从事不止一种传统和补充医学行业的执照(如,针灸、顺势疗法和量子医学),因此,全部传统和补充医学的从业人员估计有 220 人左右,不到塞尔维亚全部持照医师的 1%。

传统和补充医学的医疗费用主要由患者(接受治疗者)支付,医疗保险不覆盖。

104. Slovakia 斯洛伐克

传统和补充医学的国家政策

斯洛伐克颁布的 2019/296 号法规是包含了监管传统和补充医学相关内容的全国性法规,它适用于医疗执业的专业资格。斯洛伐克卫生部设有监管传统和补充医学的国家级行政机构。

草药的监管现状

欧洲的法规既适用于常规药物,也适用于草药。处方药、无需处方药、普通草药、膳食补充剂、保健食品、功能性食品和一般食品产品都归于草药范畴。销售时附有医疗功效、保健功效和营养成分含量的说明。

斯洛伐克采用《欧洲药典》。在核定(传统)草药注册文件时,需要参照欧洲药物管理局草药产品委员会出版的专论资料。当草药作为赋形剂的一部分的时候,《欧洲药典》也是适用的。

对草药来说,必须获得药品生产质量管理规范 1.4.1.1. 草药产品条款(GMP 1.4.1.1. Herbal products)的生产许可。此外,在评估草药时,必须参照药用植物种植和采集的生产和质量管理规范。

一旦某个草药获得批准,它的注册情况会收录在国家药品数据库里,卫生部的网站上的数据库每周一更新一次。确认的疗效(长期使用和参考文献)和 2012 年实施的标准药物警戒要求是决定收录的标准。一旦传统草药上市,通常不施行安全监管。

归类于草药的处方药在药房销售;那些属于无需处方药、自服药品或 OTC 药物的草药不在药房销售,而是通过其他渠道销售,也通过特定途径和持照执业者销售。

医疗服务、从业人员、教育和医疗保险

在斯洛伐克,草药和传统草药并不认为是特殊的医疗领域。根据 2004 年关于医务从业人员、医务工作者和卫生部门的专业组织的 578 号法令(Act No. 578/2004 on health care providers, health workers and professional organizations in health),认为传统医学治疗者不属于医务人员。

斯洛伐克使用传统和补充医学,但是使用人口的比例不详。2004 年起,斯洛伐克开始对顺势疗法医学实施监管,2010 年对针灸、中医从业人员实施监管;这些属于国家级的监管。

传统和补充医学从业人员在私营诊所和医院执业。中央政府签发执业所需的传统和补充医学执照。大学可以授予针灸专业学位。政府也承认合格的培训项目。根据 2011 年斯洛伐克医科大学的资料,目前估计有 300 名针灸从业人员、350 名顺势疗法从业人员和 20 名中医从业人员在斯洛伐克职执业。

105. Slovenia 斯洛文尼亚

传统和补充医学国家政策

斯洛文尼亚没有提供有关传统和补充医学的国家政策信息。

草药监管现状

在斯洛文尼亚,对历史悠久的草药的监管相同于常规药物。就传统草药而言,斯洛文尼亚国家立法采纳了欧盟 2004/24 号指令(传统草药产品规则),所以 2006 年制定了上市许可的简单程序。归类于处方药、无需处方药和普通草药的草药,销售时附有医疗功效和保健功

效的说明。

斯洛文尼亚采用《斯洛文尼亚国家处方集》(The National Formulary, Formularium Slovenicum);其中包括 240 篇专论,都具有法定约束力。也采用《欧洲药典》。有时也采用其他欧盟成员国的药典专论,但不具有法定约束力。

斯洛文尼亚采用药品生产质量管理规范。对于草药生产的监管无异于常规药品,同时还为草药产品增加了一些特殊的要求。遵守规程的手段包括职能部门定期检查生产厂家,并要求厂家向认可的实验室提交药物测试样品。欧盟 2004/24 号指令规定了草药安全评估的要求。

截至 2012 年,69 种草药已经获得注册。归类为处方药、无需处方药、自服药品或 OTC 药物的草药,通过药房或具有销售 OTC 药物执照的特定商店销售。

医疗服务、从业人员、教育和医疗保险

斯洛文尼亚使用传统和补充医学。从 2007 年起,对于阿育吠陀医学、脊骨神经医学、顺势疗法、正骨疗法、中医和阿拉伯医学的从业人员的监管已经到位。但每类从业者的数目不详。中央政府签发执业所需的传统和补充医学执照。

106. Spain 西班牙

传统和补充医学的国家政策

西班牙没有提供有关传统和补充医学的国家政策信息。

草药监管现状

根据欧盟 2001/83 号法令(Directive 2001/83/EC)和欧盟 2004/24 号法令修正案(Directive 2004/24/EC),西班牙对于草药的监管部分和常规药物相同。草药归类为处方药和无需处方药;销售时附有保健功效和营养成分含量说明。按照货物自由流通原则,西班牙也接受其他欧洲国家注册的附有保健功效的草药食品产品。

西班牙采用《西班牙皇家药典》(The Royal Spanish Pharmacopoeia, *Real Farmacopea Española*)和《欧洲药典》及其专论,并具有法定约束力。

西班牙草药和常规药物的药品生产质量管理规范是按照欧盟药品监督法第 4 卷(EudraLex, vol. 4)所载药品生产质量管理规范制定的。

草药生产厂家必须严格遵守药典和专论中有关生产的内容。要求遵守法规的手段包括职能部门定期检查生产厂家和实验室。

截止到 2012 年,52 种草药已经获得注册。归类为处方药的草药在药房销售;归类为无需处方药、自服药品或 OTC 药物的,通过药房和特定途径销售。

医疗服务、从业人员、教育和医疗保险

西班牙采用传统和补充医学。从业人员在私营部门执业。中央政府签发执业所需的传统和补充医学执照。

107. Sweden 瑞典

传统和补充医学的国家政策

瑞典的患者安全法包括传统和补充医学的条款。

草药监管现状

在瑞典,同样的医药产品立法适用于常规药物和草药。草药类归类为处方药和无需处方药,销售时附有医疗功效说明。瑞典采用《欧洲药典》,具有法定约束力。2012 年,欧盟颁布了有关(传统)草药 / 制剂的专论,其中包括正在使用的 100 篇专论,但不具有法定约束力。

欧盟 2003/94 号委员会法令提出了药品生产质量管理规范原则和指导意见,这是针对人用草药产品和正处于调查阶段的草药,瑞典于 2003 年采用了这一指令。指令适用于草药和常规药物。草药生产厂家必须严格遵守药典和专论中的内容。要求遵守法规的手段包括职能部门定期检查对生产厂家和实验室,并要求生产厂家指定专人负责确保执行药品生产质量管理规范。对于草药安全性要求和常规药物相同。传统使用显示无害即被认为草药安全评估合格。科研记录也可作为安全性的参考资料。

截止到 2012 年,100 种草药已经获得注册。归类为处方药的草药在药房销售;归类为无需处方药,自服药品和 OTC 药物的通过药房,其他途径和特定商店销售。

医疗服务、从业人员、教育和医疗保险

瑞典采用传统和补充医学。从业人员在公立和私营医院和诊所执业。瑞典有针灸、阿育吠陀医学、脊骨神经医学、顺势疗法、自然疗法、正骨疗法和中医从业人员,但他们的数量不详。

从 1989 年起,瑞典对于脊骨神医学从业人员的监管已经到位,而且在全国范围内执行。瑞典国家卫生福利局(The National Board of Health and Welfare)对脊骨神经医学医师签发执业所需的传统和补充医学执照。

瑞典政府承认某些合格的传统和补充医学的培训项目,但是没有大学层次的传统和补充医学教育。

政府医疗保险部分覆盖脊骨神经医学的费用。

108. Switzerland 瑞士

传统和补充医学的国家政策

在瑞士,瑞士联邦宪法第 118a 条规定了传统和补充医学的国家政策:"补充医学:联邦和州在权力所达范围内保证考虑补充医学",这一条款颁布于 2009 年。

草药监管现状

就草药而言(包括补充医学中的顺势疗法、人智医学和亚洲医学)必须要有入市前的

批准。必须证明其质量、安全和有效。这些法规（补充医学药品和植物医学药品条例以及植物医学规则（*Ordonnance sur les médicaments complémentaires et les phytomédicaments and Instructions sur les phytomédicaments*））早就设想了草药入市前的简化批准手续。如果适用的话，文献资料、治疗记录或有一个经批准的产品或治疗等效物证明，则可以取代临床试验证实其作用和安全性。顺势疗法、人智医学和传统亚洲医学的药品可以在有或没有适应证的情况下上市。

如果药品在没有适应证（没有商标）的情况下注册，它仅仅需要提交一个（没有疗效的证明）简化的文件。对于某些已经得到认可的顺势疗法、人智医学和传统亚洲医学，只要以通告形式进行注册（如果他们名列于注册局发布的名单之中）。

归类为处方药、无需处方药和普通草药的草药，销售时应附有医疗功能说明。属于膳食产品、膳食补充剂或功能性食品的草药应该附有保健功能或营养成分含量的说明。草药不允许附有此类说明（草药只允许附有医疗功效说明）。草药产品包括草药和膳食补充剂、健康食品、功能性食品和一般的膳食产品——它们都一般含有草药成分。在瑞士，药品和膳食产品分别由不同的法规管理；所以，这一区分是必要的。

瑞士采用《瑞士药典》（*Pharmacopoea Helvetica*）、《欧洲药典》、《德国药典》（*German Pharmacopoeia*）、《英国药典》（*British Parmacopoeia*）、《法国药典》（*Pharmacopée française*）和《美国顺势疗法药典》（*Homeopathic pharmacopoeia of the United States*），均具有法定约束力。

瑞士采用药品检验合作计划（PIC /S）的药品生产质量管理规范，它适用于常规药物和草药。为保证质量，管理手段要求生产草药的厂家严格按照药典和专论中有关生产的内容生产。要求遵守法规的手段包括职能部门定期检查其实验室；在某种情况下，要求厂家提交供实验室测试的药物样品（如申请上市许可和市场监督）。

对于安全性的评估要求和常规药物相同。对于类似的产品，在传统使用中既没有证实其有害作用，又没有记录在案的有关安全的科研资料，即被认为合格。

具有适应证的草药医学、顺势疗法、人智医学和亚洲医学的注册系统和常规药物的注册系统是相同的；没有适应证的顺势疗法、人智医学和亚洲医学药分开注册。截止到 2011 年，下属行业人员获得了注册：本草治疗学 649 人；具有适应证的顺势疗法、人智医学或亚洲医学 778 人；不具备适应证的顺势疗法、人智医学或亚洲医学 6 100 人。

归类为处方药的草药在药房销售；归类为无需处方药、自服药品或 OTC 药物的草药在药房或其他渠道销售，也可由持照执业者销售。

医疗服务、从业人员、教育和医疗保险

2007 年，我们发现瑞士采用的传统和补充医学包括阿育吠陀医学、中医、神经疗法和人智医学在内的人口不足 1%；采用针灸、脊骨神经医学、草药、顺势疗法和正骨疗法的占 1%~19%；采用自然疗法的人口比例不详。

瑞士有监管正骨疗法从业人员的法规，意欲获准在州内执业者都要通过全国性的考试。其他法规仅仅适用于州的范围。脊骨神经医学接受主流医学法规的全面监管。

虽然私人执业占主要地位，传统和补充医学在私营和公立诊所和医院执业。瑞士只有大学为脊骨神经医学教育授予学士学位（2011 年首次授予）和硕士学位（2014 年首次授予）。本土传统医学从业人员在瑞士境内执业。根据瑞士研究生医学教育研究所（Swiss

Institute for Postgraduate Medical Education)2012 年的共享资料,传统和补充医学在瑞士执业者的数量和类别如下:针灸 655 人,阿育吠陀医学人数不详,脊骨神经医学 250 人,草药疗法人数不详,顺势疗法 255 人,自然疗法人数不详,正骨疗法人数不详,中医人数不详,神经疗法 118 人和人智医学 95 人。所有从业人员都是主流医学医生,拥有额外的研究生文凭,例外情况发生在脊骨神经医学从业人员,他们是瑞士脊骨神经医学协会(Swiss Association of chiropractors),ChiroSuisse)的会员,执业许可由协会签发。

私营医疗保险部分支付传统和补充医学的医疗费用,联邦立法(也被称为"政府",见下)规定私营保险公司推行强制性医疗保险。

瑞士医疗保险覆盖情况(截至 2012 年)

传统和补充医学服务	政府		私营	
	全部覆盖	部分覆盖	全部覆盖	部分覆盖
针灸		X		X
阿育吠陀医学				X
脊骨神经医学	X			
草药疗法		X		X
顺势疗法		X		X
自然疗法				X
正骨疗法				X
中医疗法		X		X
人智医学	X			X
神经疗法	X			X

在瑞士,脊骨神经医学被认为是主流医学。其执业者在美国或加拿大经过培训,强制医保全部覆盖它的费用。根据 2007 生效的关于医学行业的新立法规定,瑞士的医学院也开始提供脊骨神经医学的培训,所以,在不久的将来,在瑞士培训的脊骨神经医学医生将从事治疗工作。

仅当由已被认证为"西医医生"的医师实施的传统和补充医学治疗(脊骨神经医学除外),强制性("基本")医疗保险才支付这部分的治疗费用。另外,除针灸之外的五种传统和补充医学(即顺势疗法、本草疗法、中医、人智医学和神经疗法),在参与"循证医学发展医保覆盖计划"试验期间,强制性("基本")医疗保险也支付这些治疗费用。在 2017 年之前都是如此,这个阶段是为了评估这五种传统和补充医学的有效性、充分性和经济性。而在 2017 年之后,这些治疗是否报销,将取决于这些试验项目的评价和国际卫生技术评估的结果。

非医生提供的针灸、草药、顺势疗法和中医医疗服务(或在中国培养的医生开展针灸和中医治疗),以及其他许多传统和补充医学方法,都由私营保险公司覆盖。许多保险公司用合同方式确定覆盖的程度(治疗师、方法和年度限额的清单)。

109. Turkey 土耳其

传统和补充医学国家政策

土耳其卫生部公布的 2013—2017 年的战略计划制定了如下目标:通过立法,为执业和执业者定义、制定执业者合格证书的规则和程序、制定有关执业中心和机构的批准程序和监督机制,从而采用以循证医学为基础的传统和补充医学的服务。

2012 年,卫生部下属的卫生服务总局(Directorate General of Health Services)设立了传统和补充医学部(Department of Traditional and Complementary Medicine)。这个部门设立以后组成了几个科研小组。

卫生部是传统和补充医学执业的主管部门。卫生服务总局具体负责发证、批准和监管。附属卫生部的土耳其医药医疗器械局(The Turkish Medicine and Medical Devices Agency)具体负责发证和监管所有的医疗器械和产品。

土耳其利用本身的资源,建立了一些公立和私营的传统和补充医学中心和机构。许多科研领域,包括传统和补充医学的科研得到私人和公立部门的捐助和基金资助。

草药监管现状

2010 年,土耳其颁布了管理传统医学产品的法规。根据适应证和制药配方,草药被分类为一般草药和传统草药产品;两者都获得卫生部的批准。

传统草药产品的注册条件是,一个产品本身或其有效成分已经作为药品使用了 30 年,包括至少在土耳其或欧盟使用了 15 年,并应界定为自服药品。不能满足这些条件的产品将按药品进行管理。草药销售时,应附有医疗功效、保健功效和营养成分含量的说明。食品、农业、畜牧业部(Ministry of Food, Agriculture and Animal Husbandry)负责批准膳食补充剂。它们的标签上不强制使用任何说明。

《欧洲药典》被认定是国家药典,但它不具有法定约束力。如果在《欧洲药典》中没有包含必要的专论,可采用其他国家药典。也可以采用其他专论,但不具有法定约束力:用于治疗的植物(88 篇专论)和用于治疗的谷物(43 篇专论)

有关药品生产质量管理规范指南(Guidance on GMP for pharmaceutical products)和监管人用药品生产的法规,被用作草药药品生产质量管理规范。常规药物的药品生产质量管理规范也适用于草药。要求遵守法规的手段包括职能部门定期检查生产厂家,并要求生产厂家指定专人负责确保执行药品生产质量管理规范。对草药产品的安全要求和常规药物相同。

作为自服药品的传统草药产品的草药在药房销售。有关立法于 2010 年 9 月 6 日生效,该法规定,根据土耳其药品管理局(Turkish Drug Regulatory Authority)网站公布的分类表,持有者需要把那些没有明确官方分类的产品获得批准上市的话,法规给他们一个为期 2 年的产品更改期限。当前这个过渡期还在执行,所以此类产品的上市许可还没有发放。

医疗服务、从业人员、教育和医疗保险

土耳其人民接受本土传统医学和其他传统和补充医学的服务,但是使用人口的百分比

不详。从 2011 年开始,本土传统医学从业人员受到国家级的监管,对针灸从业人员的监管开始于 2002 年。

2014 年立法生效后,卫生部以新的法律对传统和补充医学执业实行监管。这个框架涉及 15 个传统和补充医学行业:针灸、本草疗法、蜂疗法(apitherapy)、顺势疗法、催眠、水蛭疗法(leech therapy)、拔罐、正骨疗法、脊骨神经医学、反射疗法、音乐疗法、增生疗法(prolotherapy)、蛆虫疗法(maggot therapy)和臭氧疗法(ozone therapy)。

土耳其可以开展传统和补充医学项目的培训,但只能在附属于卫生部的和获得卫生部批准的大学医院和培训科研医院内进行。医生和牙医可以参加此类培训课程,不过他们只能在他们的工作场所执业。药剂师为了增强他们对产品的了解,可以参加顺势疗法培训。药剂师有权配制处方的本草疗法和顺势疗法的药剂,并应向患者说明这些药品。

那些接受过常规医学教育的医生和医学专家教授整合医学培训课程。此类培训把远程教育、正规教育和临床教学结合在一起。对于参加正规培训的医生和牙医,经结业考试合格,授予卫生部批准的结业证书。

截止 2016 年底,土耳其卫生部给 378 家传统和补充医学单位发放证书。这些单位在公立、私营医院、医疗中心开展服务,并允许它们为特殊限制的适应证患者提供服务。

传统和补充医学从业人员在公立和私营医院、诊所执业。中央政府签发执业所需的传统和补充医学执照。

一般的(国家)医疗保险不覆盖传统和补充医学的治疗费用,然而,人们指望私营保险公司去解决这个问题。一些类似于常规医学的传统和补充医学的医疗服务,如物理治疗学、康复医学和温泉水疗都部分或全部由保险覆盖。不过,这些治疗必须有专科医生的处方。

110. Ukraine 乌克兰

传统和补充医学国家政策

乌克兰有一部关于传统和补充医学的国家级法律,即 1998 年的 823 号法令:"监管民间、替代医学相关措施"。基辅医科大学下属的乌克兰民间医学协会(The Ukrainian Association of Folk Medicine)是传统和补充医学的全国性科研单位。

草药监管现状

同一法规(2005 年 426 法令)适用于草药和常规药物。归类为处方药、无需处方药、普通草药、膳食补充剂、健康食品和功能性食品的草药,销售时附有医疗功效和保健功效说明。

乌克兰采用《乌克兰国家药典》(*The State pharmacopoeia of the Ukraine*),它具有法定约束力。对于草药的药品生产质量管理规范和安全性的要求和常规药物相同。

在乌克兰 957 种草药获得注册。从 2009 年开始,草药已经纳入国家基本药物目录;目前,只有 1 个草药登记在册。长期历史使用是选择的原则。归类为处方药、无需处方药、自服药品或 OTC 药物的草药,在药房销售。

医疗服务、从业人员、教育和医疗保险

乌克兰没有提供有关传统和补充医学的医疗服务、从业人员、教育和医疗保险的资料。

111. United Kingdom of Great Britain and Northern Ireland 大英不列颠联合王国和北爱尔兰

传统和补充医学国家政策

联合王国的传统和补充医学政策已经纳入全国卫生政策。OTC 草药接受传统草药监管方案(Traditional Herbal Medicines Regulation,THMR)的监管,但是对于草药执业者或通过个别接诊后向患者提供草药的法规还是欠缺的。

药品、医疗产品监督局(The Medicines and Healthcare Products Regulatory Agency)和英格兰卫生部(Department of Health in England)拥有几个团队,负责制定有关传统和补充医学安全使用和执业的政策。执业者的专业监管由位于利兹市的卫生部下属的专业标准部(The Professional Standards section)负责。位于伦敦的卫生部下属的公共卫生战略社会营销部(The Public Health Strategy and Social Marketing section)负责制定有关补充医学的政策。

在联合王国,自发的组织发挥了重要的促进作用,就传统和补充医学而言,威尔士亲王整合医疗基金会(Prince of Wales' Foundation for Integrated Health)承担了这一任务。为了强化循证医学思想,卫生部开发了一项有关发展传统和补充医学的科研专项。卫生部也委托一个机构对在联合王国境内使用传统和补充医学的情况开展定期调查。

草药监管现状

联合王国通过三个途径监管草药:未经当局许可的草药药品(1968 年颁布的药品法(*Medicines Act 1968*)第 12 条款所列),注册草药和经当局许可的草药。经当局许可的草药的获得证书方式和常规药物相同;第 12 条款专为草药设定的;传统草药监管方案有一部分和常规药物监管方案相同,但是对于药效的要求可以被传统使用的证明替代。

草药归类为处方药、无需处方药和一个特殊监管类别的草药。它们在销售时应附有医疗功效说明。草药产品作为药物,不归类于其他类别的范畴(如,食品、膳食补充剂和化妆品)。

联合王国采用《英国药典》(*British pharmacopoeia*)和《欧洲药典》(*European pharmacopoeia*),都具有法定约束力。也采用《英国草药药典》(*British herbal pharmacopoeia*),但不具有法定约束力。《英国药典》的专论(85 篇英国专论,244 篇欧洲专论)和《欧洲药典》(248 篇专论)被联合王国采用,并具有法定约束力。《英国草药药典》(169 篇专论)不具有法定约束力。

欧盟 2003/94 指令(Directive 2003/94/EC)包含草药药品生产质量管理规范的内容,适用于常规药物的法规也同样适用于草药。要求遵守法规的手段包括职能部门定期检查生产厂家,并要求生产厂家指定专人负责确保规范的执行。对草药的安全要求和常规药物相同。

截止 2012 年,46 种传统草药获得注册。此外,有几百种草药得到销售许可。目前这些产品正在接受评估,以便确定某些产品是否更适合进入传统类别。归类为无需处方药、自服

药品或 OTC 药物的草药,在药房、其他渠道和特定途径销售。

医疗服务、从业人员、教育和医疗保险

在联合王国,为人们提供医疗服务的有针灸、阿育吠陀医学、脊骨神经医学、草药、顺势疗法、自然疗法、正骨疗法、中医和阿拉伯医学。据估计,有 20%~39% 的人口使用草药。传统和补充医学从业人员在公立和私营诊所和医院执业。

联合王国卫生部监管传统和补充医学从业人员,但是有两类人员(脊骨神经医学和正骨医生)由法定条款管辖。当前没有有关传统和补充医学从业人员的教育和私营医疗保险覆盖的信息资料。

根据药品和医疗产品监督局的信息,截止到 2012 年,据估计,有 12 900 名针灸从业人员、3 200 名草药从业人员和 288 名中医从业人员在联合王国执业。

5.5 世界卫生组织东南亚区域

表 5.5 总结了世界卫生组织东南亚区域会员国有关传统和补充医学的国家政策的制定情况,对传统和补充医学的监管情况,以及人民采用传统和补充医学的情况。本表也将这一区域会员国的每项指标的百分比和全球性的百分比作了比较。

从 2005—2018 年,这一区域的会员国对传统和补充医学的政策实施、监管和全国性框架的制定呈现出不断加强的趋势。这一区域的 11 个会员中,10 个会员国的报告说,关于传统和补充医学,他们已经具备了国家级的政策、规划、行政机构和专家委员会。这一区域采用传统和补充医学的人口得到了确认。

这一区域对传统和补充医学的监管力度在不断加强,从 2005 年到 2018 年底,由 7 个会员国增加至 10 个会员国。可是,在这个地区,会员国具备全国性的草药和传统和补充医学科研院所的数量仍然停滞不前,这一方面的规模有待加强。

表 5.5 2005 年—2018 年,世界卫生组织东南亚地区传统和补充医学发展情况

类别	该区域 2005 年作出肯定答复的会员国数量	截至 2018 年,该区域作出肯定答复的会员国数量	截至 2018 年,该区域作出肯定答复的会员百分比(N=11)	截至 2018 年,全球内作出肯定答复的会员国百分比(N=194)
传统和补充医学国家政策	8	10	91%	51%
传统和补充医学相关法律法规	7	9	82%	56%
传统和补充医学国家规划	9	10	91%	41%
传统和补充医学国家级行政机构	10	10	91%	55%
传统和补充医学专家委员会	9	10	91%	48%

续表

类别	该区域 2005 年作出肯定答复的会员国数量	截至 2018 年,该区域作出肯定答复的会员国数量	截至 2018 年,该区域作出肯定答复的会员国百分比(N=11)	截至 2018 年,全球内作出肯定答复的会员国百分比(N=194)
传统和补充医学或草药的国家科研院所	7	7	64%	39%
草药法规	7	10	91%	64%
草药注册	9	10	91%	64%
传统和补充医学使用人群	-	10	91%	88%

注:2018 年的数据表包括 1)2012 年的数据和 2)额外的会员国,他们对更新调查的反馈"是",但在第一次和第二次调查中反馈"否"或没有反馈而通过其他数据源反馈"是"的会员国,如 2016 年至 2018 年区域报告和数据核查。也许有些会员国传统和补充医学情况已有所改变,但未能统计在内。

112. Bangladesh 孟加拉国

传统和补充医学国家政策

孟加拉国关于传统和补充医学的国家政策融合在 2005 年的国家药物政策内。1982 年,孟加拉国颁布了传统和补充医学国家法律,2006 年修改了该法。2016 年它又更新了有关传统和补充医学的国家政策、法律和法规。

1991 年,孟加拉国设立了顺势疗法和传统医学主管办公室(An office of the Director, Homeo & Traditional Medicine,DHTM),作为卫生服务总局(Directorate General of Health Services,DGHS)的一部分,位于达卡莫哈卡里。

草药监管现状

关于草药的法规和常规药物相同;都要遵守 2006 年制订的草药管理指南。

归类于草药的无需处方药和普通草药,销售时须附有医疗功能说明。孟加拉国采用《英国草药药典》(British herbal pharmacopoeia),《美国草药药典》(American herbal pharmacopeia)和《治法汇编》(Therapeutic Compendium),尽管它们不具有法定约束力。孟加拉国也采用世界卫生组织有关药用植物的专论,但也同样不具有法定约束力。

为保证草药的质量,孟加拉国也执行世界卫生组织关于草药药品生产质量规范指南,这方面的法规和常规药物相同。要求遵守法规的手段包括职能部门定期检查生产厂家和实验室,要求生产厂家向政府认可的实验室递交药物测试样品,并要求生产厂家指定专人负责确保规范的执行。目前,孟加拉国对草药的安全评估没有监管要求。

截止 2012 年,根据药品管理总局(Directorate General Of Drug Administration)草药数据库的资料,55 个草药品牌已获得注册。[1] 关于草药产品的销售没有严格的规定。作为处方药、

1　参见 http://dgda.gov.bd/

无需处方药、自服药品或 OTC 药物的草药在药房和特定渠道销售,也可以由持照执业者销售。2016 年,草药法规、草药注册表和执业医师法规均获得更新。

根据 2010 年阿拉伯医学、阿育吠陀医学、顺势疗法药品生产商协会提供的资料,从 2007 到 2009 年市场销售总额分别为 4 300 万美元、6 400 万美元和 8 600 万美元。

根据顺势疗法和传统医学主管办公室(DHTM)在 2007 年颁布的资料,20%~29% 的人口使用本土传统医学。2008 年的资料显示,20%~29% 的人口使用阿育吠陀医学,据报道,1% 的人口使用草药、顺势疗法和阿拉伯医学。

医疗服务、从业人员、教育和医疗保险

从 2005 年开始,孟加拉国对本土传统医学从业人员实施国家级监管,1983 年开始,已对阿育吠陀医学、草药、顺势疗法和阿拉伯医学的从业人员实行监管。传统和补充医学从业人员在私营诊所和公立医院执业。中央政府签发执业所需的传统和补充医学执照。孟加拉国的学生可以在大学获得传统和补充医学学士学位。

根据卫生服务总局(DGHS)的资料,据估计,孟加拉国有 469 名本土传统医学从业人员(即阿拉伯医学和阿育吠陀医学)。2009 年,阿育吠陀医学的大学毕业生有 297 名,持文凭者 491 人;顺势疗法医学的大学毕业生有 616 名,持文凭者 16 222 人;阿拉伯医学的大学毕业生有 364 名,持文凭者 1 025 人。

截止到 2016 年,孟加拉国的医疗保险不覆盖传统和补充医学的医疗费用。

113. Buhtan 不丹

传统和补充医学的国家政策

2011 年颁布的不丹国家卫生事业政策包含了传统和补充医学。2003 年的药品法属于国家级的法律,它监管全国所有的药品和药用产品,包括兽药。不丹药品管理局(The Drug Regulatory Authority,DRA)强制执行该法,并承担对全国药品和药用产品的日常监管任务。

为保证患者的安全,不丹生产的或从其他国家进口的所有传统医学药品和药用产品都必须在药品管理局注册。根据药品法设立的药品技术咨询委员会(Drug Technical Advisory Committee)和其他委员会负责处理传统医学事务。卫生部下属的传统医学服务研究所(The Institute of Traditional Medicine Services)建立于 1993 年,它是负责管理传统和补充医学的全国性机构。

草药监管现状

2012 年颁布的不丹药品管理条例属于全国性的草药监管法规。草药归类为处方药。

《传统药物处方一览表》(*Traditional medicine formulary*)第一版(1983)和第 2 版(2007)被用作国家药典,并具有法定约束力。不丹也采用《药用植物专论》(*Monographs on medicinal plants*)(2 个版本共收 20 篇专论)。在 2015 年,不丹发展形成了传统医学的国家级专论。

根据 2012 年颁布的不丹药品管理条例,不丹执行药品生产质量管理规范,也执行世界卫生组织指南。草药药品生产质量管理规范的规定和常规药物相同;为了保证规范的执行,

职能部门定期检查生产厂家和实验室。

截止 2017 年,128 种草药获得注册,按照草药的传统用法,它们被包括在国家基本药物目录内。作为处方药的草药在药房销售,也由持照医师销售。

根据 2009 年周转金年度报告,2007 年到 2009 年市场销售总额分别为 1 053 万、544 万和 1 294 万不丹努扎姆。

医疗服务、从业人员、教育和医疗保险

不丹采用本土传统医学服务,但是使用者的人口比例不详。传统医学国家研究所(*National Institute of Traditional Medicine*)报告说,20%~39% 的人口使用草药。根据医院发病率报告,10%~20% 的门诊病人采用不丹传统医学(gSo-BA Rig-PA)。

不丹对于本土传统医学从业人员实行国家级的管理。传统和补充医学从业人员在公立医院执业。中央政府签发执业所需的传统和补充医学执照。不丹大学设有传统和补充医学的学士和硕士学位课程。根据毕业生登记(2012 年)不丹约有 78 名拥有学士学位和 114 名拥有文凭的传统医学执业者。

不丹政府保险全部覆盖不丹传统医学(gSo-BA Rig-PA)的医疗费用。

114. Democratic People's Republic of Korea 朝鲜民主主义人民共和国

传统和补充医学国家政策

1997 年,朝鲜民主主义人民共和国颁布了发展高丽传统医学指示,这是朝鲜民主主义人民共和国有关传统和补充医学的国家政策。

高丽传统医学部(The Department of Koryo Traditional Medicine)隶属于位于平壤的卫生部,它是传统和补充医学全国性的机构。1948 年,朝鲜民主主义人民共和国就制定了传统和补充医学国家规划。

高丽传统医学研究院(Academy of Koryo Traditional Medicine)是传统和补充医学全国性的科研机构,1961 年建立于平壤。1979 年出台了一个国家计划,即把传统和补充医学纳入全国的卫生服务系统。

草药监管现状

朝鲜民主主义人民共和国对草药的监管和常规药物相同。归类为草药的处方药、无需处方药、普通草药、膳食补充剂、健康食品和一般食品产品,销售时附有医疗功效、保健功效和营养成分含量的说明。

最新版《朝鲜民主主义人民共和国药典》(*Pharmacopoeia of DPR Korea*)属于国家药典,具有法定约束力。属于国家级的专论有《朝鲜草本植物》(*Herbal plants in Korea*)(1981),《高丽传统医学草本植物及其应用》(*Herbal plants and their use in Koryo traditional medicine*)(2005)和《朝鲜草药汇编》(*Collection of Korean herbs*)(2010)。这些都具有法定约束力。其他使用的专论包括《高丽传统医学百科全书》(*Encyclopaedia of Koryo traditional medicine*)(2009),《民间方药汇编》(*Collection of folk remedies*)(2010)和《临床针灸及手法治疗》(*Clinical acupuncture，moxibustion and manual therapy*）（2010），这些都具有法定约束力。

有关草药的药品生产质量管理规范法规和常规药物相同；要求生产厂家严格执行药典和专论中关于药品生产的规定。要求遵守法规的手段包括职能部门定期检查生产厂家或实验室，并要求生产厂家向政府认可的实验室递交供测试的药物样品。安全要求和常规药物相同；传统使用显示无害即认为草药安全评估合格。

2010年，671种草药获得注册。草药被列入基本药物目录，1972年首次收录了19种，2006年收录了28种。草药收录的标准根据传统使用、临床资料、长期历史使用和实验测试。

归类为处方药、无需处方药、自服药品或OTC药物的草药，由药房和由持照执业者销售。

医疗服务、从业人员、教育和医疗保险

据高丽传统医学部估计，2010年，40%~59%的人口接受本土（高丽）传统医学服务；20%~39%人口接受针灸、脊骨神经医学和自然疗法服务；40%~59%人口接受草药治疗。

朝鲜民主主义人民共和国国家级的法规适用于本土传统医学、针灸、脊骨神经医学、草药和自然疗法医学的从业人员。传统和补充医学从业人员在公立诊所和医院执业。中央政府签发执业所需的传统和补充医学执照。大学可以授予传统和补充医学专业的学士和硕士学位。

截止2013年，朝鲜民主主义人民共和国获得注册的传统医学医生有5 249名，获得高丽药剂师注册的有1 869名。此外，这一系统还包括拥有高丽传统医学文凭的技师和助理，如手法治疗师和自然疗法师。

朝鲜民主主义人民共和国政府医疗保险覆盖本土传统医学，对于传统和补充医学中的针灸、脊骨神经医学、草药和自然疗法治疗费用，国家保险全覆盖。

从1980年始，朝鲜民主主义人民共和国启动了消费者利用传统和补充医学进行自我保健的教育项目。

115. India 印度

传统和补充医学国家政策

2002年，印度颁布了印度医学和顺势疗法体系国家政策（National Policy on Indian Systems of Medicine and Homeopathy），这是印度关于传统和补充医学的全国性政策。国家为传统和补充医学的立法包括1970年的印度医药中央理事会法（Indian Medicines Central Council Act 1970），1973年的顺势疗法中央理事会法（Homeopathy Central Council Act 1973）和1940年的药品化妆品法（Drugs and Cosmetics Act of 1940）（2009年修订）。

1995年，印度政府在卫生部下设立了一个独立的部门，称作印度医学和顺势疗法体系局（Department of Indian Systems of Medicine and Homeopathy），后来又改名为阿育吠陀、瑜伽、阿拉伯医学、西达医学和顺势疗法局（选用每种疗法的第一个字母，缩写简称为AYUSH），它是主管传统和补充医学的全国性部门。2014年，卫生部AYUSH局升格为独立的AYUSH部。

印度在传统和补充医学方面设有许多专家委员会，最主要的有药典委员会（Pharmacopoeia Committee）、药物控制小组（Drug Control Cell）和阿育吠陀、西达、阿拉伯医学技术咨

询委员会（Ayurveda Siddha and Unani Technical Advisory Board）。

AYUSH 部有 4 个独立的科研理事会：阿育吠陀、西达医学中央科研理事会（Ayurveda and Siddha and Unani Technical Advisory Board）、阿拉伯医学中央科研理事会（Unani Technical Advisory Board）、瑜伽、自然疗法中央科研理事会（Yoga and Naturopathy Technical Advisory Board），以及顺势疗法中央科研理事会（Hemotherapy Technical Advisory Board）。

2014 年，印度制定了把传统和补充医学纳入国家卫生服务体系的国家计划。政府和公立的科研基金也下拨给传统和补充医学。

草药监管现状

草药由药品和化妆品法（Drugs and Cosmetics Act）中的有关阿育吠陀、西达和阿拉伯医学的条款管辖。这些归类为草药的处方药和无需处方药，销售时附有医疗功效、保健功效和营养成分含量的说明。2016 年和 2017 年更新了有关草药的法规，2016 年对于注册草药的清单作了更新。2013 年，国家基本药物目录中的草药也获得更新。

印度采用《印度阿育吠陀药典》（*Ayurveda pharmacopoeia of India*），《印度阿拉伯医学药典》（*Unani pharmacopoeia of India*）和《印度西达医学药典》（*Siddha pharmacopoeia of India*），都具有法定约束力。印度也有单个草药和方剂的专论。《印度草药药典》（*Indian herbal pharmacopoeia*）也被采用，但不具有法定约束力。

阿育吠陀、阿拉伯和西达医学药品，包括草药均有自己的药品生产质量管理规范。这方面有专用的法规，不同于常规药物的规定，专适用于草药生产，以确保其质量。要求生产厂家严格遵守药典和专论中有关生产的内容。要求遵守法规的手段包括职能部门定期检查生产厂家和实验室，并要求生产厂家指定专人负责确保执行药品生产质量管理规范。传统使用显示无害即被认为草药安全评估合格。

草药也包含在药品化妆品条例中的 E 一览表（Schedule E of the Drugs and Cosmetics Rules）中，印度为阿育吠陀和阿拉伯医学设置了一个独立的基本药品表，草药的内容是基于其传统用途和长期历史用途以及疾病分类。

归类为处方药的草药在药房销售；归类为无需处方药、自服药品或 OTC 药物的草药在药房和其他渠道销售，也由持照医师销售。

医疗服务、从业人员、教育和医疗保险

国家和下一级行政区（邦、联邦属地、联邦首都辖区）层面的法规适用于阿育吠陀医学、顺势疗法和阿拉伯医学的从业人员。

传统和补充医学从业人员在公立和私营诊所和医院执业。中央政府签发执业所需的传统和补充医学执照。学生毕业后完成必须的专科轮转实习均可获得颁发的执照和证书。大学设有学士、硕士、博士和临床博士学位课程。

2014 年，印度更新了顺势疗法执业者的法规，2016 年更新了传统医学执业者注册表。从 1997 年开始，使用传统和补充医学作自我保健的消费者教育计划已经开始执行。2016 年底起，国家和私营医疗保险覆盖传统和补充医学的医疗费用。注册的传统和补充医学执业者的数量（截止 2016 年 1 月 1 日）如下：阿育吠陀医学 419 217 人，阿拉伯医学 48 196 人，西达医学 8 528 人，自然疗法 2 220 人，顺势疗法 293 307 人，总数达到 771 468 人（每一万人

口中占 6.4 人）。

116. Indonesia 印度尼西亚

传统和补充医学国家政策

印度尼西亚的传统和补充医学国家政策是颁布于 2007 年的"国家传统和补充医学政策"（Kebijakan Obat Tradisional Nasional）。

印度尼西亚为传统和补充医学的立法包括：卫生法（Health Law）（36/2009 号）中的条款，传统医学和补充医学对传统医学执业者职能法规（1076/2003 号）和补充替代医学执业者职能法规（1109/2007 号）。还有一个关于传统和补充医学执业的国家政策草案。

根据传统和补充医学国家计划，传统医学发展中心（Center of Traditional Medicine Development, SP3T）负责传统医学执业管理。2010 年，印尼在 12 家试点医院引进了补充医学服务。2008 年，印尼完成了草药质量标准《印度尼西亚草药药典》（Indonesian herbal pharmacopoeia）的编撰工作。1980 年，印尼开始展开全国性的草药科研发展工作。

2001 年，印度尼西亚传统医学、化妆品和补充医学产品监管代理（The Deputy of Traditional Medicines, Cosmetics and Complementary Product Control）和印度尼西亚药品食品监督局（National Agency of Drug and Food Control Indonesia）承担传统和补充医学的联络工作。2011 年，印尼设立了隶属于卫生部的传统补充和替代医学董事会（The Directorate of Traditional, Complementary and Alternative Medicine）（以往，卫生部内的多位董事负责传统和补充医学的工作）。

1991 年，印尼建立了印度尼西亚药用植物工作小组。2001 年和 2007 年分别建立了传统医学产品评价专家组和补充替代医学产品评价专家组。1977 年设立了全国卫生科研发展院（National Institute of Health Research and Development）其中包括一个涵盖草药在内的药用植物研究与开发研究所。

草药监管现状

印度尼西亚拥有一部为草药专设的法规，称作传统药物、标准化草药和植物药剂学注册标准和规程（Kriteria dan Tata Laksana Pendaftaran Obat Tradisional, Obat Herbal Terstandar dan Fitofarmaka），它颁布于 1976 年，修订于 2005 年。

归类为无需处方药和普通草药的草药，销售时附有医疗功效和保健功效说明。

印度尼西亚采用《印度尼西亚草药药典》（The Indonesian herbal pharmacopoeia）（1995 年第 4 版）和增补（2009 年），都具有法定约束力。印尼也采用印度尼西亚本草（Materia medika Indonesia）中的专论（含有 237 篇专论）和巴汉内服药阿拉姆手册（Vademekum Bahan Obat Alam）（含有 100 篇专论），都具有法定约束力。《世界卫生组织药用植物选编》（WHO monographs on selected medicinal plants）的专论也被采用，也具有法定约束力。

1991 年，印度尼西亚颁布了药品生产质量管理规范，并修订于 2005 年。印尼有专用于草药的药品生产质量管理规范，不同于常规药物的规定，专适用于草药生产，以确保其质量。要求生产厂家严格遵守药典和专论中有关草药生产的内容。为了确保遵守法规，职能部门定期检查生产厂家或实验室,和抽样检查上市产品。

对草药的安全要求和常规药物相同;传统使用显示无害即被认为草药安全评估合格。印尼还有一个草药市场监管系统。

2010 年,13 000 种草药获得注册。草药以无需处方药、自服药品或 OTC 药物在药房和其他渠道销售,也通过特定销售点和持照执业者销售。

医疗服务、从业人员、教育和医疗保险

根据 2010 年国家基本卫生调查的资料,40%~59% 的人口采用过本土传统医学和草药。人们也采用传统和补充医学中的针灸、阿育吠陀医学和脊骨神经医学的服务,但是缺乏有关使用人口的百分比资料。

印度尼西亚具有适用于本土传统医学从业人员的法规,包括四种传统医学执业和针灸、脊骨神经医学和草药执业者的法规。这些法规在国家、省市政府级是强制执行的。催眠疗法的法规正在制定中。传统和补充医学的从业人员在公立和私营诊所和医院执业。省市政府为要求执业者签发相关的传统和补充医学执照;印尼还有一个授权的特别技术协会下属的自律组织。

在大学里,传统和补充医学专业的学生可以获得学士、硕士学位。政府也承认合格的培训项目,即为本土传统医学执业者和为传统和补充医学技师和相应人员设置的培训项目(非大学水平)。

117. Maldives 马尔代夫

传统和补充医学国家政策

马尔代夫拥有专为传统和补充医学设置的政策框架。其立法包括不同的法律和法规,针对的是传统医学执业、进口和销售药品和医用产品,传统和替代医学服务、获得传统医学执业者执业执照标准,以及传统和替代医学的一般法规。

马尔代夫药品法(草案)也涉及传统和补充医学,目前正在起草替代医学法规。截至 2016 年底,有关传统和补充医学政策和法规已经作了更新。当前,政府或公立科研基金不支持传统和补充医学。

马尔代夫食品药品局(The Maldives Food and Drug Authority)隶属于卫生家庭部(WoHF),授权监管所有的药品和医用产品,以及进口和销售传统和替代医学药品。卫生家庭部下属的质量保证提高司被授权监管传统和替代医学行医、执业者和设施。

草药监管现状

截至 2016 年底,有关草药的法规和注册草药清单已经获得更新。

所有草药和替代医学药品都以 OTC 药物销售。草药销售时附有医疗功效、保健功效和营养成分含量说明,但这些都没有明文规定。当前,马尔代夫没有专门适用于确保质量的生产法规,也没有安全要求。2010 年,241 种草药获得注册。对于销售草药没有严格限制。作为无需处方药、自服药品或 OTC 药物的草药在药房、特定途径和由持照医师销售。

医疗服务、从业人员、教育和医疗保险

马尔代夫采用本土传统医学和传统和补充医学,但是使用人口的百分比资料不详。

从 2001 年开始,马尔代夫实施对本土传统医学执业者的监管。过去,卫生家庭部下属的马尔代夫本土传统医学委员会(Dhivehi beys committee)监管传统和补充医学执业者。这些法规已经获得更新。卫生家庭部监管传统和补充医学诊所,其业务由卫生家庭部的质量保证监管司(QARD)负责。

传统和补充医学从业人员在私营诊所执业,也有个别的在家执业。中央政府签发执业所需的执照。

由于马尔代夫大学没有设置传统和补充医学专业,学生可以在卫生科学学院或高等教育学院进修,并获得他们颁发的证书。此外,马尔代夫也设有官方认可的本土传统医学执业者培训项目。

根据 2010 年卫生家庭部的质量保证监管司的资料,马尔代夫拥有针灸从业人员 4 人,阿育吠陀医学从业人员 7 人,中医从业人员 3 人和阿拉伯医学从业人员 1 人。其他执业者包括马尔代夫本土传统医学从业人员(Dhivehi beys verin)61 人和气功治疗师 1 人。

118. Myanmar 缅甸

传统和补充医学国家政策

缅甸于 1993 年颁布的全国卫生政策统管传统和补充医学。卫生部下属的传统和补充医学办事处于 1989 年建立于奈必多。

1998 年,缅甸在传统医学局(Department of Traditional Medicine,DTM)下设立了科研发展处。科研工作和科学分析涉及对传统药物样品的植物学、化学、制药、药理学和临床调查。这些科学分析工作通常希望通过调查质量以保证向民众销售安全有效的传统药物,并改善传统医学的临床实践。传统医学局和隶属于卫生体育部的医学科研局和医疗局合作开展科研工作。

草药监管现状

1996 年,缅甸颁布了监管草药的缅甸传统医学药品法(Myanmar Traditional Medicine Drug Law),随着这部法律,出台了一系列的通告,涉及注册和执照申请,标签和广告。本法的宗旨是为了让公众能够真正吃上高质量、安全和有效的传统药物。本法要求在缅甸生产的传统药物必须注册,生产厂家必须持有产品生产的执照。现在缅甸有 13 343 种注册药物和 2 878 家持有生产执照的厂家。

归类为草药的"普通草药"销售时附有医疗功效和保健功效说明。缅甸采用《世界卫生组织药用植物选编》(*WHO monographs on selected medicinal*)。

根据世界卫生组织和东南亚国家联盟(ASEAN)的指导方针,传统医学局(DTM)也制定了药品生产质量管理规范。对于传统使用显示无害的类似产品即被认为草药安全评估合格,无需提供相关产品的科研论证。

草药制品的销售没有限制。2010 年,共有 10 150 种草药获得注册。

医疗服务、从业人员、教育和医疗保险

2009 年开展的有关知识、态度和医疗服务的调查结果显示,80%~99% 的民众使用本土传统医学。根据此项调查,民众使用传统和补充医学,其中明确使用率的只有针灸和草药(两者均为 80%~99%)。

自 2000 年以来,国家、省、邦和市级层面均出台法规,规范对本土传统医学及草药从业人员的监管。传统和补充医学从业人员在公立和私营诊所和医院执业。中央政府签发传统和补充医学执业所需的执照。

大学可授予传统和补充医学学士学位。

119. Nepal 尼泊尔

传统和补充医学国家政策

1995 年,尼泊尔颁布了国家药品政策(National Drug Policy),其中包含了传统和补充医学国家政策。尼泊尔没有专门的传统和补充医学国家法律或法规。1978 年颁布的药品法(Drug Act 1978)对传统和补充医学、对抗疗法、兽医学进行监管管控。相关的立法包括:药品注册法规(Drug Registration Regulation)(1981)、药品生产准则(Code on Drug Manufacturing)、(1984,2015 年修订),药品标准法规(Drug Standard Regulation)(1986)和药品调查及检验规定(Drug Investigation and Inspection Rules)(1983)。

2001 年,卫生和人口部下设了"阿育吠陀及替代医学机构"(Ayurveda and Alternative Medicine Unit),属于传统和补充医学的国家机构,位于加德满都。传统和补充医学的国家规划,列入了第二个"长期卫生健康计划(1997—2017)"。国家卫生和人口部下设了"阿育吠陀医学研究培训中心"(National Ayurveda Research Training Centre),位于加德满都,目前正在建设之中,该机构主要负责传统和补充医学科研工作。

草药监管现状

依据药品注册法规,草药的监管在一定程度上与常规药物是相同的。草药归类为处方药或普通草药,附有说明,但是这些说明的内容都是不受监管的。

印度阿育吠陀医学药典(*Ayurveda pharmacopoeia of India*)与经典文献(诸如 *Bhaisajya Ratnawali*,*Siddayog sangrah and Rasshastra*)等并用,但这些文献均不具法定约束力。

草药的药品生产质量管理规范尚在起草阶段。草药与常规药物的药品生产质量管理规范监管相同,要求与药典和专论中的生产内容一致。现在尚缺乏保障执行的机制。草药的安全性要求和常规药物相同。

归类为处方药、无需处方药、自服药品或 OTC 药物的草药在药房销售。

医疗服务、从业人员、教育和医疗保险

尼泊尔使用本土传统医学、传统和补充医学,但使用人口的百分比不详。2001 年,尼泊

尔开始实施监管本土传统医学和阿育吠陀医学从业人员的国家法规。

传统和补充医学从业人员在公立和私营诊所及医院执业。中央政府签发传统和补充医学执业所需的执照。

大学可授予传统和补充医学的学士及硕士学位。政府也认可传统和补充医学技术人员及同等情况的培训项目(尽管这些项目不具备大学教育水平)。

尼泊尔阿育吠陀医学委员会估算,2010 年约有 1 200 名本土传统医学从业人员在尼泊尔执业。

120. Sri Lanka 斯里兰卡

传统和补充医学国家政策

斯里兰卡拥有不同的本土传统医学体系,例如阿育吠陀医学、西达医学、阿拉伯医学和斯里兰卡独特的传统医学等。所有的医学体系均受 1961 年颁布的阿育吠陀医学法管理。2016 年底,有关本土医学体系的斯里兰卡国家层面政策进入起草阶段。

1997 年,斯里兰卡制定了传统和补充医学国家规划,它是总统特别小组的部分工作内容。本土医学部(Ministry of Indigenous Medicine)是传统和补充医学的国家行政机构。1961 年成立的班达拉纳亚克纪念馆阿育吠陀医学研究院(Bandaranayake Memorial Ayurvedic Research Institute)是传统和补充医学的国家级科研机构。

草药监管现状

阿育吠陀医学体系包含草药,所有传统和补充医学的草药归类为"本土药物(Indigenous Medicines)"。根据阿育吠陀医学法典(Ayurvedic code)(制定于 1929 年,2012 年更新),本土药物进一步划分为处方药、无需处方药和普通草药,销售时需附有医疗功效说明。

斯里兰卡采用《阿育吠陀医学药典(Ayurvedic pharmacopoeia)》(1975),具有法定约束力。在某些情况下,《印度药典(Indian pharmacopoeia)》也用作参考。Thalpathepilium 中包含国家的草药专论,但不具有法定律约束力。

草药生产依据药品生产质量管理规范和药典及专论中的生产内容以确保质量。生产厂商需指派专人负责保证生产符合要求,并向政府主管部门报告。草药的安全性要求与常规药物的要求相同。传统使用显示无害即被认为草药安全评估合格。

2010 年,约有 960 种草药获得注册。草药产品的销售不受限制。草药作为处方药、无需处方药、自服药品及 OTC 药物销售。主要通过药房及其他渠道销售,以及通过特定途径(如草药商店、传统和补充医学供应商店)及由持照执业者销售。

阿育吠陀医学协调委员会(Ayurvedic Medical Council)的数据显示,2007 年、2008 年和 2009 年,草药的市场销售份额分别为 5 亿,5 亿和 5.5 亿美元。

医疗服务、从业人员、教育和医疗保险

据阿育吠陀医学协调委员会的医学统计中心估算,2007 年斯里兰卡 40%~59% 的民众使用了本土传统医学。1%~19% 的民众使用了针灸、顺势疗法及阿拉伯医学,40%~59% 的

民众使用阿育吠陀医学。关于使用脊骨神经医学、草药、正骨疗法及自然疗法的相关数据不详。

1962 年后,斯里兰卡对本土传统医学从业人员和阿育吠陀医学从业人员,从国家层面进行了监管,并在 1972 年后,对顺势疗法从业人员,从国家层面进行了监管。

传统和补充医学从业人员可在公立和私营诊所、医院及宾馆执业。中央政府签发传统和补充医学执业所需的执照。

大学授予传统和补充医学的研究生文凭以及学士、硕士、哲学硕士和医学博士学位。政府也认可授予专业合格证书的培训项目及针对本土传统医学执业人员的培训项目。

阿育吠陀医学协调委员会(Ayurvedic Medical Council)2009 年的数据显示,约有 16 650 名斯里兰卡独特的本土传统医学从业人员在斯里兰卡执业。2007 年的数据显示,该国拥有 500 名针灸从业人员,15 000 名阿育吠陀医学从业人员,350 名顺势疗法医学从业人员,300 名阿拉伯医学从业人员和 500 名西达医学从业人员。

政府医疗保险全面覆盖阿育吠陀医学和阿拉伯医学的医疗费用。部分私营保险也覆盖阿育吠陀医学的医疗费用。2018 年起,一些保险计划已覆盖了其他传统和补充医学的医疗费用,但斯里兰卡独特的本土传统医学的医疗费用尚无保险覆盖。

121. Thailand 泰国

传统和补充医学国家政策

泰国传统和补充医学政策纳入了 2007 年制定的国家卫生法(National Health Act,B.E. 2550)。此外,在第十个"国家卫生发展计划(the 10th National Health Development Plan)(2007—2011)"中,也制定了专门的传统泰医(TTM)政策。传统和补充医学的立法包含治疗技术服务(B.E. 2542)、药物法案(B.E. 2510)、保护与促进泰国传统医药法规(B.E. 2542)。国家传统和补充医学的政策、法律分别于 2016 年和 2013 年进行了更新。

传统和补充医学国家规划属于 2010 基层社区医院卫生推进新方案的一部分。2002 年 10 月,泰国公共卫生部设立了泰国传统和替代医学发展部(Department for Development of Thai Traditional and Alternative Medicine),位于暖武里府,该部为传统和补充医学的国家行政机构。

泰国没有专门的委员会对传统和补充医学进行全面监控。然而,泰国有针对不同领域传统泰医的专业委员会、分委员会及团体。例如传统泰医保护和推广委员会,泰医和应用泰医各专业分委员会,研究院网络系统(包含各学校的系部)和甄选国家草药产品的专家工作组。

2010 年,泰国传统医学研究所(Thai Traditional Medicine Research Institute)(隶属于泰国传统医学院)在曼谷成立。

截至 2016 年底,政府拨款 3 085 万美元用于传统和补充医学研究。1992 年以来,将传统和补充医学纳入国家卫生服务体系的国家计划实施到位。

草药监管情况

1967 年,在药物法及修正法案之下,颁布了专门的草药法规(B.E. 2510)。草药按照无需处方药管理,销售时需附有医疗和保健功效说明。

泰国采用《泰国药典》(Thai pharmacopoeia)及其补充说明。其他《*Phitsanuprasatwet Wetchasuksa*(*Phraya Phitsanuprasatwet* 医学研究)、*KhunSophitbunnalak* 的传统医学专论、*Phaetthayasatsongkhro* 和《泰药药典》(3 卷中，分别包含 11、10 和 11 篇专论)在内的传统药典也具有法定约束力。《中华人民共和国药典》《日本药典》和《英国草药药典》也被使用，但不具有法定约束力。泰国也采用《德国委员会 E 专论全集提供草药治疗指南》(*Complete German Commission E monographs*: *therapeutic guide to herbal medicines*，包含 81 篇专论)和《泰药物学选编》卷 1(54 篇专论)。

草药产品的生产质量管理规范发布于 2005 年(依据泰国历法，泰 B.E. 2548)。因为生药来源的不同，草药的生产质量管理规范在某些方面与常规药物不同。草药的质量保证流程也有差异。2010 年，泰国国会办公室考虑实行新法规监管草药生产。要求遵守法规的手段包括职能机构定期检查生产厂家或实验室，要求生产厂家向政府认可的实验室提交其药物样本以供检测。传统使用显示无害，以及引用相似产品的科研记录中的安全性数据，即被认为草药安全评估合格。检测包括对微生物污染和重金属的限制。

2010 年，有 12 625 种草药获得注册。2006 年的草药产品目录包含基于草药传统使用、临床数据、长期历史使用及实验室检测的 21 个单味药和 50 个复方药。归类为处方药、无需处方药、自服药品或 OTC 药物的草药，通过药房及其他渠道，或特定途径及被持照执业者销售。草药的管理法规及注册草药目录已于 2017 年更新。国家基本药物目录中的草药目录已于 2016 年更新。

截至 2018 年，传统药物和草药的注册按照药物法(Drug Act)进行。然而，考虑到现行的药物法和食品法不适用于传统药物或草药及膳食补充剂的注册，因此，一项名为草药产品法(Herbal Product Act)的新法案自 2016 年以来开始起草。至 2017 年 4 月，该法案草案经过立法委员会办公室的最后一轮审议，并有望随后于同年实施。

按照泰国食品药品管理局药品监管部 2010 年数据统计，泰国 2007 年、2008 年和 2009 年草药的生产总量(包含人用和兽用动物)分别为 21.881 2 亿、25.47 亿和 28.041 5 亿泰铢。

医疗服务、从业人员、教育和医疗保险

根据泰国传统医学研究院统计，2010 年约有 1%~19% 的民众使用本土传统医学，使用草药的比例与此相似。泰—中医学东南亚研究院的数据显示，2010 年不到 1% 的民众使用针灸，1%~19% 的民众使用中医。补充和替代医学部门报告显示，2010 年使用阿育吠陀医学、脊骨神经医学、顺势疗法、物理疗法、正骨疗法和阿拉伯医学疗法的民众不足 1%。

监管本土传统医药从业人员的国家法律有医疗技术常规法(Art of Healing Act，1999)、泰国传统医学从业人员伦理法典(Code of Ethics for Thai Traditional Medicine Providers，2002)、应用泰传统医学从业人员伦理法典(Code of Ethics for Applied Thai Traditional Medicine Providers，2002)。上述国家法律也适用于诸如脊骨神经医学从业人员(2006 年伦理法典)和中医从业人员(2000 年伦理法典，2009 年修订)等在内的传统和补充医学从业人员的监管。

传统和补充医学从业人员在公立和私营诊所和医院执业。中央政府颁发传统和补充医学执业所需的执照。大学授予传统和补充医学学士、硕士及博士学位。朱拉隆功大学授予公共卫生科学(泰传统和替代医学)的博士学位。政府也认可传统和补充医学师承培养的传统和补充医学从业人员，也承认针对本土传统医学执业者及传统和补充医学技术人员的

认证培训项目。传统和补充医学执业人员的监管法规和从业人员注册目录已于 2013 年进行了更新。医学管理部门、卫生服务保障部提供了 1929 年至 2017 年间通过职业考试、注册和获得执业证书的执业人员数量(不包含已故人员)。不同领域执业人员数据如下:

- 泰传统医学执业人员:21 495 名
- 泰传统药学执业人员:29 165 名
- 泰传统产科学执业人员:9 851 名
- 泰式按摩(泰传统按摩)执业人员:4 737 名
- 应用泰传统医学执业人员:2 860 名

草药从业人员也属于泰药剂师。泰国也有脊骨神经医学和中医从业人员。

自 1996 年以来一直在开展一项针对消费者的应用传统和补充医学进行自我保健的教育项目。至 2018 年,传统和补充医学服务通过公立保险支付。

122. Timor-Leste 东帝汶

东帝汶对第二次调查没有回复,但自愿提供了 2018 年传统和补充医学的情况更新。

东帝汶尚无重要的更新内容。东帝汶至今尚无传统和补充医学的国家政策、法律或法规,也缺乏对草药的管理。至今没有对传统和补充医学从业人员的监管。

5.6 世界卫生组织西太平洋区域

表 5.6 总结了传统和补充医学国家政策,传统和补充医学及草药的管理法规之发展,以及传统和补充医学在世界卫生组织西太平洋区域的应用。此表也将该区域不同会员国的相关指标数据同全球数据进行了比较。

自 2005 年至 2018 年,该区域会员国对传统和补充医学的认知度较高,报告显示,约 93% 的民众使用传统和补充医学。然而,草药的法律、法规和注册管理的发展没有达到全球平均水平。

表 5.6   2005—2018 年世界卫生组织西太平洋区域传统和补充医学的发展情况

项目	2005 年作出肯定答复的区域会员国数量	2018 年作出肯定答复的区域会员国数量	2018 年作出肯定答复的区域会员国百分比(N=27)	2018 年作出肯定答复的全球会员国百分比(N=194)
传统和补充医学国家政策	10	17	63%	51%
传统和补充医学法律或法规	9	13	48%	56%
传统和补充医学国家规划	7	11	41%	41%
传统和补充医学国家级行政机构	13	13	48%	55%

续表

项目	2005 年作出肯定答复的区域会员国数量	2018 年作出肯定答复的区域会员国数量	2018 年作出肯定答复的区域会员国百分比（N=27）	2018 年作出肯定答复的全球会员国百分比（N=194）
传统和补充医学专家委员会	9	11	41%	48%
传统和补充医学或草药国家级科研院所	8	9	33%	39%
草药法规	12	13	48%	64%
草药注册	11	11	41%	64%
传统和补充医学使用人群	—	25	93%	88%

说明：2018 年数据集包含：1）2012 年数据；2）更新调查中反馈"是"，但在第一次和第二次调查中反馈"否"或没有反馈而通过其他数据源反馈"是"的会员国，如 2016—2018 年区域报告和数据核查。可能有些会员国传统和补充医学的情况已有所变化，但未能统计在内。

123. Australia 澳大利亚

传统和补充医学国家政策

在澳大利亚，传统和补充医学国家政策已纳入 2000 年全国医药政策（National Medicines Policy of 2000）。术语"药物"包含处方药和无需处方药，也包含补充医疗保健产品。

人用治疗性商品受 1989 年的治疗性商品法（Therapeutic Goods Act 1989）监管。该法案由澳大利亚治疗商品管理局（Australian Government's Therapeutic Goods Administration，TGA）执行，与 1990 年的治疗商品条例（Therapeutic Goods Regulation 1990）一起，对澳大利亚治疗商品的进口、出口、生产和供应提出了法律要求。

治疗性商品广义上分为两类：药物和医疗器械。除非受豁免，所有作为治疗性商品的产品在进口、供货或从澳大利亚出口之前必须登记进入澳大利亚治疗性商品注册目录（Australian Register of Therapeutic Goods，ARTG）。

澳大利亚全国医药政策的核心要素是医药的合理使用。国家处方服务系统（National Prescribing Service，NPS）建于 1998 年，是澳大利亚政府保证高质量药物项目的主要执行机构。该系统独立于政府和产业之外，并为卫生行业执业者和消费者提供药物信息和资源，促进高质量使用药物。

国家处方服务系统（NPS）的工作覆盖所有的处方药、无需处方药和补充医学药物，其中许多项目直接针对特定需要的领域。

近年来，国家处方服务系统承担了一项关于消费者对补充医学药物信息获得性及医务人员对信息和技能需求的研究。该研究是为响应对澳大利亚卫生系统补充医学报告（*Complementary medicines in the Australian health system*）开展的。

治疗性商品管理局（TGA）负责监管在澳大利亚供应的 OTC 药物以及补充医学药物（包

括传统药物、草药、维生素和矿物质补充剂),以确保这些有相关风险的药物符合质量、安全性和有效性等方面的适当标准。治疗性商品管理局不负责监管原料、执业者的行为和资质以及零售交易行为。治疗性商品法中也有若干执业者配制药物豁免条款,这是指执业者根据特定门诊患者需要配制药物,或对特定患者处方配药。

澳大利亚的补充医学顾问委员会(ACCM)是传统和补充医学国家专家委员会。补充医学顾问委员会针对补充医学产品在澳大利亚治疗性商品目录中的纳入、变更和保留向治疗性商品管理局提出建议和忠告。补充医学顾问委员会的主要作用是对澳大利亚补充医学药物的供应和使用提供管控上的科学及政策建议。补充医学顾问委员会特别对产品的安全性、质量以及产品的恰当的有效性说明提出建议。

补充医学顾问委员会也针对补充医学的其他事项,以及治疗性商品管理局涉及的其他事项(无论是否与补充医学有关)向治疗性商品管理局提出建议。补充医学顾问委员会取代了成立于 1997 年的国家补充医学评估委员会(CMEC)。成立于 2009 年的国家药物政策委员会(National Medicines Policy Committee)在更大范围内提出药物政策的建议(该委员会取代了成立于 1992 年的药物卫生和合理使用药物委员会(Pharmaceutical Health and Rational Use of Medicines Committee))。

澳大利亚国家补充医学研究院(NICM)是西悉尼大学主办的非政府组织。然而,澳大利亚的其他研究院所也开展传统和补充医学的科研工作。

草药监管情况

自 1989 年和 1990 年,国家开始对草药实施监管。然而,正式的监管体系始于 1999 年。在澳大利亚,治疗性商品管理局负责监管草药。

依据治疗性商品法,如果该商品属于治疗性商品的范畴,该商品便受治疗性商品管理局的监管。是否属于治疗性商品取决于多种因素,包括全面的陈述以及对产品类型的说明。食品(包含许多有保健功效说明的商品)通过国家及各地域的管理机构按照食品标准准则(Food Standards Code)进行监管。该食品标准准则是由澳大利亚和新西兰食品标准机构制定的,它属于澳大利亚政府大卫生政策中的一项具有法定权威的规范。

澳大利亚对药物实行两个层级监管。在法规体系中,药物被分为注册类药物和目录类药物。被认为具有较高风险的药物,如处方药,需在澳大利亚治疗性商品注册体系(ARTG)中注册。注册类药物也包含如 OTC 药物等无需处方药和普通的镇痛药(例如阿司匹林、对乙酰氨基酚和许多具有高风险提示和保健功效说明的补充医学药物)。注册之前,欲注册药物需由治疗性商品管理局对其安全性、质量和功效进行全面的评估。

具有较低风险的药物列入澳大利亚治疗性商品注册目录(ARTG)。澳大利亚治疗性商品注册目录中的大多数药物为补充医学药物,包括如草药、维生素、矿物质和营养补充剂以及中药、顺势疗法和相关芳香疗法制剂等在内的产品。然而,补充医学药物仅属于子目录,诸如防晒霜、牙科产品等也列于澳大利亚治疗性商品注册目录中。

尽管目录类药物需符合生产安全和质量的相关标准,但治疗性商品管理局在市场准入之前并不对其有效性进行评估。因此,目录类药物不涉及治疗重症疾病、机体失调或其他疾患。一般来说,这些药品不允许标示用于治疗、治愈、处理和预防疾病、机体失调或其他疾患。然而,此类药物的赞助商应持有支撑该药物产品说明的证据,并在需要时向澳大利亚治疗性商品管理局提供该证据。

一般而言,有治疗功效说明的产品必须由经治疗性商品管理局认证的生产厂商依据药品生产质量管理规范指南的要求生产,且在澳大利亚供应之前必须列入澳大利亚治疗性商品注册目录。在澳大利亚治疗性商品注册时,赞助商必须向治疗性商品管理局提交申请及有关数据。列入澳大利亚治疗性商品注册目录的商品,赞助商必须是澳大利亚居民或在澳大利亚经商者。

通常,中级和高级的说明必须以实物或产品的传统使用或科学证据为基础。目录类药物不涉及重症疾病、机体失调或其他疾患。一般来说,这些药品不允许标示用于治疗、治愈、处理和预防疾病、机体失调或处理和预防任何疾病、不适或其他疾患。此类药物的赞助商应持有支撑该药物产品说明的证据,并在需要时向澳大利亚治疗性商品管理局提供证据。

澳大利亚治疗性商品管理局针对支撑标示和说明的证据级别和种类发布指南,以协助赞助商对补充医学药物的支撑标示和说明的证据级别进行判定。《英国药典》《欧洲药典》、《美国药典》和《美国国家药品集》(USP-NF)被采用,均具有法定约束力。

2010 年 7 月,澳大利亚采用了国家药品认证合作组织(PIC/S)发布的药品生产质量管理规范指南。同一个药品生产质量管理规范指南适用于所有的治疗性商品。并有相关指南对法规进行阐释。主管部门定期检查生产厂商和实验室以确保法规的执行。生产厂商需向政府认可的实验室提交药物样本进行检测,并要求指派专人负责,以确保符合生产要求,并向政府部门报告。

只有注册类补充医学药物,按照常规药物的安全性要求进行管理。对目录类药物,安全性评估根据情况进行,产品的传统和科学数据都将作为评估考虑。

截至 2018 年 6 月,澳大利亚有注册类药物 128 种,目录类药物 11 493 种。

草药作为无需处方药、自服药品或 OTC 药物在药房及其他途径销售。

医疗服务、从业人员、教育和医疗保险

澳大利亚本土传统医学使用情况的数据不详。澳大利亚和新西兰职业分类标准(Australian and New Zealand Standard Classification of Occupations)涵盖了针灸师、按摩治疗师、顺势疗法医师、天然疗法顾问师、自然疗法和中医执业者。正骨疗法和脊骨神经医学通常被认为是主流整合疗法,而不属于补充医学疗法。民众使用上述传统和补充医学的比例不详。

澳大利亚是联邦制国家,受中央政府(澳大利亚或英联邦政府)和八个州及领地政府管理。上述各级政府均对医疗卫生进行监管。对于传统和补充医学从业人员的监管,每个州均有立法。不同的州和领地行政辖区对传统和补充医学实施不同程度的监管。目前正骨疗法和脊骨神经医学受各州和领地行政辖区监管,但中医仅在维多利亚州被纳入监管体系。自然疗法和顺势疗法未受到任何行政辖区的监管。

近来,根据 2009 年的卫生执业者监管国家法律法(Health Practitioner Regulation National Law Act 2009),澳大利亚实施了针对医务职业的国家注册和认证体系(NRAS)。国家对医务职业进行监管的唯一目的是维护公共利益。注册的职业必须符合六项标准要求。其指导原则和标准在政府间协议(Intergovernmental Agreement)中有所论述。

国家注册和认证体系于 2010 年 7 月开始执行,现今已覆盖 10 个职业:医学、护理和助产士、药学、物理疗法、心理学、正骨疗法、脊骨神经医学、视光学、牙科保健(包含牙医、牙齿

卫生人员、牙科治疗师和牙科修复师）和足部医疗。

原本 4 个部分受监管的职业也于 2012 年 7 月 1 日起接受《国家注册和认证体系》的监管。分别是中医执业者、本土的和托雷斯海峡岛居民卫生执业者、医疗放射执业者和职业治疗师。根据国家注册和认证体系的定义，本土和托雷斯海峡岛居民卫生工作不是指本土传统医学服务。

每一职业的国家委员会负责设定其执业者的注册标准，对培训机构进行认证，并对医务执业者进行注册。预计在 2012 年 7 月 1 日前将设立部分接受监管的职业国家委员会。例如，澳大利亚中医委员会将负责监督中医执业者的注册，职业标准的制定，处理职业通告和投诉，和对希望来澳执业的海外受训执业者的评估。澳大利亚卫生执业者监管局协助国家委员会开展工作。

传统和补充医学从业人员在私营诊所执业。现今，许多补充医学的医疗服务受到监管。目前，正骨疗法和脊骨神经医学的从业人员受国家卫生执业者注册和认证体系的监管。

学生可获得传统和补充医学的学士和硕士学位。学士还可选择中医、正骨疗法、脊骨神经医学、物理疗法、顺势疗法、按摩及其他相关课程。

根据澳大利亚卫生和福利研究机构的数据，澳大利亚传统和补充医学从业人员的数据如下：针灸（950 人）、脊骨神经医学（2 486 人）、顺势疗法（235 人）、物理疗法（2 982 人）、正骨疗法（776 人）、中医（481 人）、按摩治疗师（8 199 人）、自然治疗师（2 631 人）。阿育吠陀医学、草药和阿拉伯医学的从业人员的数量尚不知晓。

在澳大利亚，现今有 35 个不同的私营医疗保险机构，提供超过 22 000 个不同的私营医疗保险产品。医疗保险公司可以自主决定推出可带来一般治疗益处的服务项目，传统和补充医学医疗服务也在保险服务项目之内。医疗保险公司可以设置权益限制，对个体传统和补充医学医疗服务施以获得保险金的质量和认证要求。

124. Brunei Darussalam 文莱达鲁萨兰国

传统和补充医学国家政策

文莱达鲁萨兰国目前没有传统和补充医学的国家政策，但正在制定一套有关综合医疗卫生措施"2035 远景—共同致力于健康国家"政策，其目的是为了实现参与社区的健康和福祉。文莱达鲁萨兰国设有传统和补充医学的监管系统。2008 年 5 月，卫生部在医疗服务部下设立传统 / 补充和替代医学部（Traditional/Complementary & Alternative Medicine Unit）。

2015 年 12 月，该机构更名为传统和补充医学部（Traditional and Complementary Medicine (T&CM) Unit），从而与世界卫生组织和东盟工作组（ASEAN Task Force）对传统医学的命名相一致。

草药监管情况

草药归类为传统医学药物和保健补充剂（TMHS）。依据《传统医药和保健补充剂处理指南》，行政上草药受卫生部药物服务部（Department of Pharmaceutical Services）的管辖。进口商、生产厂商和批发商对传统医药和保健补充剂产品的安全性和质量负责。销售商有义务保证产品的无害和安全,以及符合安全和质量标准的要求。在文莱达鲁萨兰国,传统医学和保健补充剂产品在进口及投入市场之前,需得到药物服务部的许可。公众可以在零售药房和销售点获得传统医学及保健补充剂产品。

市场监督系统对市场上流通的传统医学和保健补充剂产品的安全和质量进行检测。监督措施包括从市场产品中随机抽样进行实验室分析以确保其符合质量和安全规范。如果使用和消费的传统医学和保健补充剂产品不安全,大众媒体将告知公众。在东南亚国家联盟(ASEAN),会员国在药品监管事项上进行信息的交流和共享,包括药物、化妆品及传统医学和保健补充剂产品的上市后的预警系统。

医疗服务、从业人员、教育和医疗保险

文莱达鲁萨兰国拥有与马来西亚、新加坡相似的传统和补充医学体系。目前民众使用传统和补充医学的数据不详。该国重视本土传统医学及传统医学和补充医学服务,但其使用随着现代化及社会模式的转型而有所下降。

2016 年以来,文莱达鲁萨兰国颁布了 3 项指导性方针:

- 文莱达鲁萨兰国传统和补充医学执业者注册指南
- 针灸医疗服务标准
- 传统和补充医学医疗服务感染控制指南

文莱达鲁萨兰国传统和补充医学执业者注册指南是在世界卫生组织和其他国家的权威监管部门制定的从业人员资质要求的基础上制定的。该指南对于公众、当前和未来的执业者,以及传统和补充医学企业主,从事传统和补充医学的流程和基本要求都提供了有价值的参考。

自 2009 年以来,文莱达鲁萨兰国陆续对针灸、阿育吠陀医学、脊骨神经医学、顺势疗法、自然疗法、中医、阿拉伯医学的从业人员,以及诸如温泉疗养、按摩及美容保健的其他从业人员进行了监管。

目前,传统和补充医学部仅对中医、中药调剂、传统马来医学、传统印度医学、针灸、脊骨神经医学、顺势疗法、正骨疗法、按摩、足底反射按摩和拔罐治疗的执业者展开了注册(行政管理层面)。

执业者既可以通过原籍国执业者的身份注册,也可以通过营业认证注册。当地执业者通常在中国、马来西亚和新加坡接受培训,且在药房及某些居家环境中执业。传统和补充医学从业人员仅在私营部门执业。外籍传统和补充医学从业人员在私营部门执业前,需由传统和补充医学部门向劳动部提交支持信函以授予工作份额,且随即需移民部颁发工作签证。

125. Cambodia 柬埔寨

传统和补充医学国家政策

柬埔寨有专门的传统和补充医学国家政策。2010 年,该国颁发了柬埔寨王国传统医学政策(Policy on Traditional Medicine of the Kingdom of Cambodia)。对传统和补充医学的草药

也有国家层面的法规(见下)。也有传统和补充医学的国家规划。作为该规划的一部分,自1982年以来,金边市卫生局组织开展了传统高棉治疗师的培训,并在公共卫生体系中提供传统和补充医学服务。

1982年成立了传统医学中心(CTM),该中心是传统和补充医学的国家级行政机构。1997年该机构重设,并更名为国家传统医学中心(NCTM),受国家卫生部领导。

2012年柬埔寨颁发了"2012—2020年传统医学战略计划",在大学开展传统和补充医学研究。

草药监管情况

自1998年开始实施草药立法,包括对传统药物的生产、进口、出口以及销售企业的监管。草药归类为普通草药,并应提供保健功效和营养成分含量说明。

柬埔寨采用的专著包括《柬埔寨应用的植物》(*Plants used in Cambodia*),其中包含645篇专论,和《柬埔寨药用植物》(*Medicinal plants of Cambodia*),包含763篇专论。

草药生产需遵照卫生部发布的相关公告进行监管,但目前还没有发布过相关公告。

传统医学产品在市场销售之前必须注册。注册标准包含产品的分析证明(检测重金属、微生物、化学成分、总灰分和寄生虫)。

然而,如今市场上销售的许多传统医学药物还没有注册。

截至2017年底,共有474种草药获得注册。除一例草药(Yang Chun)外,所有药物均从邻国进口。国家卫生部已经意识到问题的严重性,因为当地的传统医学产品不符合注册要求,且当地的传统医学药品制造商不知道如何准备卫生部所需的文件。

传统医学或草药产品的销售受570号公告声明(3、4、9、13和15款)[Declaration No. 570(Articles 3,4,9,13 and 15)]的监管。然而,实际执行并未完全遵照该公告。现在对草药产品的销售没有充分的限制。草药产品作为无需处方药、自服药品或OTC药物通过药房以外的渠道、特定途径或由持照执业者销售。

医疗服务、从业人员、教育和医疗保险

柬埔寨很重视本土传统医学。民众接受本土传统医学及其他传统和补充医学医疗服务,但是使用比例不详。通过1998监管法规,传统和补充医学的草药从业人员被纳入国家层面监管,但其执行尚缺乏相关机构的介入。

传统和补充医学从业人员在私营诊所执业。中央或省政府签发传统和补充医学执业所需的执照。政府官方认可本土传统医学执业者的培训项目(非大学水平)。在柬埔寨国内,许多本土传统医学从业人员或传统和补充医学从业人员从事针灸、阿育吠陀医学、脊骨神经医学、自然疗法和中医服务。但上述人员的数量不详。

草药从业人员(调剂人员和生产人员)需接受监管。根据最近修订的卫生执业者监管法(Law on Regulation of Health Practitioners)(2016),卫生部成立了工作组,由卫生国务秘书任主席,其成员来自国家卫生部下属的相关机构和传统医学、药剂师学会。该工作组目前正在根据卫生执业者监管法制定相关法律文件,对传统和补充医学执业者进行监管。传统和补充医学执业者的短期培训(低于大学教育水平)由国家传统医学中心(NCTM)提供。

医疗保险不覆盖柬埔寨的传统和补充医学服务费用。

126. China 中国

传统和补充医学国家政策

中国国务院颁布了两份文件：2003 年颁布的《中华人民共和国中医药条例》和 2009 年发布的《国务院关于扶持和促进中医药事业发展的若干意见》，相对完整的中医药政策体系在逐步形成。2016 年，中国共产党中央委员会和国务院发布了《"健康中国 2030"规划纲要》，这是指导提升未来 15 年中国人民健康状况的文件。它提出了一系列发展中医药事业的任务和措施。国务院颁发的《中医药发展战略规划纲要（2016—2030 年）》将中医药发展确定为国家战略。

《中华人民共和国执业医师法》于 1998 年开始生效，该法对包含中医师在内的所有医师进行监管。《中华人民共和国中医药法》于 2017 年 7 月 1 日开始生效。

1986 年，国务院设立了相对独立的中医药管理机构——国家中医药管理局。中国中医科学院于 1955 年在北京成立，该机构是传统和补充医学的国家级科研机构。

中国设立了 16 个国家中医临床研究基地。它们是中医药预防治疗传染性疾病和慢性非传染性疾病临床科研体系的一部分。对于少数民族医学的文献整理和适宜技术筛选工作也在有组织地展开，此项工作涉及 150 部少数民族医学著作和 140 项适宜技术。

据统计，130 个中医药项目被收入国家非物质文化遗产代表名录，"中医针灸"列入联合国科教文组织人类非物质文化遗产代表名录。《黄帝内经》和《神农本草经》入选世界记忆名录。

草药监管情况

《中华人民共和国药品管理法》（2001 年修订）对中药和天然药物（草药）实施系统的管理。中国也有保障药品管理法的实施、中药保护、医用有毒药物管理以及野生药用资源保护的相关法规。

草药产品归类为处方药、无需处方药、保健食品和一般食品产品。中药的销售需附有医疗功效说明。中国采用《中华人民共和国药典》（卷 1），具有法定约束力。也采用中国本草和进口生药标准，具有法定约束力。

2003 年 9 月，国家发布《中药材生产质量管理规范》（试行）（此处"生药"指药物原材料）。中国要求生产厂家需指定专人保障生产符合相关要求，并负责向政府主管部门汇报上述生产要求执行情况。

为进行安全性评估，中药和常规药物都需按照《药物非临床研究管理规范》（GLP）进行安全性研究。中药被收入《国家基本药物目录》，收入标准基于传统使用、临床数据和长期历史应用。自 2009 年以来，102 种中药被收入《国家基本药物目录》。2001 年以来，《中华人民共和国药品管理法》第 71 条规定，中药被纳入市场监督体系。草药产品的销售不受限制。归类为处方药和无需处方药的草药产品，主要在药房或由执业药剂师销售。归类属于食品或保健食品的产品则在超市或经其他渠道销售。

截至 2017 年底，超过 60 000 种中医和少数民族医学药物获得批准（该数据基于批准函的数量),4 424 家药品生产企业(包含药物活性成分和成品剂型)获得生产许可证,并通过了药品生产质量管理规范的监测。此外,177 个生药(药物原材料)基地通过中药材生产质量管理规范认证。中国药品监管权威机构部门正在对《中药材生产质量管理规范》进行修订,并开发生药记录系统。与商界协同的现代中药产业体系已经建立。2015 年中药产业的总产值为 7 866 亿元人民币,占整个国家药品产业总产值的 28.55%。

医疗服务、从业人员、教育和医疗保险

城市中医医疗系统已经形成。该系统主要包含中医医院(包含少数民族医医院和中西医结合医院)、中医诊所、综合性医院的中医临床科室和社区的卫生中心。农村中医医疗网络系统也已经建立,主要有县级中医医院、综合性医院(专科医院和妇幼保健中心)的中医临床科室、乡镇卫生院(中心)的中医科室和提供基础中医医疗服务的村卫生所。

2015 年底全国共有 3 966 家中医院,其中包括 253 家少数民族医医院和 446 家中西医结合医院,共有 452 000 名中医执业医师和助理执业医师(包含少数民族医和中西医结合医师)。共有 42 528 家中医诊所,其中包括 550 家少数民族医诊所和 7 706 家中西医结合诊所。当年,全国到中医医疗和卫生服务机构就诊人次为 9.1 亿人次,共接诊住院患者达 2 691.5 万人。

大学可授予学士、硕士和博士学位。2015 年底,全国共有 42 所中医药高等教育机构(包括 25 所中医药学院校)。超过 200 所西医高等教育机构和非医学高等教育机构开设中医药专业,总计招生 75.2 万人。

国家鼓励中、西医间的交流,并为西医执业者创造机会学习中医学。中医药院校也开设现代医学课程以加强医学生中西医学素养的培养。除一般科室外,鼓励中医院开设专病专科。鼓励综合性医院和社区医疗机构开设中医科。患者在基层医疗保健体系中可以获得中医药服务,国家力图使中医在基层医疗体系中发挥更重要的作用。

政府和商业保险(包括国有和私营的保险公司)覆盖了本土传统医学费用(例如中医),部分覆盖了针灸、草药和正骨疗法等传统和补充医学的医疗费用。

据预测,到 2020 年每个中国公民将有机会接受基础中医药服务;到 2030 年,中医药服务将覆盖所有的医疗领域。

127. Cook Islands 库克群岛

库克群岛未对第二次调查作出回复,但自愿提供了 2018 年传统和补充医学的更新情况。

库克群岛没有重大的更新。现在该国尚无传统和补充医学国家政策,或对草药及传统和补充医学执业者进行监管。

128. Fiji 斐济

传统和补充医学国家政策

截至 2018 年,斐济尚无专门的传统和补充医学的国家政策或策略,但传统和补充医学政策已纳入斐济 2013 年的国家药品政策(National Medicine Products Policy)和药品部门

战略规划(Pharmaceutical Sector Strategic Plan),其目的是为了落实斐济国家药品政策(Fiji National Medicinal Products Policy)(2013—2018 年)。国家卫生部将于 2018 年底制定第一个国家传统和补充医学政策草案,旨在认可传统和补充医学是斐济主流卫生医疗服务的一部分。

目前,首席药剂师所在的斐济药物和生物医学服务中心(FPBSC)是传统和补充医学项目管理的国家级行政机构。首席药剂师办公室监管药品管理局(Medicines Regulatory Authority),药品管理局负责落实对包括传统和补充医学产品在内的药品的法规监管和实施。(药物和生物医学服务中心的前身为斐济政府药房(Fiji Government Pharmacy),设立于 1895 年)。

2012 年斐济成立了传统和补充医学的国家工作组;然而在 2017 年之前,会议频次一直不稳定。2017 年卫生部的副秘书长再次召开委员会,以便进一步推进国家卫生部的方针政策。截至 2018 年,斐济还没有正式的传统和补充医学的国家规划及国家级科研院所。

草药监管情况

归类为无需处方药的草药,销售时需附有保健功效说明。斐济没有草药生产的相关监管法规。传统使用显示无害即被认为草药安全评估合格。

草药作为自服药品或 OTC 药物,和一般的销售产品一样,在通常的渠道销售。

截至 2018 年,药物和生物医学服务中心试图对包括草药在内的进口天然保健产品进行监管。

草药在斐济无需注册。

医疗服务、从业人员、教育和医疗保险

斐济很重视本土传统医学。截至 2017 年底,许多城郊和农村社区使用本土传统医学。因为在上述区域,居民寻求常规卫生服务之前,主要接触的是属于初级医疗服务的本土传统医学。

1976 年以来,传统和补充医学从业人员中的针灸师、脊骨神经医学治疗师和足病诊疗师受到监管。传统和补充医学从业人员在私营部门执业。中央政府签发传统和补充医学执业所需的执照。

本土传统医学从业人员和诸如针灸师、脊骨神经医学治疗师等其他传统和补充医学从业人员在斐济执业,但具体人员数据不详。在斐济有新的亚洲企业投资者建立起的替代医学(中医学)医疗服务。

截至 2018 年,医疗保险总体上未覆盖传统和补充医学医疗费用。

129. Japan 日本

传统和补充医学国家政策

虽然日本没有对传统和补充医学各领域进行全面监管的国家法律或法规,但各相关法律分别对不同的领域进行监管,例如,产品质量、功效和安全保障法(Law on Securing Quality,

Efficacy and Safety of Products)(含药物和医疗设备)对包含草药在内的药品的市场准入进行监管。日本没有管理传统和补充医学的官方机构和专家委员会。涉及传统和补充医学领域的具体事宜由现有的机构和委员会处理。许多传统和补充医学科研项目受政府资助。

草药监管情况

1960 年颁布的药事法(The Pharmaceutical Affairs Law)对草药(包括日本传统汉方医学药物)进行监管。草药作为处方药和无需处方药受到监管,其销售需附有医疗功效说明。日本采用《日本药典》(第 17 版,2016),并具有法定约束力。

日本于 2008 年颁布了 OTC 汉方产品的准入标准指南,之后又进行了修订。指南包含 2014 年的 294 篇专论,不过指南不具有法定约束力。2004 年颁布了药品和准药品生产控制和质量控制标准法规(Standards for Manufacturing Control and Quality Control for Drugs and Quasi-drugs),为草药和常规药物制定了药品生产质量管理规范。为确保符合生产要求,主管部门定期检查生产厂家或实验室。草药的安全性要求与常规药物的要求相同。

草药作为处方药、无需处方药(OTC 药物)或自服药品在药房销售。2014 年和 2015 年草药的总发货量分别为 1 464 亿日元和 1 547 亿日元(此处草药指天然药物和传统的汉方医药物)。

医疗服务、从业人员、教育和医疗保险

日本很重视本土传统医学。民众使用本土传统医学及其他传统和补充医学,但使用比例不详。1947 年以来,本土传统医学从业人员和针灸从业人员受国家层面的监管。1960 年以来,草药从业人员和中医从业人员受国家监管。

卫生政策局(MHLW)医疗职业部指出,针灸执业者的数量约为 8.6 万人,但草药和中医执业者的数量不详。

传统和补充医学从业人员在公立和私营诊所及医院执业。中央政府颁发传统和补充医学执业所需执照。

大学授予学士、硕士和博士(针灸)学位。政府医疗保险覆盖本土传统医学以及针灸、草药等传统和补充医学的部分医疗费用。

130. Kiribati 基里巴斯

传统和补充医学国家政策

截至 2018 年,基里巴斯没有传统和补充医学的国家级行政机构和科研院所。1995 年,该国成立了传统和补充医学的国家专业委员会,但该机构已不再发挥作用。

草药监管情况

在基里巴斯,一家私营的药房和药商出售无需处方用药和处方药。除了诺丽果汁(Noni juice),当地不生产草药,且没有保证遵从法规和安全的相关机制。政府通过卫生机构免费发放处方药物。

截至 2018 年,基里巴斯没有对草药进行监管,且草药也无需注册。

医疗服务、从业人员、教育和医疗保险

基里巴斯很重视本土传统医学。本土传统医学及传统和补充医学从业人员在基里巴斯执业,但人数不详。传统和补充医学从业人员在私营部门执业。

截至 2018 年,该国没有对传统和补充医学执业者进行监管。医疗保险没有覆盖传统和补充医学医疗费用。

131. Lao People's Democratic Republic 老挝人民民主共和国

传统和补充医学国家政策

在老挝人民民主共和国,传统和补充医学的国家政策是 1996 年颁发签发的《传统医学推广政策》(Policy on the Promotion of Traditional Medicine)。该政策是国家药品政策的一部分。

传统和补充医学相关的国家立法,包括适用于草药及传统和补充医学产品的药品和医疗产品法(The law on drugs and medical products)(颁布于 2000 年),以及药用天然资源令(The decree on medicinal natural resources)。

传统医学研究院(Institute of Traditional Medicines,ITM)开展药用植物和老挝传统医学科研工作,其前身为成立于 1976 年的传统医学研究中心。直到 2004 年,传统医学研究院同时也是传统和补充医学的国家级行政机构,后被食品药品部传统医学处(Traditional Medicine Division of the Food and Drug Department)所取代。2013 年以来,医疗部的传统医学管理处(Traditional Medicine Management Division of the Health Care Department)成为传统和补充医学的国家级行政机构。

传统医学作为 13 项内容之一,被纳入修订的 2003 国家医学政策(National Medicine Policy 2003)之中。该政策已经通过国家五年卫生部门计划(National Health Sector Plan)(与食品与药品部门有关的第 4 号项目)获得实施。该计划也已经被转化为受政府财政预算资助的年度计划。2012—2015 年老挝传统医药国家战略(The Lao National Strategy on Traditional Medicine)正在修订之中(截至 2018 年)。第八个五年国家卫生计划(2016—2020)属于国家层面的规划。

草药监管情况

药用天然资源令是专门的草药监管法规。草药没有划分具体的监管类别。许多草药需附有医疗和保健功效说明,在药房或由持照执业者销售。

老挝人民民主共和国也采用《中华人民共和国药典》(英文版,1992)、《日本药典》(第 11 版,1986)《越南药典》(第 3 版,2005),但不具备法定约束力。

老挝人民民主共和国没有专门的国家草药专著专论。它提交的 15 篇草药专论被收入《东南亚国家联盟草药和药用植物数据库》(Database on ASEAN Herbal and Medicinal Plants)(10 篇专论包含在 2003 年第一卷中;5 篇在第二卷中),也采用《世界卫生组织药用植物选编》,但不具有法定约束力。

没有针对草药的药品生产管理质量规范的具体要求。然而,为保证其质量而对草药的生产施行监管,根据药品和医用产品法,目前常规药物和草药均采用常规药物的药品生产管理质量规范进行监管。生产厂商需要提交药物的样本到政府认可的实验室进行检测。草药的安全性评定需要有相关产品的安全性科学研究参考数据。

常规药物和草药均需要药品注册进行监管。

已注册的传统医学产品数为 288 种。

2004 年以来,草药被列入到《国家基本药物目录》中。其列入标准基于草药的传统使用、临床数据、长期的历史应用和实验室检测。目前,虽然有草药列入,但具体数字不详。草药的注册监管和列入《国家基本药物目录》均在 2015 年进行了更新。草药在药房及其他途径作为无需处方药、自服药品和 OTC 药物销售。

医疗服务、从业人员、教育和医疗保险

老挝人民民主共和国很重视本土传统医学,但从业人员的数量不详。老挝民众使用传统和补充医学医疗服务,包含针灸、阿育吠陀医学、脊骨神经医学、草药和中医。但各领域从业人员的数量不详。政府承认对本土传统医学执业者的培训课程。传统和补充医学从业人员可在私营诊所及公立医院执业。

截至 2018 年,传统和补充医学执业者在老挝人民民主共和国尚不受监管,且医疗保险不覆盖传统和补充医学服务医疗费用。2017 年,药学院引入了 5 年制的传统医学专门课程体系。

132. Malaysia 马来西亚

传统和补充医学国家政策

传统和补充医学在马来西亚的发展始于 1998 年设立的传统和补充医学常务委员会(Standing Committee on T&CM)。马来西亚采取多项举措促使传统和补充医学融入国家卫生医疗体系之中。在 2000 年初,成立了医学研究院下属的草药研究中心(HMRC),并出台了传统和补充医学国家政策(2007 年进行修订)。2002 年,整合医学全球信息中心(GlobinMed)国家草药研究和发展委员会(R&D)成立。2004 年,传统和补充医学部(T&CM Division)成立,该部是马来西亚管理传统和补充医学服务和执业者的权威机构。

传统和补充医学部的任务是保障传统和补充医学服务的安全和质量,其中包括实施传统和补充医学法案(2016 年的 775 号法案),传统和补充医学培训和教育的标准化和认证,公共卫生体系中传统和补充医学服务,以及促进传统和补充医学药物安全使用、推广和加强研发协作。上述措施与《西太平洋区域 2011—2020 年传统医学战略》以及《世界卫生组织 2014—2023 年传统医药战略》是一致的,这一切都强调传统和补充医学在整个医疗管理中的重要作用。

草药监管情况

1992 年 1 月,马来西亚开始对传统和补充医学产品实行注册。接着 1999 年 1 月,实行

对传统和补充医学生产厂商和进口商的许可政策。根据 2017 年国家药品监督管理局（DCA）的数据,2017 年 6 月,它为 246 家生产厂商签发了许可证,其中 136 家生产厂家获得传统药物生产许可证。

目前管理草药和相关传统和补充医学产品的法律法规包括但不限于：

- 1952 年药品销售法（Sale of Drugs Act 1952）
- 1984 年药品与化妆品监控条例（Control of Drugs and Cosmetics Regulations 1984）
- 1952 年危险药品法（Dangerous Drugs Act 1952）
- 1952 年毒药法（Poisons Act 1952）
- 1956 年药品（广告与销售）法（Medicines（Advertisement & Sale）Act 1956）
- 1983 年专利法（Patents Act 1983）
- 2010 年野生动植物保护法（2010 年第 716 号法案）（Wildlife Conservation Act 2010（Act No. 716 of 2010））
- 2008 年濒危物种国际贸易法（2008 年第 686 号法案）（International Trade in Endangered Species Act 2008（Act No. 686 of 2008））

根据 1984 年《药品与化妆品监控条例》,除传统方法制备的含植物、动物或矿物质成分的草药,或不需处理或加工仅经过干燥生产的上述天然物质的混合物外,所有传统和补充医学产品必须进行注册登记。传统和补充医学从业人员在治疗过程中直接给病人使用的临时制备制剂可豁免注册登记。传统和补充医学产品也须遵守监管、监督、药物警戒、许可和药物不良反应报告制度,这些制度与常规药物类似。

传统和补充医学产品注册登记时,国际和国内药典和专论发挥辅助功能,但这些文件无法定约束力。例如

- 《英国草药药典》（British herbal pharmacopoeia）
- 《德国顺势疗法药典》（German homeopathic pharmacopoeia）
- 《印度草药药典》（Indian herbal pharmacopoeia）
- 《中华人民共和国药典》（Pharmacopoeia of the People's Republic of China）
- 《马来西亚草药专著》（Malaysian herbal monographs）
- 《马来西亚药用植物汇编》（Compendium of medicinal plants used in Malaysia）
- 《世界卫生组织药用植物选编》（WHO monographs in selected medicinal plants）

医疗服务、从业人员、教育和医疗保险

医疗服务

常规医学是马来西亚医疗体系的主体,但由于马来西亚社会具有丰富的民族多样性和文化信仰,所以传统和补充医学不仅使用,而且需求量很大。

2015 年全国卫生发病率调查结果表明,传统和补充医学的需求明显。在马来西亚,29.25% 的人口在有生之年曾就诊使用传统和补充医学,21.51% 的人口在过去 12 个月中就诊使用过传统和补充医学（2015 年公共卫生研究院调查资料）。据估算,在马来西亚约 3 千万人口中,9 百万人曾使用或正在使用传统和补充医学防治疾病。传统和补充医学的受众和内在需求巨大。

传统和补充医学法（T&CM Act）将传统和补充医学定义为"一种与卫生相关的医疗服

务,旨在预防、治疗或处置疾病或保持个体身心健康,也包括传统马来医学(TMM)、传统中医学、(传统印度医学)、伊斯兰医学、顺势疗法和补充疗法,但不包括由医师和牙医使用的医疗和牙科治疗。"

根据 2017 年传统和补充医学法(公认的医疗服务领域),目前马来西亚有 7 个被认可的医疗服务领域,他们是传统马来医学、传统中医学、传统印度医学、顺势疗法、脊骨神经医学、正骨疗法和伊斯兰医学。

从业人员

根据传统和补充医学部的数据,2016 年以来,在传统和补充医学法实施前,共有 16 050 名国内传统和补充医学从业人员登记注册,他们隶属于卫生部认可的八大传统和补充医学机构。根据已有服务领域分类如下:传统马来医学 1 966 人;传统中医学 7 655 人;传统印度医学 42 人;顺势疗法 600 人;脊骨神经医学 112 人;正骨疗法 0 人;伊斯兰医学 5 675 人。此外,全国还有大约 13 000 处提供传统和补充医学服务的场所。他们大都是私营单位(如私立大学、非政府组织、诊所、医院和私营从业人员)。

教育

传统和补充医学教育分为技术教育和高等教育(学术)途径。关于高教途径,马来西亚开设了 9 门传统和补充医学的正规学历(3 所)和学位(6 所)高等教育课程。同时,还有 10 所私立高等教育研究机构提供传统和补充医学的学历或学位教育。

就技术教育途径而言,在各传统和补充医学领域,与技术发展部、传统和补充医学部和行业专家合作,马来西亚开发了 10 个国家职业技术标准(NOSS)。国家职业技术标准是指在马来西亚某一特定职业领域雇佣的熟练工人期望达到的能力规格。合格的人员授予马来西亚技术证书。

医疗保险

当传统和补充医学服务最低安全标准确定后、传统和补充医学从业人员登记注册完成后,以及相应法规及高专业化的传统和补充医学领域实施后,私营保险公司将会把传统和补充医学纳入医疗保险范畴。

133. Marshall Islands 马绍尔群岛

传统和补充医学国家政策

截至 2018 年,马绍尔群岛尚无传统和补充医学的政策、法律或法规系统。医学法律或法规包括传统和补充医学,但无专门的相关法规。

马绍尔群岛没有草药或传统和补充医学执业者服务的法规。马绍尔群岛政府认识到在将传统和补充医学纳入国家卫生体系前制定法规的必要性。

2018 年 2 月,议会通过了 43 号决议(Nitijela Resolution 43)来解决这一问题。该决议旨在要求内阁探讨将传统治疗及本土传统医学作为替代防治方法纳入国家卫生体系的方式方法。

草药监管现状

马绍尔群岛没有有关传统和补充医学的草药、应用和执业者的法规。

马绍尔群岛传统医学保护学会（The Marshall Islands Society for the Protection of Traditional Medicines）是 1998 年成立的非政府组织，已出版《马绍尔群岛传统医学：妇女、植物、治疗》（Traditional medicine of the Marshall Islands：the women，the plants，the treatments）一书（马绍尔语和英语）。

医疗服务、从业人员、教育和医疗保险

马绍尔群岛没有传统和补充医学服务和从业人员的法规。但它并不禁止或阻止传统医学的应用。

马绍尔群岛人继续使用传统助产士、传统治疗者和以当地生产的植物和原料为主的传统药物。许多传统医学服务是世代相传的。

134. Micronesia（Federated States of）密克罗尼西亚联邦

传统和补充医学国家政策

截至 2018 年，密克罗尼西亚联邦没有传统和补充医学的国家政策框架。目前也没有将传统和补充医学纳入国家卫生体系的国家计划。但是从 2015 年第四届［密克罗尼西亚联邦］非传染性疾病大会后，开始努力制定政策或计划，以便将传统医学纳入国家卫生医疗体系来治疗非传染性疾病。

- 波恩佩州已通过立法，呼吁卫生服务部展开调查，并将传统医学的安全使用和服务纳入医疗服务系统。
- 科斯雷州在其国家灾难风险管理和气候变化联合州行动计划中，呼吁加强和支持当地传统医学服务。
- 2013 年 1 月 30 日，密克罗尼西亚联邦成为生物多样性公约（CBD）第十五个缔约国，批准了《生物多样性公约》关于获得遗传资料和公平、公正地分享其使用所产生的惠益的名古屋议定书。
- 2002 年密克罗尼西亚联邦国家制定了生物多样性战略和行动计划，它包括了保存传统医学和获得惠益分享政策，这项政策尚待四个州立法机构的批准。

首个传统医学非营利组织已经在波恩佩州注册成立。

草药监管现状

密克罗尼西亚联邦不限制草药制品的销售。

截至 2018 年，仍然没有对草药实行监管或注册。

医疗服务、从业人员、教育和医疗保险

密克罗尼西亚联邦很重视本土传统医学，但提供本土传统医学服务的从业人员数量不详。人们使用传统和补充医学如草药和正骨疗法等，但人口使用百分比和从业人员数量不详。传统和补充医学从业者不受监管。

唯一的密克罗尼西亚医疗保险公司不承认、不支持传统和补充医学医疗服务。

135. Mongolia 蒙古

传统和补充医学国家政策

蒙古传统和补充医学国家政策是议会第 46 号决议（Parliament Resolution No. 46）。1999 年，政府认可传统蒙古医学发展政策。以国家政策为基础，政府制定了 2020 年全国战略。这个政策文件含有两个章节涉及发展传统蒙医的总则、主要方向和 1999—2015 年实施的 19 个具体规定。传统蒙医学疾病分类和课程的政策分别颁布于 2011 年和 2012 年。

卫生部医疗政策执行与协调司（Medical Care Policy Implementation and Coordination Department of the MoH）是国家行政机构。截至 2016 年底，卫生与体育部分担职能。2017 年，卫生部医疗服务司（Medical Service Department of the MoH）成立了传统医学部（Division of Traditional Medicine）。

通过制定医疗法律和医学服务法律，对医学的描述必须包括传统蒙医学治疗。医学和医疗服务法律也包括传统蒙医学的定义。传统医学院校、国内蒙古医学院校的毕业生可从事传统蒙医学医疗服务和教学。

卫生部于 1996 年发布了贯彻国家政策的法令，在解决当时传统医学面临的挑战，如为民众提供传统医学医疗服务、建立省级传统医学中心和药物部门以及培训专业人员等方面，发挥了至关重要的作用。

国家卫生部门发展政策（蒙古千年发展目标的一部分——2007 年国家发展综合政策）阐明，将传统蒙古医学中的最佳医疗服务纳入主流医疗服务的重要性。

2006 年，卫生部制定了 2006—2010 年行动计划，其目的在经过中期评估后，落实蒙古传统医学发展的国家政策。

2010 年卫生部长签署法令，制定 2010—2018 年国家传统医学方案及行动计划。该方案的目的是强化政府政策的执行力度，反映法律环境的改变。

传统医学科学、技术和产品公司（Traditional Medical Science, Technology and Production Corporation）充任传统和补充医学的国家级研究院所。

2017 年 1 月政府通过决议赞同 2017—2026 年国家卫生政策。长期国家政策有 8 个方面，包括两个加强传统蒙古医学相关的重要战略目标：1. 在初级医疗和转诊医疗（医疗服务）层面上，协同发展传统医学及现代医学的诊断和治疗；2. 支持植物、动物和矿物源（药物服务）的传统医药生产和出口。

草药监管现状

对草药的监管在一定程度上与常规药物是相同的。国家安全政策强调发展国内药厂提高药品和生物制品生产的重要性；制定国内药厂生产不低于 50% 基本药品的生产目标；并支持以国产生物和矿物为原料的药品生产。2015 年更新了《草药管理条例》（Regulation on herbal medicines）（注册要求）。

草药归类分为处方药、无需处方药和普通草药，销售时附有医疗功效说明。蒙古采用中国和俄罗斯药典，均具有法定律约束力。蒙古有传统草药国家标准以保证草药生产的质量。

为保证遵守生产要求,主管部门定期检验生产厂家或实验室,并要求生产厂商向政府认定的实验室提供药物样品进行检测。检查草药中的细菌、真菌提取物和重金属。

大约有 30 种草药获得注册。从 1999 年起,草药部分列入国家基本药物目录;入选的依据是草药的传统使用、临床数据、长期历史使用和实验室检测等。2012 年,有 22 种草药列入了国家基本药物目录。

被列为处方药的草药,在药房和由持照执业者销售。

税务及制造厂家报告的数据显示,蒙古草药市场销售总额在 2007 年、2008 年和 2009 年分别为 50 万美元、100 万美元和 140 万美元(2009 年,处方药市场总销售额为 5 000 万美元)。虽然没有确切数据,但在 2002 年至 2008 年间,蒙古进口 930 种膳食补充剂。

医疗服务、从业人员、教育和医疗保险

大约总人口中的 40%~59% 使用本土传统医药,20%~39% 的人口使用如针灸等传统与补充医学服务。20%~39% 的人口使用传统蒙古医学服务。传统蒙古医学源于 14 世纪的阿育吠陀医学和藏医学,至 1937 年暂停使用。1990 年随着市场经济的发展又重新开始使用。

从 1958 年开始,对针灸从业人员进行管理。2011 年更新了传统和补充医学从业人员管理办法。传统和补充医学从业人员在私营诊所和医院以及公立机构提供医疗服务。中央、州和市级政府颁发传统和补充医学执业所需执照。

大学提供传统和补充医学的本科、硕士、博士和临床博士学位课程。也有经认证的传统和补充医学的培训课程。

全国有 160 多名传统蒙医学从业人员。社会医疗保险部分覆盖经过认证的传统和补充医学的医疗费用。

136. Nauru 瑙鲁

传统和补充医学国家政策

传统和补充医学已经纳入 2009 年颁布的瑙鲁国家药品政策(Republic of Nauru National Medicines Policy)。

草药监管现状

国家药品政策建议草药需要立法,但目前没有专门的草药法规。在医药法中,被归类为草药的,销售时要附有医疗功效说明。

瑙鲁采用《马丁代尔大药典》(*Martindale, the extra pharmacopoeia*)(第 25 版,1967 年),但没有监管草药生产的法规,也没有保证遵守生产要求的机制。目前没有安全要求,也没有草药销售的记录。

医疗服务、从业人员、教育和医疗保险

瑙鲁很重视本土传统医学。瑙鲁人使用本土传统医学和其他传统和补充医学,但使用人数比例不详。传统和补充医学从业人员在其所在地区的居家场所提供服务。

一旦从业人员相关法规实施后,将要求从业人员取得政府颁发的传统和补充医学执照。

瑙鲁有本土传统医学和传统和补充医学的从业人员提供服务,如针灸和草药等,但他们的数量不详。

截至 2018 年,瑙鲁对传统和补充医学从业人员没有实行监管。

137. New Zealand 新西兰

传统和补充医学国家政策

在新西兰,对隆戈瓦(rongoā 毛利人传统医学)的知识体系和医疗服务日益得到认可。隆戈瓦深深根植于毛利文化,其对健康或不健康事件的理解反映在一系列与文化相关的事件中。

卫生部与隆戈瓦从业人员的磋商促进了一系列医疗服务标准—《传统药物》(Tikanga a-Rongoa)出版于 2014 年。要求所有的卫生部资助支持的隆戈瓦从业人员遵守该标准。其他的组织也可使用该标准。

2011 年 12 月,为了保护、支持和促进隆戈瓦的发展,新成立了名为 Te Kahui Rongoa Trust 的隆戈瓦国家级主管机构(New national rongoa governance body—Te Kahui Rongoa Trust)。

草药监管现状

目前,新西兰没有专门的草药、补充医学或其他类似产品的监管法规体系。这些产品通过其他法规体系进行监管。

根据《食品法》(Food Act)(1981 年)制定的《膳食补充剂条例》(Dietary Supplements Regulations)(1985 年),对多种口服的天然保健品作为膳食补充剂进行监管。根据 1981 年《食品法》,其他天然保健品作为其他相关产品、药品或草药疗法进行监管。人们普遍认为,治疗性产品的监管体系已过时,且不适宜。另外,卫生部认为零碎的监管方式导致了行业困惑、难以执行的局面。对于该领域的法规体系改革需求已经讨论了一段时间。

医疗服务、从业人员、教育和医疗保险

新西兰 20% 的人口就诊于传统和补充医学从业人员或以某种方式使用传统和补充医学。总体而言,没有国家经费支持,但意外伤害赔偿公司(国家全面意外伤害保险)支持正骨疗法和脊骨神经医学。

2003 年颁布的卫生从业人员能力保障法(Health Practitioners Competence Assurance Act)规定脊骨神经医学和正骨疗法属于监管职业。脊骨神经医学委员会(Chiropractic Board)和正骨医学委员会(Osteopathic Council)颁发从业执照。除了正骨医学和脊骨神经医学外,传统和补充医学从业人员执业不需要执照,而传统中医学从业人员需要接受法案监管。

新西兰提供传统与补充医学高等教育。几乎所有的教育机构都是不隶属于任何大学的独立私立院校。政府官方不承认任何针对卫生专业人员的培训项目,培训项目由监管机构负责。

138. Niue 纽埃

纽埃对第二次调查未作答复,但自愿提供了截至 2018 年的传统和补充医学情况更新。

2007/2008 年开始起草包括传统和补充医学在内的国家医学政策。目前还没有传统和补充医学国家级行政机构。国家基本药物目录于 2012—2014 年最新更新,但不包括草药内容。

139. Palau 帕劳

传统和补充医学国家政策

截至 2018 年,帕劳没有传统和补充医学的国家政策或国家级行政机构。

草药监管现状

帕劳没有对草药进行监管,未规定销售时附有医疗功效说明或保健功效说明。没有法规规范草药的生产。目前没有针对草药安全评估的安全要求。但环境卫生部、公共卫生局和卫生部颁布的《环境卫生法规》(environmental health regulations)(2007 年)例外规定:OTC 药物需标明有效期,禁止销售或提供过期产品。

有一些私营企业生产草药产品或 OTC 药物供人们服用,因为缺乏能力和本岛专家,卫生或其他部门不对其进行检测。这些企业根据国家和州政府的生产厂商许可进行生产。

帕劳不禁止草药产品的销售,作为无需处方药、自服药品或 OTC 药物通过特定途径销售。

截至 2018 年,帕劳仍然没有关于草药的监管或注册法规。

医疗服务、从业人员、教育和医疗保险

帕劳重视本土传统医学,但本国本土传统医学从业人员数量不详。

帕劳开展的传统和补充医学医疗服务包括草药、顺势疗法和正骨疗法等,但使用人口百分比和从业人员数量不详。传统和补充医学从业人员在私营部门提供服务。

截至 2018 年,帕劳没有传统和补充医学从业人员的监管或注册法规。

140. Papua New Guinea 巴布亚新几内亚

传统和补充医学国家政策

2007 年,巴布亚新几内亚制定了传统医学的国家政策,为传统和补充医学及其医疗服务的发展指明了方向,并将传统和补充医学纳入初级医疗服务体系。2014 年颁布的国家医学政策(National Medicine Policy 2014)就如何管理传统和补充医学的天然保健品提出了战略纲要。

草药监管现状

传统医学的法规法律体系基本包含在 1999 年医药和化妆品法（Medicines and Cosmetic Act 1999）和 2002 年的法规之中。国家卫生部制定了 2018—2023 年产品注册路线图（Product Registration Roadmap 2018-2023）和医药注册指南（Registration Guideline for Medicines）（2018 年 1 月），以指导落实 2018 年开始实施的药品注册指南。补充医学和天然保健品的注册也包含在这一实施计划内。

医疗服务、从业人员、教育和医疗保险

巴布亚新几内亚广泛使用本土传统医学，80%~99% 的人口使用本土传统医学。传统和补充医学从业人员在地区级和在乡村环境中非正式地提供医疗服务。根据巴布亚新几内亚国家卫生部 2009 年传统医学数据库，全国有 600 名本土传统医学从业人员。巴布亚新几内亚没有针对传统和补充医学从业人员的监管，医疗保险不覆盖有关服务费用。

141. Philippines 菲律宾

传统和补充医学国家政策

为实施菲律宾传统医学项目，1992 年成立了卫生部传统医学司。为提高对菲律宾民众的医疗质量和服务水平，1997 年 12 月开始实施传统和替代医学法（The Traditional and Alternative Medicine Act，TAMA Law），其目的是为了提高传统和替代医疗服务（traditional and alternative health care，TAHC）服务水平，并将其纳入国家卫生服务体系。

为贯彻传统和替代医学法，于 2000 年成立了菲律宾传统和替代医疗服务研究院（Philippine Institute of Traditional and Alternative Health Care，PITAHC）。它和菲律宾食品药品管理局（Philippine Food and Drug Administration，PFDA）一起作为传统和补充医学的国家级行政机构。

2017 年，菲律宾传统和替代医疗服务研究院制定了 2017—2021 年传统和补充医学战略规划图（Strategic Map 2017-2021 on T&CM）。

有三所国家科研所院开展传统和补充医学研究：国立卫生院（National Institute for Health）（1996 年成立）、国家药用植物联合研究项目（National Integrated Research Program on Medicinal Plants）（1977 年成立）和菲律宾卫生科研和发展委员会（Philippine Council for Health Research and Development）（1982 年成立）。

草药监管现状

菲律宾食品药品管理局作为政府管理机构，监管包括食品、药品、化妆品、设备、生物制品、疫苗、体外诊断试剂和家庭有害物质，包括组合物和来源于任何产品或物质的衍生物，也包括可能对健康有影响的产品的生产、销售和使用。

药品可分为 10 大类：

1. 新药或新化学实体

2. 生物制品

3. 仿制药

4. 传统应用的草药制品

5. 草药

6. 家庭药品

7. OTC 药物制剂

8. 兽用药

9. 医用气体

10. 干细胞制品

菲律宾食品药品管理局管理草药的注册,包括产品名称和药品的配方或成分。对于草药和传统应用的草药制品,通用名称必须是植物源或经菲律宾食品药品管理局认可的名称,其配方或成分根据《菲律宾药典》(Philippine pharmacopoeia)或由菲律宾食品药品管理局确定。

除法规规定的药品或非草药,或由新鲜植物原料制备、未经过加工或处理的草药外,草药和传统草药须注册。

官方国家药典是《菲律宾药典》(Philippine pharmacopeia)(2004 年),由 52 篇专论组成,具有法定约束力。也使用《美国药典》(United States pharmacopeia)、《英国药典》(British pharmacopoeia)和《欧洲药典》(European pharmacopoeia)。包括 5 篇国家草药专论的 2006 年《菲律宾国家药物处方集》(Philippine national drug formulary)也作为参考使用。

用于草药生产的药品生产质量管理规范与常规药物相同。为确保遵守规范,主管部门定期检查生产厂家或实验室。对草药有具体的安全要求;参考类似产品的有记载的科学研究的安全数据。尚未在菲律宾上市的新药(草药和常规药物)需要经过临床前研究、临床研究和上市后监测。

已有 50 种草药和传统使用的草药制品获得注册。自 2000 年起,根据临床数据和实验室检测,草药被纳入国家基本药物目录。截至 2012 年,有 5 种草药被纳入国家基本药物目录。

归类为处方药的草药在药房销售,归类为无需处方药、自服药品或 OTC 药物在药房以外的其他途径销售。

医疗服务、从业人员、教育和医疗保险

根据菲律宾卫生传统知识数据图书馆(Philippine Traditional Knowledge Digital Library)统计,截至 2017 年共有 16 690 种在册在案的药用植物、66 种疗法(仪式)、509 名传统治疗师和 43 个研究场所。

从 2008 年开始,国家层面对针灸师进行监管,对脊骨神经医学和顺势疗法从业人员也进行类似的监管。传统和补充医学从业人员在公立或私立诊所和医院提供医疗服务。菲律宾传统和替代医疗服务研究院对传统和补充医学从业人员、诊所和培训中心进行授权及认证。

菲律宾的大学可授予传统和补充医学硕士学位和南亚医疗服务理学硕士学位。2008 年首次授予理学硕士学位,2010 年首批硕士毕业。菲律宾还开设授予其他多种学位的传统医学和本土医疗服务课程。政府也认可经认定的培训项目。

菲律宾传统和替代医疗服务研究院针对各种传统医学服务——针灸、顺势疗法、顺势毒理学、脊骨神经医学、自然疗法和菲式按摩等——以及诊所和培训中心制定政策、标准和指南。

截至 2017 年底,经认证的从业人员最新数据如下:

- 获得证书的医学针灸师(医师)——131 人。
- 获得证书的助理医疗针灸师——70 人。
- 获得证书的针灸师(菲律宾籍)——112 人。
- 获得证书的针灸师(外国人)——164 人。
- 获得证书的助理针灸师——416 人。
- 获得证书的非医学自然疗法师——8 人。
- 获得证书的医学自然疗法师——7 人。
- 获得证书的非医学顺势疗法师——2 人。
- 获得证书的医疗顺势疗法师——2 人。
- 获得证书的顺势毒理师——25 人。
- 获得证书的脊骨神经医学师——42 人。
- 经认证的传统和替代疗法组织——9 家。
- 经认证的针灸诊所——29 家。
- 经认证的顺势疗法 / 顺势毒理学诊所——5 家。
- 经认证的自然疗法诊所——1 家。
- 经认证的顺势疗法 / 顺势毒理学培训中心——1 家。
- 经认证的自然疗法培训中心——3 家。
- 经认证的针灸培训中心——10 家。

截至 2018 年,菲律宾已有有关传统和补充医学产品和医疗服务的法律和法规。医疗保险不覆盖传统和补充医学服务。

142. Republic of Korea 韩国

传统和补充医学国家政策

1951 年,韩国根据医疗服务法颁布《韩医师管理规定》(regulation of Korean medicine doctors)。为促进战略计划和实施韩医国家政策,1993 年韩国卫生与社会事务部(现卫生与福利部)(Ministry of Health and Welfare,MoHW)成立了传统韩医局。2008 年传统韩医局扩为两个司:传统韩医政策司和传统韩医产业司。这些部门负责处理草药产业、传统韩医相关医疗设备以及传统韩医国家政策、战略和法规。此外,食品和药品安全部(Ministry of Food and Drug Safety,MoFDS)负责管理草药和草药制品的加工。

传统韩医领域也设置一些重要的公共机构。韩国东方医学研究院(Korea Institute of Oriental Medicine)是 1994 年成立的韩医国家级研究院;负责全面计划和实施韩医的科研发展工作。全国韩医发展研究院(National Development Institute of Korean Medicine)成立于 2016 年,是负责发展韩医产业的国家机构。

为韩医提供总体战略发展方向的韩国医药促进法(Promotion of Korean Medicine and Pharmaceuticals Act)颁布于 2003 年,2004 年生效。根据该法,自 2006 年开始每 5 年制定促进和发展韩医的国家行动计划：第一个国家计划（2006—2010 年），第二个国家计划（2011—2015 年），第三个国家计划（2016—2020 年）。目前正在实施的第三个国家计划制定于 2016 年，它是在"通过韩医促进公共卫生，加强国家国际合作能力"的视野下，经全国协商和韩医发展专家委员会同意制定的。国家卫生与福利部副部长任该委员会主席。

草药监管现状

根据 1995 年制定的草药药材质量控制和经销（供应）条例［The Regulation on Quality Control of Herbal Materials and Distribution（Supply）］，1996 年建立了草药药材质量控制监管体系（"标准化"）。从 2012 年起，该体系强化了要求，所有韩医使用的草药药材必须通过药品生产质量管理规范认证的生产厂商的认可。该体系也明确规定，包含在《韩国药典》（*Korean pharmacopoeia*）（165 篇专论）和《韩国草药药典》（*Korean herbal pharmacopoeia*）（436 篇专论）中的草药药材质量和安全标准的制定，必须符合药典的规定。草药产品必须以产品稳定、安全和有效数据为依据，上市许可由食品和药品安全部签发，只有药品生产质量管理规范认证的生产商才能生产经批准的草药制品。

医疗服务、从业人员、教育和医疗保险

1947 年，东洋大学率先设置高等教育层次的传统韩医医学教育体系，1964 年发展为 6 年制医学教育体系。目前培养传统韩医师有两条教育途径：通过韩医医学院校提供的 6 年制医学教育或通过韩医医学研究生院提供的 4 年制医学教育。只有从经过认证的韩医医学大学或研究生院的毕业生才能申请参加全国传统韩医医师资格考试，卫生与福利部为考试合格者颁发证书。

持照韩医医师每年需参加医学继续教育。为加强韩医的科研能力，每所韩医医学院校均提供韩医硕士和博士课程。1999 年开始实行韩医专业的研究生医学教育——在医院进行为期 4 年的临床培训（实习医师和住院医师），完成 4 年临床培训的韩医师，专科证书考试合格，授予专科医师头衔。

从 1987 年开始，国家医疗保险覆盖部分传统韩医学的医疗服务费用，包括某些针法和灸法以及草药产品。

143. Samoa 萨摩亚

萨摩亚对第二次调查未作答复，但自愿提供了截至 2018 年传统和补充医学的情况更新。

传统和补充医学国家政策

萨摩亚的 2008 年国家医学政策（National Medicines Policy of 2008）和 2008—2018 年萨摩亚卫生部计划（Samoa Health Sector Plan 2008-2018）均包含传统和补充医学。目前没有传统和补充医学的国家级行政机构、项目、专家或专家咨询委员会。

草药监管现状

草药无需注册，也不受监管。

医疗服务、从业人员、教育和医疗保险

没有针对传统和补充医学从业人员的管理法规;但是,政府目前正在开发针对传统助产士和传统医学治疗人员的注册系统。传统和补充医学服务未纳入医疗保险。

144. Singapore 新加坡

传统和补充医学国家政策

新加坡卫生部传统和补充医学司(T&CM branch under the MoH)是管理传统和补充医学的国家级行政机构。

目前,新加坡没有传统医学的国家科研机构。但是卫生部提供传统中医药科研专项基金,以鼓励传统中医从业人员和科研人员在他们的医疗和学术机构开展合作研究。

草药监管现状

新加坡具有监管草药的国家法规。传统中医、印度和马来医药在内的草药均受《医药法》(Medicines Act)监管,这些草药以 OTC 药物方式进行销售。对草药的管理集中在安全性和质量的某些方面,包括符合有毒重金属的法律允许限值、禁止掺杂或存在西药成分(如糖皮质激素和非甾体类抗炎药)。此外,新加坡草药不允许在标签上表示与 19 种疾病(如癌症和糖尿病)或药品法案一览表(广告和销售)中列出的与特定疾病任何相关的信息。

从 1999 年开始,新加坡对中成药实行管制。中成药是成品剂型(如片剂或胶囊)的传统中草药,包括一种或多种活性物质,均完全源于植物、动物和矿物,他们都被收载于可信文献中,包括《中国药典》《中国药学词典》和《中医本草》。

中成药的管制机制包括上市前产品清单许可和生产商、进口商和批发商许可。中成药在新加坡销售前,经销商必须提供产品规格、生产厂家和生产工艺以及产品符合相关安全性和质量要求的书面证据(如表明无违禁物质、符合有毒重金属和微生物含量允许限值的检测报告)。为确保中成药制品符合药品检验合作方案(PIC/S)指南中有关药品生产质量管理规范,当地中成药生产厂家的设备需经过评估和检查。根据新加坡卫生科学局关于良好分销服务的指导说明,新加坡对进口商和批发商进行评估和审计。

截至 2018 年 8 月,新加坡约有 11 000 种中成药。新加坡实施市场监管体系,以监管草药安全和在必要时及时召回有害产品。该体系包括 1993 年开始使用的药物不良反应监管、以及一项基于风险的监管项目,该项目对市场上的保健产品进行采样和测试。

医疗服务、从业人员、教育和医疗保险

2013 年的国家卫生监管调查发现,26.5% 的参与调查者一生中至少一次就诊于传统中医执业者,其中的 48% 在近几年就诊于传统中医师。接受其他传统和补充医学服务的百分比不详。

目前,在传统和补充医学服务中,只有传统中医执业者接受监管。

2000 年制定传统中医执业者法(Traditional Chinese Medicine Practitioners Act),传统

中医执业者（注册针灸师）管理条例［Traditional Chinese Medicine Practitioners（Registration of Acupuncturists）Regulations］和传统中医执业者（注册传统中医师）管理条例［Traditional Chinese Medicine Practitioners（Registration of Traditional Chinese Medicine Physicians）Regulations］分别于 2001 年和 2002 年生效。新加坡鼓励其他传统和补充医学执业者，如传统马来医学、传统印度医学和脊骨神经医学，通过行业协会进行自我管理。

卫生部下属法定部门——传统中医执业者理事会（Traditional Chinese Medicine Practitioners Board，TCMPB）成立于 2001 年，其任务是管理诊疗服务和执业者的伦理及行为，和其他监管一起确保传统中医标准。

传统中医执业者或针灸师必须在传统中医执业者理事会注册。截至 2017 年 12 月，共有 2 952 名注册传统中医师和 254 名注册针灸师。大部分传统中医执业者在慈善机构或私营诊所工作，公立医院和疗养院允许开展针灸治疗。

有三所经认证的培训机构提供传统中医药 5 年制（全日制）或七年制（非全日制）学士学位教育。这些培训机构平均每年招收大约 150 名学生。

私营保险公司部分覆盖针灸和传统中医治疗费用。

145. Solomon Islands 所罗门群岛

传统和补充医学国家政策

从一开始所罗门群岛的国家医药政策就包括了传统医学部分。2015 年发布的最新《国家医药政策》（National Medicines Policy）也包括传统和补充医学部分。传统和补充医学在 2011—2015 年国家卫生战略计划（National Strategic Health Plan，2011-2015）中也有所体现。

草药监管现状

截至 2018 年，所罗门群岛没有专门针对传统草药的监管方案。但传统草药的销售由食品药品和消费者保护相关法律管辖。

如，1996 年的纯食品法（Pure Food Act 1996）禁止与食品相关的任何未经证实内容的宣传，禁止食品可以适用于预防、改善或治疗疾病、不适或特殊生理状况（符合食品标准委员会（Codex Alimenterius[1]）的情况除外）的宣传。这也适用于欲将人用食品应用于传统医学，但不包括单纯作为药物使用的草药。

药品与毒品法（Pharmacy and Poisons Act）规定，除注册药剂师外，任何人为获利（或其他回报）而配药为违法行为。这适用于所有意欲或调制配售传统药物作为药物使用。

一般来说，消费者保护法（Consumer Protection Act）适用于所罗门群岛的所有交易商品。禁止交易者对商品进行虚假描述或从事误导性或欺骗性的行为。

医疗服务、从业人员、教育和医疗保险

所罗门群岛所有社区都使用传统医学，但没有具体数据。传统和补充医学从业人员在

1　See http://www.fao.org/fao-who-codexalimentarious/en

公立或私营诊所及农村的居家环境中提供医疗服务。

146. Tonga 汤加

传统和补充医学国家政策

截至 2018 年，汤加没有传统和补充医学的国家政策、法律或法规。

草药监管现状

汤加没有对草药进行监管，没有要求草药销售需要附有医疗功效说明、保健功效说明和营养成分含量说明。没有监管草药生产并确保其质量的法规。目前没有安全要求和销售草药产品的限制规定。截至 2018 年，草药不受监管，也没有进行注册。

医疗服务、从业人员、教育和医疗保险

汤加使用本土传统医学和其他传统和补充医学。传统和补充医学从业人员在私营部门提供医疗服务。执业需要持有传统和补充医学执照或证书，它们由中央政府（劳动、商业和产业部）签发。汤加有本土传统医学和传统和补充医学从业人员，如针灸、草药、传统中医和传统汤加医学等，但数量不详。截至 2018 年，尚无监管传统和补充医学执业者的法规，也没有医疗保险覆盖相关的费用。

147. Tuvalu 图瓦卢

传统和补充医学国家政策

图瓦卢没有提供有关传统和补充医学的国家政策等信息。

草药监管现状

截至 2018 年，国家药品和治疗委员会（Drug and Therapeutic Committee，DTC）管理包括草药产品在内的药品的进口和使用。新药品和治疗性产品相关法律规定，《英国药典》（*British pharmacopoeia*）、《美国药典》（*United States pharmacopeia*）和《国际药典》（*International pharmacopoeia*）为法律强制认可的标准。草药分为两大类产品：大量进口使用的草药和仅用于个体的本地药品。进口药品受监管，而本地药品不受监管。

一般提倡传统疗法师在使用器械前进行消毒。目前没有安全要求。国家药品和治疗委员会颁发执照，允许符合药品和治疗性产品法律所规定的产品进口和销售。草药以无需处方药、自服药品或 OTC 药物的方式，在药房以外的其他途径销售。

医疗服务、从业人员、教育和医疗保险

图瓦卢使用本土传统医学和其他传统和补充医学技术，但使用比例不详。2015 年报告称，纳入研究人群中的 3.6% 的患者，因高血压就诊于传统疗法师，6% 的人群服用草药

或传统药物。

传统和补充医学从业人员在私营部门提供服务。图瓦卢有本土传统医学和传统和补充医学服务从业人员,如脊骨神经医学、草药和正骨疗法,但数量不详。

148. Vanuatu 瓦努阿图

截至 2018 年,瓦努阿图未回复第二次调查,但自愿提供了截至 2018 年的传统和补充医学情况更新。

瓦努阿图没有传统和补充医学的重要更新。传统和补充医学尚未有国家政策,也没有法规对草药以及传统和补充医学从业人员进行监管。

149. Viet Nam 越南

传统和补充医学国家政策

越南于 2003 年颁布了的传统和补充医学国家政策,一直沿用到 2010 年。卫生部下设的传统医学部(Traditional Medicine Department)(1957 年成立)是国家主管机构。国家药材研究院(National Institute of Medicinal Materials)是越南药材综合研究部门。

草药监管现状

截至 2018 年,卫生部传统医学管理局(MoH, Administration of Traditional Medicine)和国家药品质量控制研究院(National Institute of Drug Quality Control)加强了对传统和补充医学质量问题的审议。

2009 年实施的医学检查和治疗的法律更新了传统医学医疗检查和治疗的管理规定,2016 年的制药法更新了传统医学法规内容。2016 年、2017 年和 2018 年更新了草药和传统医学的法规。

草药分为无需处方药和功能性食品。销售时需附有医疗功效说明、保健功效说明和营养相关说明。

2017 年 11 月 28 日,卫生部正式出版第 5 版《越南药典》(*Vietnamese pharmacopoeia*),由 1 519 项国家药品标准组成,包括 372 种药材和传统医药标准。2018 年 7 月 1 日起具有法定约束力。

2017 年 5 月 12 日,科学和技术部长宣布了 25 项加工方法和药材的国家标准。

此外,越南法律允许参照包括中国、中国香港、日本和韩国在内的药典。

2017 年 12 月 21 日,卫生部发布 45/2011/TT-BYT 通知指出,实行采用药品生产质量管理规范管理草药和传统医学,根据世界卫生组织建议和药品生产质量管理规范单独规定,药品生产使用药品生产质量管理规范,并为保证遵守药品生产质量管理规范提出遵循原则。

对草药的安全要求和常规药物的要求类似。例如,草药产品可以和相似产品的科学研究安全数据对比。目前有 1 500 种草药获得注册。2013 年,传统医学和基本药材目录包括 186 种草药和 334 种传统药物(草药药物)。入选标准基于传统医学长期应用经验。草药作为处方药和无需处方药在药房销售。

医疗服务、从业人员、教育和医疗保险

越南没有传统和补充医学执业者人数的具体统计。传统医学个体医疗服务受 1993 年的个体医疗和药品服务常规（legislation on private medical and pharmaceutical practice）和 2009 年的传统医学和针灸医学检查和治疗法规（medical examination and treatment by traditional medicine and acupuncture）管理。贯彻医疗检查和治疗的法令和通知在 2010 年、2011 年、2015 年、2016 年、2017 年和 2018 年获得更新。

2016 年和 2017 年越南最新更新了《传统医学执业者条例》（Regulations on practitioners of traditional medicines）。经授权的国家部门向个体颁发医疗服务执照，向国家和私营医疗机构、行业协会和慈善医疗机构颁发营业执照。传统和补充医学培训可颁发学士、硕士和博士学位，有针对专科医师（2 级）和技师的培训。根据卫生部（传统医学管理局）的数据，传统医学医生从 2013 年的 600 人增加到 2017 年 800 人。政府也认可经认定的传统医学的培训项目。根据 2010 年卫生部（传统医学管理局）的数据，估计越南有 1 388 名本土传统医学从业人员和大约 11 589 名其他传统和补充医学医疗从业人员，其中 2 094 人是草药从业人员。

下列传统医疗检查和治疗，由医保覆盖：使用草药进行的医疗检查和治疗，在医保付费目录中的传统疗法，以及针灸和结合现代医学的穴位推拿。

5.7 其他国家和地区

一些国家和地区不是世界卫生组织的会员国，但是作为英国海外领地，也回复了调查：

- 百慕大：无传统和补充医学的国家政策、法律、项目或行政机构。没有监管服务和从业人员的法规，也没有该领域政府拨款资助的科研。没有对草药进行监管，也不进行注册。但是公立和私营医疗保险覆盖某些传统和补充医学的医疗服务费用。
- 开曼群岛：无传统医学的国家政策、法律、服务管理规定或项目。目前正在制定传统和补充医学从业人员法规。医疗服务法附表 6（Schedule 6 of the Health Practice Law）（2017 年修订）的规定，以下专业需注册并受医学专业委员会管理：针灸师、顺势疗法师、草药师、按摩治疗师和自然疗法师。私营医疗保险覆盖传统和补充医学的服务费用。
- 特克斯和凯科斯群岛：没有传统和补充医学的国家政策、法律、项目或行政机构。没有传统和补充医学服务和从业人员的法规，也没有该领域政府拨款资助的科研。无草药监管，草药也不进行注册。私营医疗保险不覆盖传统和补充医学的服务费用。

REFERENCES
参考文献

1 Enhancing the role of traditional medicine in health systems: a strategy for the African region (AFR/RC63/6): 63rd Session of the Regional Committee for Africa. WHO Regional Office for Africa, World Health Organization (WHO); 2013 (https://apps.who.int/iris/handle/10665/94185, accessed 27 January 2019).

2 WHO monographs on selected medicinal plants (vol. 1). Geneva: World Health Organization (WHO); 1999 (http://apps.who.int/medicinedocs/en/d/Js4927e/33.html, accessed 27 January 2019).

3 WHO monographs on selected medicinal plants (vol. 2). Geneva: World Health Organization (WHO); 2004 (http://apps.who.int/medicinedocs/en/d/Js4927e/33.html, accessed 27 January 2019).

4 WHO monographs on selected medicinal plants (vol. 3). Geneva: World Health Organization (WHO); 2007 (http://apps.who.int/medicinedocs/en/d/Js4927e/33.html, accessed 27 January 2019).

5 WHO monographs on selected medicinal plants (vol. 4). Geneva: World Health Organization (WHO); 2009 (http://apps.who.int/medicinedocs/en/d/Js4927e/33.html, accessed 27 January 2019).

6 Essential medicines: definitions.[website]. Geneva: World Health Organization (WHO);(https://www.who.int/medicines/services/essmedicines_def/en/, accessed 28 April 2017).

7 Traditional medicine: definitions.[website]. Geneva: World Health Organization (WHO);(https://www.who.int/traditional-complementary-integrative-medicine/en/, accessed 28 April 2017).

8 WHO traditional medicine strategy. 2014-2023. Geneva: World Health Organization (WHO); 2013 (https://www.who.int/medicines/publications/traditional/trm_strategy14_23/en/, accessed 27 January 2019).

9 Ernst E. The role of complementary and alternative medicine. BMJ 2000; 321 (7269): 1133-5 (https://www.ncbi.nlm.nih.gov/pubmed/11061738, accessed 27 January 2019).

10 Laws of Malaysia, Act 775, Traditional and Complementary Medicine Act 2016. 2016 (http://www.federalgazette.agc.gov.my/outputaktap/aktaBI_20160310_WJW006216Act775-BI.pdf, accessed 28 January 2019).

11 WHO traditional medicine strategy. 2002-2005. Geneva: World Health Organization (WHO); 2002 (http://www.wpro.who.int/health_technology/book_who_traditional_medicine_strategy_2002_2005.pdf, accessed 27 January 2019).

12 The African Union Commission. Mid-term review of the African Union (AU) decade of African traditional medicine (2001-2010). World Health Organization (WHO); 2001.

13 National policy on traditional medicine and regulation of herbal medicines-report of a WHO global survey. Geneva: World Health Organization (WHO); 2005 (http://apps.who.int/medicinedocs/en/d/Js7916e/, accessed 27 January 2019).

14 Ong CK, Bodeker G, Grundy C, Burford G, Shein K. WHO global atlas of traditional, complementary and alternative medicine. Kobe, Japan: World Health Organization (WHO); 2005 (https://apps.who.int/iris/

bitstream/handle/10665/43108/9241562862_map.pdf? sequence=1&isAllowed=y, accessed 27 January 2019).

15 Andemariam SW. Legislative regulation of traditional medicinal knowledge in Eritrea via-a-vis Eritrea's commitments under the Convention on Biological Diversity: issues and alternatives. Law Env't & Dev J. 2010; 6: 130 (https://heinonline.org/hol-cgi-bin/get_pdf.cgi? handle=hein.journals/leadjo6&section=12, accessed 27 January 2019).

16 Technical guidelines for the articulation of medicines and the alternative therapies and complementary, in the framework of general social security system in health: framework document for sectoral and intersectoral actionLineamientos tecnicos para la articulación de las medicinas y las terapias alternativas y complementarias, en el marco del sistema general de seguridad social en salud. Bogota, Colombia: Ministry of Health and Social Protection; 2018 (https://www.minsalud.gov.co/sites/rid/Lists/BibliotecaDigital/RIDE/VS/TH/lineamientos-mtac-sgsss.pdf, accessed 27 January 2019).

17 Final executive report: educative analysis of traditional and natural medicine in the Cuban population [informe ejecutivo final del proyecto ramal: Diagnóstico Educativo de Medicina Natural y Tradicional en la población Cubana]. 2010.

18 Sanitarios COFEPRIS 2001. A 2009 memorandum. Mexico: Federal Commission for Protection Against Health Risks; 2009.

19 Telephone survey by the Traditional Medicine and Intercultural Development Directorate of the Ministry of Health, Mexico in 2005-2007 in 20 capital cities of the country (Sondeo telefónico realizado por la Dirección de Medicina Tradicional y Desarrollo Intercultural de la Secretaría de Salud, en 2005-2007 en 20 ciudades capitales del País). Mexico: Traditional Medicine and Intercultural Development Directorate of the Ministry of Health; 2009/10.

20 National Drug Policy. Trinidad and Tobago: Ministry of Health, Government of the Republic of Trinidad and Tobago; 1998 (http://apps.who.int/medicinedocs/documents/s18703en/s18703en.pdf, accessed 27 January 2019).

21 Shaikh SH, Malik F, James H, Abdul H. Trends in the use of complementary and alternative medicine in Pakistan: a population-based survey. J Altern Complement Med. 2009; 15 (5): 545-50 (https://www.ncbi.nlm.nih.gov/pubmed/19422284, accessed 27 January 2019).

22 Hartel U, Volger E. Use and acceptance of classical natural and alternative medicine in Germany-findings of a representative population-based survey. Oschsner J. 2004; 11 (6): 327-34 (https://www.ncbi.nlm.nih.gov/pmc/articles/PMC3307506/, accessed 31 January 2019).

23 Matcovschi C. 00 plante de leac. Chisinau; 2009.

24 Survey on the behaviour of the Swiss population concerning health issues [Sante et comportements vis-a-vis de la sante en Suisse 2007 Enquete suisse sur la sante]. 2007.

25 Health and community services labour force 2006. Canberra, Australia: Australian Institute of Health and Welfare; 2009 (https://www.aihw.gov.au/reports/workforce/health-and-community-serviceslabour-force-2006/contents/table-of-contents, accessed 31 January 2019).

BIBLIOGRAPHY
参考书目

Legal status of traditional medicine and complementary/alternative medicine: a worldwide review. Geneva: World Health Organization (WHO); 2001 (http://apps.who.int/medicinedocs/en/d/Jh2943e/, accessed 27 January 2019).

Progress report on decade of traditional medicine in the African region. Yamoussoukro, Cote d'Ivoire: Sixty-first Session of WHO Regional Committee for Africa; 2011 (https://afro.who.int/sites/default/files/sessions/working_documents/AFR-RC61-PR-2-Progress-report-on-decade-of-traditional-medicine-in-the-African-Region.pdf, accessed 27 January 2019).

Progress report on the implementation of the regional strategy on enhancing the role of traditional medicine in health systems (2013-2023). Ethiopia: Sixty-sixth Session of the WHO Regional Committee for Africa; 2016 (https://www.afro.who.int/sites/default/files/2017-07/afr-rc66-inf-doc-6-en-2109.pdf, accessed 27 January 2019).

The African Health Monitor, special issue on decade of African traditional medicine. World Health Organization (WHO); 2010 (http://apps.who.int/medicinedocs/en/m/abstract/Js21374en/, accessed 27 January 2019).

ANNEX 1.
TEXT OF THE SECOND WHO GLOBAL SURVEY ON T&CM, (2010-2012)
附件1
世界卫生组织关于传统和补充医学的第二次
全球调查（2010—2012年）文本（英汉对照）

The Second WHO Global Survey on National Policy and Regulation for Traditional and
Complementary/Alternative Medicine
世界卫生组织关于传统和补充／替代医学相关国家政策与法规的第二次全球调查

Date
日期

Country
国家

Name of Respondent（s）
回复者姓名

Title of Respondent（s）
回复者头衔

Address for primary contact
联系地址

Telephone for primary contact
联系电话

Fax for primary contact
联系传真

Telephone for primary contact
联系电话

INSTRUCTIONS
说明

Some participants reported that they were unsure of how to reply to the questions of the first survey. Therefore, we are providing instructions on how to complete this new survey.

某些参与者报告称，他们不知道如何回答第一次调查的问题。为此，我们为完成本次新的调查提供了说明。

Always begin each section by thoroughly reading the definitions and explanations provided. These definitions are provided to facilitate consistent understanding of the questions. These definitions and explanations may include revised definitions for key words, or clarification for key concepts related to that particular section. Please refer to these definitions and explanations as needed.

在每一节开始前，通读所提供的定义和解释。这些定义能够帮助理解问题。这些定义和解释可能包括关键词的修订定义，或对特定章节相关的关键概念的解释。如有需要，请参考这些定义和解释。

In each section and subsection there will be a "main question" numbered 1 to 34 and in bold font. After each "main question", there may be up to six "secondary questions". The "secondary questions" may begin with either "If yes, ..." or "If no, ...". In these situations, the "secondary question" will be related to your response to the "main question".

每一章节中有黑体字编号为 1~34 的"主要问题"。每个主要问题后，有最多 6 个"次要问题"。"次要问题"以"如果是，……"或者"如果不是，……"开头。在这种情况下，"次要问题"和你回答的"主要问题"有关。

Recognizing that there may not be one single person able to respond to all questions in the survey, we encourage each Member State to seek the person(s) best suited to answer each section and /or subsection. It is possible and acceptable to have a different individual respond to each subsection, or to have it split between a few individuals with the knowledge and authority to correctly and appropriately complete the survey. In the event that several people are responsible for the information in a section, please provide the name and contact information for the person accountable for obtaining the responses.

我们意识到可能不是一个人能回答调查的所有问题，我们鼓励每个会员国选择最合适回答每一章和 / 或节的人来回答每一部分，或根据回答人员的知识和地位，保证能够正确合理地完成调查，为此，可以把问题分给几个人。如果是多人共同完成某一部分的情况，请提供负责获取回复的人员的姓名和联系信息。

Development of national policy, law and regulation takes time. Therefore, the questions on these topics are intended to identify at which stage of development the policy, law or regulation is. The process is generally divided into seven stages; please select the relevant number from 1 to 7 that best describes which stage the process is at.

国家政策、法律和法规的制定需要时间。因此,关于这些主题的问题主要回答政策、法律和法规的制定阶段。过程通常分为七个阶段;请从 1 至 7 中选出最能描述流程所处阶段的数字。

At the beginning of each section,the name and contact e-mail address is requested both for the person who responds to the survey and for the person who verifies that the responses are correct. This process is to ensure that the information gathered is an accurate representation of your national circumstance and to provide us with a contact in the event that further clarification is needed on a response.

在每一部分的开始,需要提供回答问题人员和复核回答人员的姓名和联系电子邮箱。其目的为保证所收集信息能够准确反映贵国的国情,以便将来需要进一步澄清回复的问题时,为我们提供联系方式。

If you have any questions,comments,suggestions,or need further clarification on a particular question,please send inquiries to:trmsurvey@who. int with the subject heading "2010 WHO Global Survey on TM/CAM".

如果您对某一问题有任何疑问、意见、建议或需要进一步澄清,请以"2010 年世界卫生组织全球传统医学 / 补充与替代医学调查"为题目,并发送问题至:trmsurvey@who. int。

1. NATIONAL POLICY ON TM/CAM
1. 传统医学 / 补充和替代医学国家政策

Name of individual completing this section:＿＿＿＿＿＿＿＿＿＿＿＿＿＿＿＿＿

完成本部分人员的姓名:＿＿＿＿＿＿＿＿＿＿＿＿＿＿＿＿＿＿＿＿＿

E-mail address of individual completing this section:＿＿＿＿＿＿＿＿＿＿＿

完成本部分人员的电子邮箱地址:＿＿＿＿＿＿＿＿＿＿＿＿＿＿＿＿＿

Name of individual verifying information provided:＿＿＿＿＿＿＿＿＿＿＿＿

复核信息人员的姓名:＿＿＿＿＿＿＿＿＿＿＿＿＿＿＿＿＿＿＿＿＿＿＿

E-mail address of individual verifying information provided:＿＿＿＿＿＿＿＿

复核信息人员的电子邮箱地址:＿＿＿＿＿＿＿＿＿＿＿＿＿＿＿＿＿＿＿

Definitions & Explanations:
定义和解释:
Traditional Medicine(TM)and Complementary and Alternative Medicine(CAM): "Traditional medicine" is a comprehensive term used to refer to both various forms of indigenous medicine and to TM systems such as traditional Chinese medicine,Indian ayurveda, and Arabic unani medicine. TM/CAM practices include medication based practices-involving

the use of herbal medicines, animal parts, and/or minerals-and procedure based practices-carried out primarily without the use of medication, as in the case of acupuncture, manual practices and spiritual therapies. In countries where the dominant health care system is based on allopathic medicine, or where TM has not been incorporated into the national health care system, TM is often termed "complementary", "alternative" or "non-conventional" medicine.

传统医学、补充和替代医学：传统医学是一个综合术语，用于指各种形式的本土医学形式和传统医学体系，如传统中医、印度阿育吠陀医学和阿拉伯医学。传统医学 / 补充和替代医学服务包括基于药物的医疗服务（包括草药、动物物质和 / 或矿物的应用），及下述医疗过程（基本上不使用药物的情况下进行的，如针灸、手法操作和精神疗法）。在主要以对抗疗法医学为基础的医疗卫生体系中，或在未将传统医学纳入国家医疗卫生体系的国家中，传统医学通常被称为"补充""替代"或"非常规"医学。

In the process of being established: To say that something is in the process of being established, it must be true that documents or organizational plans have been drafted, whether completely or only partially, by the relevant government authority, but that final approval has not yet been achieved.

在立项过程中：如果说某件事情正处于立项过程中，是指已经由相关管理部门，完全或部分地起草文件或组织规划，但尚未获得最终批准。

Herbal medicines: Herbal medicines include herbs, herbal materials, herbal preparations, and finished herbal products, that contain as active ingredients parts of plants, plant materials, or combinations thereof.

草药：草药包括原植物、草药材料、草药制剂以及草药终端产品，草药终端产品含有植物的有效成分，其他植物材料或混合物。

Source:
来源：
WHO Traditional Medicine Strategy 2002-2005.
世界卫生组织 2002—2005 年传统医学战略。

POLICY
政策

Definitions & Explanations:
定义和解释：
Policy: A course of action adopted and pursued by a governing body of a country, such as a government, ruler, political party, etc.

政策:国家管理机构,如政府、裁定者、政党等,所采取和推动的行动步骤。

National policy on TM/CAM: Guiding principles regarding policy, planning or future direction of TM/CAM created by the relevant government authority of the country. The national policy on TM/CAM may be a policy designed exclusively for TM/CAM, or it may be integrated into other national policies, such as the national medicines policy, trade policy or other policies.

传统医学 / 补充和替代医学的国家政策:由国家相关管理部门制定的,关于传统医学 / 补充和替代医学政策、规划或未来方向的指导原则。传统医学 / 补充和替代医学国家政策可以是专门为传统医学 / 补充和替代医学设计的政策,也可以纳入其他国家政策,如国家医疗政策、贸易政策或其他政策等。

Contents of a national policy on TM/CAM: In general, the national policy should include a definition of the role of the government in the development of TM/CAM in the health care delivery system. Safety and efficacy may be stated as guiding principles. The policy may also include vision and mission statements as well as goals and objectives of the TM/CAM policy. [1]

传统医学 / 补充和替代医学国家政策内容:总体而言,国家政策应包括政府在医疗卫生体系中发展传统医学 / 补充和替代医学中的作用的定义。安全性和有效性可作为指导原则。该政策还可以包括远景和任务说明以及传统医学 / 补充和替代医学政策的目标和宗旨[1]。

Development of national policy, law and regulation takes time. Therefore, the questions on these topics are intended to identify at which stage of development the policy, law or regulation is. The process is generally divided into seven stages; please select the relevant number from 1 to 7 that best describes which stage the process is at.

国家政策、法律和法规的制定需要时间。因此,这些问题主要集中在确定政策、法律或法规所处的阶段。该过程分为 7 个阶段;请从数字 1 至 7 中选择最能描述过程所处的阶段的相应数字。

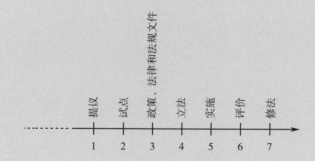

Idea: refers to new and newly raised approaches voiced or discussed in different forums. Idea could also mean "early stage"

提议:指在不同场合发表或讨论的新方法或新建议。提议也可以指"早期阶段"。

Pilot: characterizes any innovation or model experiment implemented at a local or institutional level.

　　试点：在地区或机构层面实施的任何创新或模型试验。

Policy, law and regulatory paper: means any formal written statement or policy paper short of a draft bill.

　　政策、法律和法规文件：指尚未成为立法草案的任何正式书面声明或政策文件。

Legislation: covers all steps of the legislative process.

　　立法：包括立法过程的所有阶段。

1.　Is there a national policy on TM/CAM?　　YES ☐　NO ☐

1.　是否有传统医学 / 补充和替代医学的国家政策？　　是 ☐　否 ☐

1.1.　If yes, how was this policy written?

1.1　如果是，该政策是如何制定的？

☐ Exclusive national policy on TM/CAM.

☐ 专门的传统医学 / 补充和替代医学国家政策。

☐ Integrated into other national policy, please describe:＿＿＿＿＿＿＿＿＿

☐ 纳入其他国家政策内，请描述：＿＿＿＿＿＿＿＿＿＿＿＿

☐ Other, please describe:＿＿＿＿＿＿＿＿＿＿＿＿＿＿＿＿

☐ 其他，请描述：＿＿＿＿＿＿＿＿＿＿＿＿＿＿＿＿＿＿

1.2.　If yes, title of policy document:＿＿＿＿＿＿＿＿＿＿＿＿

1.2　如有，政策文件的名称：＿＿＿＿＿＿＿＿＿＿＿＿＿＿

1.3.　If yes, year of issue:＿＿＿＿＿＿＿ and at which stage?＿＿＿＿＿＿＿

1.3　如有，发布时间：＿＿＿＿＿＿＿ 所处阶段？＿＿＿＿＿＿＿

Please submit a copy of the policy or the relevant section of the policy document, in English if available, otherwise in original language.

　　请提交政策复印件或有关政策文件的相关部分，如可行，请附英文文本，否则，请提交原语言文本。

1.4.　If no, is such a policy in the process of being established?　　YES ☐　NO ☐

1.4　如无，该政策是否在制定过程中？　　是 ☐　否 ☐

LAW AND REGULATION
法律和法规

Definitions & Explanations:

定义和解释：

Law:1.　A rule of conduct or procedure established by custom, agreement or authority.

2. A set of rules or principles for a specific area of a legal system. 3. A piece of enacted legislation.[1]

法律：1. 由习俗、协议或官方确立的行为或程序规则。2. 法律体系中特定领域的一套规则或原则。3. 一项已生效的立法[1]。

Law on TM/CAM: A set of rules concerning areas of TM/CAM. These rules are established by an authority, usually the government and advisory committees, and are enforced by the judicial and legal systems of that country. The laws can cover a wide range of topics such as education of professionals, licensing of providers or manufacturers, sale of herbal medicines, and so forth.

传统医学 / 补充和替代医学法：一系列传统医学 / 补充和替代医学领域的规则。通常由政府和顾问委员会等官方制定，并由该国的司法和法律体系执行。法律可涵盖广泛的主题，如职业教育、从业人员或生产厂商的资格证照、草药的销售等。

Regulation: A principle, rule or law designed to control or govern conduct.[2]

法规：旨在管控或管理实施的法则、规则或法律。[2]

Regulation on TM/CAM: A set of rules that specifically governs the conduct of the above-mentioned wide range of topics related TM/CAM.

传统医学 / 补充和替代医学法规：专门管理上述传统医学 / 补充和替代医学相关的广泛主题实施的一系列规则。

Therefore, the questions on these topics are intended to identify at which stage of development the policy, law or regulation is. The process is generally divided into seven stages; please select the relevant number from 1 to 7 that best describes which stage the process is at.

因此，关于这些主题的问题主要集中在确定政策、法律或法规制定所处的阶段。过程常分为 7 个阶段；请从 1 至 7 中选出最能描述所处过程的数字。

Sources:
来源:
1. "law" The American Heritage® Dictionary of the English Language, Fourth Edition. Houghton Mifflin Company, 2004.09 July 2007.<Dictionary. com http://dictionary.reference.com/browse/law>.
1. "法律" 美国遗产 ® 英语语言词典，第 4 版，霍顿米夫林公司，2004 年。2007 年 7 月 9 日，< Dictionary. com http://dictionary.reference.com/browse/law>。
2. "regulation" The American Heritage® Dictionary of the English Language, Fourth Edition. Houghton Mifflin Company, 2004.09 July 2007.<Dictionary.com http://dictionary.reference.com/browse/regulation>.
2. "法规" 美国遗产 ® 英语语言词典，第 4 版，霍顿米夫林公司，2004 年。2007 年 7 月 9 日，< Dictionary.com http://dictionary.reference.com/browse/law>。

2. Is there a national law on TM/CAM?　　　YES □　　NO □
2. 是否有传统医学 / 补充和替代医学的国家法律?　　是 □　否 □
2.1. If yes, year of issue: _____ and at which stage? _____
2.1　如有，发布年份: _____及所处阶段? _____

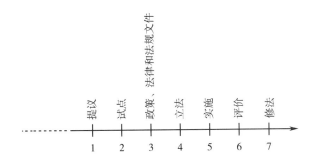

Please submit a copy of the law, in English if available, otherwise in original language.

请提交法律复印件，请尽量提交英文文本，否则请提交原语言文本。

2.2. If no, is such a law in the process of being established?　　YES ☐　　NO ☐

2.2　如无，该法律是否在制定过程中？　　是 ☐　否 ☐

3. Is there a national regulation on TM/CAM?　　YES ☐　　NO ☐

3. 是否有传统医学 / 补充和替代医学的国家法规？　　是 ☐　否 ☐

3.1. If yes, year of year of most recent regulation or update：_____

3.1　如有，最近制定的法规的年份或更新年份：_____

Please submit a copy of the regulation, in English if available, otherwise in original language.

请提交法规复印件，如可行，请附英文文本，否则请附原语言文本。

3.2. If no, is such a regulation in the process of being established?　　YES ☐　　NO ☐

3.2　如无，该法规是否在制定过程中？　　是 ☐　否 ☐

NATIONAL PROGRAMME
国家规划

Definitions & Explanations：

定义和解释：

National Programme on TM/CAM：Any programme performed on the local or national level by the ministry of health, by other ministries or by local government bodies, whose mandate is to take concrete action in order to achieve the objectives outlined in the national TM/CAM policy.

传统医学 / 补充和替代医学国家规划：

由卫生部、其他部门或地方行政机构在地方或国家一级执行的规划，其任务是采取具体措施，以实现国家传统医学 / 补充和替代医学政策概述的目标。

4. Is there a national programme on TM/CAM?　　YES ☐　　NO ☐

4. 是否有传统医学 / 补充和替代医学的国家规划？　　是 ☐　否 ☐

4.1. If yes, year of establishment：_____

4.1　如有, 颁布的年份：_____

Please submit a copy of a description of the programme, in English if available, otherwise in original language.

请尽量提交规划项目描述英文文本, 否则请提交原语言文本。

4.2. If no, is such a programme in the process of being established?　　YES □　　NO □

4.2　如无, 该规划是否在制定中?　　是 □　否 □

NATIONAL TM/CAM OFFICE
传统医学 / 补充和替代医学国家级行政机构

Definitions &Explanations：

定义和解释：

National TM/CAM Office：Any government sponsored office that is officially mandated and in charge of issues related to TM/CAM. This office may be located in the ministry of health or other relevant national agency.

国家传统医学 / 补充和替代医学行政机构：官方授权并负责传统医学 / 补充和替代医学相关问题的政府行政机构。该行政机构可设在卫生部或其他相关国家机构。

5. Is there a TM/CAM national office?　　YES □　NO □

5. 是否有传统医学 / 补充和替代医学国家级行政机构?　　是 □　否 □

5.1. If yes, year of establishment：_____

5.1　如有, 成立的年份：_____

Please provide the contact address for the national office.

_____

请提供国家级行政机构联系地址。

_____

5.2. If yes, under which ministry or government authority is it administered?

5.2　如有, 该行政机构在哪个部门或政府机构下开展工作?

□ Ministry of health.

□ 卫生部

□ Other ministry, please identify：_____

□ 其他部门, 请描述：_____

□ Other government authority, please describe _____

□ 其他政府机构, 请描述_____

5.3. If no, did such an office exist previously?　　YES □　NO □

5.3　如无,该行政机构以前是否存在?　　是 □　否 □

5.4. If no, is such an office in the process of being established?　　YES □　NO □

5.4　如无,该行政机构是否在成立过程中?　　是 □　否 □

NATIONAL EXPERT COMMITTEE
国家专家委员会

6. Is there a national expert committee for TM/CAM?　　YES □　NO □

6. 是否有传统医学 / 补充和替代医学国家专家委员会?　　是 □　否 □

6.1. If yes, year of establishment:＿＿＿＿＿＿＿＿＿＿＿＿＿＿

6.1　如有,成立的年份:＿＿＿＿＿＿＿＿＿＿＿＿＿＿

6.2. If no, is such an committee in the process of being established?　　YES □　NO □

6.2　如无,该委员会是否在成立过程中?　　是 □　否 □

NATIONAL RESEARCH INSTITUTE
国家级科研院所

> **Definitions & Explanations:**
> **定义和解释:**
> National Research Institute on TM/CAM: A national research institute on TM/CAM that is either fully or partially funded by the government.
> 　传统医学 / 补充和替代医学国家级科研院所:是指全部或部分由政府资助的国家级传统医学 / 补充和替代医学科研院所。

7. Is there a national research institute for TM/CAM?　　YES □　NO □

7. 是否有国家级传统医学 / 补充和替代医学科研院所?　　是 □　否 □

7.1. If yes, year of establishment:＿＿＿＿＿＿＿＿＿＿＿＿

7.1　如有,成立的年份:＿＿＿＿＿＿＿＿＿＿＿＿

Please provide the contact address for the national research institute(s).

＿＿＿＿＿＿＿＿＿＿＿＿＿＿＿＿＿＿＿＿＿＿＿＿＿

请提供国家级科研院所的联系地址。

＿＿＿＿＿＿＿＿＿＿＿＿＿＿＿＿＿＿＿＿＿＿＿＿＿

7.2. If no, is such an institute in the process of being established?　　YES □　NO □

7.2　如无,该科研院所是否在成立过程中?　　是 □　否 □

2. REGULATORY SITUATION OF HERBAL MEDICINES
2. 草药监管现状

Name of individual completing this section:＿＿＿＿＿＿＿＿＿＿＿＿＿＿＿＿
完成本部分人员的姓名:＿＿＿＿＿＿＿＿＿＿＿＿＿＿＿＿＿＿＿＿＿
E-mail address of individual completing this section:＿＿＿＿＿＿＿＿＿＿
完成本部分人员的电子邮箱地址:＿＿＿＿＿＿＿＿＿＿＿＿＿＿＿＿
Name of individual verifying information provided:＿＿＿＿＿＿＿＿＿＿＿
复核信息人员的姓名:＿＿＿＿＿＿＿＿＿＿＿＿＿＿＿＿＿＿＿＿＿＿
E-mail address of individual verifying information provided:＿＿＿＿＿＿
复核信息人员的电子邮箱地址:＿＿＿＿＿＿＿＿＿＿＿＿＿＿＿＿＿＿

Definitions & Explanations:
定义和解释:

Herbal medicines are an important and widely used therapy intervention and are incorporated into many TM/CAM practices. Because of this, Section 2 seeks to gather additional information more specific to herbal medicines in addition to the general TM/CAM information collected in Section 1.

草药是重要且被广泛使用的治疗方式,并融入许多传统医学 / 补充和替代医学医疗服务中。由此,除第 1 部分收集的传统医学 / 补充和替代医学的基本信息外,第 2 部分旨在专门收集更多草药的信息。

Herbal Medicines:Herbal medicines include herbs,herbal materials,herbal preparations and finished herbal products that contain as active ingredients parts of plants,other plant materials or combinations thereof. In some countries herbal medicines may contain,by tradition,natural organic or inorganic active ingredients that are not of plant origin(e.g. animal and mineral materials). [1]

草药:草药包括原植物、草药材料、草药制剂以及草药终端产品,草药终端产品含有植物的有效成分,其他植物材料或混合物。在有些国家,草药在传统上可包括非源自植物的有机或无机天然有效成分(例如,动物和矿物材料)[1]。

Regulation of herbal medicines:A principle,rule or law designed to control or govern manufactures and producers of herbal medicine. [2] For example,a regulation would state that herbal medicines must have been proven to be safe,effective and of good quality before reaching the public.

草药监管法规:这是指监管或规范草药生产商和生产的原则、规则或法律[2]。如,法规可声明草药必须在公开销售前证明其安全性、有效性和高质量。

Conventional Pharmaceuticals: Conventional pharmaceuticals are here defined as medicinal drugs used in conventional systems of medicine with the intention to treat or prevent disease, or to restore, correct or modify physiological function. [3]

常规药物:常规药物指的是常规医学系统中用于治疗、预防疾病,或恢复、矫正和调整生理功能的药物。[3]

Source:
来源:

1. WHO guidelines on safety monitoring of herbal medicines in pharmacovigilance systems, WHO Geneva 2004, page 6.
1. 世界卫生组织药物警戒体系中草药安全监管指南,世界卫生组织日内瓦2004年,第6页。

2. "regulation" The American Heritage® Dictionary of the English Language, Fourth Edition. Houghton Mifflin Company, 2004.09 July 2007.<Dictionary.com http://dictionary.reference.com/browse/regulation>.
2. "法规"美国遗产®英语语言词典,第4版,霍顿米夫林公司,2004年。2007年7月9日,< Dictionary.com http://dictionary.reference.com/browse/law>。

3. Dorlands Illustrated Medical Dictionary, 29th edition, 2000.
3. 多兰图解医学词典,第29版,2000年。

REGULATION
法规

8. Is there national regulation on herbal medicines?　　YES □　　NO □

8. 是否有草药国家法规?　　是 □　否 □

8.1. If yes, year of issue: _____ and at which stage? _____

8.1　如有,发布年份: _____ 及所处的阶段? _____

8.2. If yes, please select the type of regulation on herbal medicines.

8.2　如有,请选择草药法规的种类。

Check all that apply.

核对所有适用者。

□ Same regulation as for conventional pharmaceuticals

□ 与常规药物监管类型相同

□ Exclusive regulation for herbal medicines

□ 针对草药监管

□ The regulation for herbal medicines is partly the same as for conventional pharmaceuticals, please describe: _____

　　□ 与常规药物监管类型部分相同,请描述: _____

　　□ Other, please describe: _____

　　□ 其他,请描述: _____

8.3. If yes, title of regulation document:＿＿＿＿＿＿ and at which stage?＿＿＿＿＿＿

8.3　如有，法规文件的名称：＿＿＿＿＿＿　　及所处阶段?＿＿＿＿＿＿

Please submit a copy of the regulation, in English if available, otherwise in original language.

请尽量提交法规英文文本复印件，如可行，请附，否则，请提交原语言文本。

REGULATORY STATUS
监管状况

> Definitions & Explanations:
> 定义和解释：
>
> Medicines, including herbal medicines, may be categorized under any of the definitions below, or others. These categories are for data collection purposes only, and are not intended to be comprehensive.
>
> 药物，包括草药，可根据下述定义或其他定义进行分类。这些分类仅用于数据收集的目的，并不意在全面。
>
> Regulatory Status: A legislative procedure designed to provide the procedure under which to administer a law or procedure. Regulations may include things such as descriptions or obligations for products or producers, or the title a product must use.
>
> 监管状况：是指立法程序，目的在于制定相关的监管法律或步骤。这些法规可以包括如下内容，如对产品或生产厂商的说明或责任，或产品必须使用的名称。
>
> Prescription Medicines: Medicines/drugs which can only be purchased with a prescription or a physician's order. [1]
>
> 处方药：只凭处方或医嘱购买的药品。[1]
>
> Non-prescription Medicines: Medicines/drugs which can be purchased without a prescription or a physician's order, often at a pharmacy. The definition of "non-prescription medicines" may also often include the terms "self-medication" and/or "over-the-counter (OTC)" medicines. [2]
>
> 无需处方药：指无需处方或医嘱即可购得的药品，一般在药房销售，通常包括"自服药品"和 / 或"OTC 药物"。[2]
>
> Dietary Supplements: A dietary supplement could be intended to supplement the diet and will contain, for instance, a vitamin, a mineral, a herb, a botanical or an amino acid. A dietary supplement might also be intended to supplement the diet by increasing the total daily intake of a concentrate, a metabolite, a constituent, an extract or a combination of these ingredients.
>
> 膳食补充剂：这是一种补充膳食的产品，通常包含维生素、矿物质、草药、植物性或氨基酸等成分，服用膳食补充剂也为了通过增加含有这些成分的浓缩物、代谢物、组成物、

提取物或其合剂的日常总摄入量来补充膳食。

Health Foods (including functional foods): Any natural food popularly believed to promote or sustain good health by containing vital nutrients. [3] Functional foods also include any foodstuff enhanced by additives and marketed as beneficial to health or longevity. Examples include cereals, breads or beverages which are fortified with vitamins and herbs. [4] Health foods and/or functional foods may be advertised or marketed with specific health claims and may therefore be regulated differently than other foods.

保健食品(包括功能性食品):任何被普遍认为含有重要营养成分、可促进或维护健康的天然食品[3]。功能性食品还包括添加被认为有益健康或长寿成分的食品,例如添加了维生素和草药的谷物食品、面包或饮料[4]。保健食品和 / 或功能性食品可以打广告或营销,因此对其监管可能与其他食品不同。

Note: Definitions for the above terms may differ among nations. For example, in one country garlic extract may be regulated as a dietary supplement while in another country it may be regulated as a health food. Therefore, please use these definitions as reference only.

注意:上述术语的概念不同国家间可能有所不同。例如,在某一国家,大蒜提取物可能按膳食补充剂来监管,而在另一国家,可能以保健食品来监管。因此,这些定义仅供参考。

Sources:
来源:
1. Dorlands Illustrated Medical Dictionary, 29th ed, 2000.
1.《多兰士图解医学词典》,第 29 版,2000 年
2. World Self-Medication Industry, 2009. http://www.wsmi.org/aboutsm.htm
2. 世界自服药品产业,2009 年,http://www.wsmi.org/aboutsm.htm
3. "health food." Dictionary. com Unabridged (v 1.1). Random House, Inc. 09 Jul. 2007. <Dictionary. com http://dictionary.reference.com/browse/health food>.
3. "保健食品",Dictionary. com Unabridged (v 1.1).雷顿出版公司,2017 年 7 月 9 日, <Dictionary. com http://dictionary.reference.com/browse/health food>。
4. "functional food." Webster's New Millennium TM Dictionary of English. Preview Edition (v 0.9.7). Lexico Publishing Group, LLC. 09 Jul. 2007. <Dictionary. com http://dictionary.reference.com/browse/functional food>.
4. "功能性食品",《威伯斯特新仟年英语传统医学词典》预展版(v. 0.9.7),词典出版集团, 2017 年 7 月 9 日, <Dictionary. com http://dictionary.reference.com/browse/functional food>。

9. Is regulatory status given to herbal medicines?　　　YES □　　NO □

9. 草药是否被列入监管状态?　　　是 □　否 □

9.1. If yes, what regulatory status is given to herbal medicines?

9.1　如是,草药的监管情况如何?

Please check all that apply.

核对所有适用者。

□ Regulated as prescription medicines.

□ 以处方药监管。

□ Regulated as non-prescription medicines.

☐ 以无需处方药监管。

☐ Regulated as herbal medicines.

☐ 以草药监管。

☐ Regulated as dietary supplements.

☐ 以膳食补充剂监管。

☐ Regulated as health foods.

☐ 以保健食品监管。

☐ Regulated as functional foods.

☐ 以功能性食品监管。

☐ Regulated as general food products.

☐ 以一般食品产品监管。

☐ Other, please describe:＿＿＿＿＿＿＿＿＿＿＿＿＿＿＿＿＿＿＿＿＿＿＿＿＿

☐ 其他,请描述:＿＿＿＿＿＿＿＿＿＿＿＿＿＿＿＿＿＿＿＿＿＿＿＿＿

9.2. If available, please submit your national definition of these terms, even if they are different than the definitions used in this survey, if these terms are used in your country:

9.2　如可行,请附贵国关于这些术语的定义,即使这些术语在贵国使用,但其定义与本次调查所用的定义不同。

Prescription medicines:＿＿＿＿＿＿＿＿＿＿＿＿＿＿＿＿＿＿＿＿＿＿＿＿＿

处方药:＿＿＿＿＿＿＿＿＿＿＿＿＿＿＿＿＿＿＿＿＿＿＿＿＿＿＿＿＿＿＿

Non-prescription medicines:＿＿＿＿＿＿＿＿＿＿＿＿＿＿＿＿＿＿＿＿＿＿

无需处方药:＿＿＿＿＿＿＿＿＿＿＿＿＿＿＿＿＿＿＿＿＿＿＿＿＿＿＿＿

Self-medications:＿＿＿＿＿＿＿＿＿＿＿＿＿＿＿＿＿＿＿＿＿＿＿＿＿＿

自服药品:＿＿＿＿＿＿＿＿＿＿＿＿＿＿＿＿＿＿＿＿＿＿＿＿＿＿＿＿＿

Over the Counter(OTC)medicines:＿＿＿＿＿＿＿＿＿＿＿＿＿＿＿＿＿＿

OTC 药物:＿＿＿＿＿＿＿＿＿＿＿＿＿＿＿＿＿＿＿＿＿＿＿＿＿＿＿＿＿

Dietary supplements:＿＿＿＿＿＿＿＿＿＿＿＿＿＿＿＿＿＿＿＿＿＿＿＿＿

膳食补充剂:＿＿＿＿＿＿＿＿＿＿＿＿＿＿＿＿＿＿＿＿＿＿＿＿＿＿＿＿

Health foods:＿＿＿＿＿＿＿＿＿＿＿＿＿＿＿＿＿＿＿＿＿＿＿＿＿＿＿＿

保健食品:＿＿＿＿＿＿＿＿＿＿＿＿＿＿＿＿＿＿＿＿＿＿＿＿＿＿＿＿＿

Functional foods:＿＿＿＿＿＿＿＿＿＿＿＿＿＿＿＿＿＿＿＿＿＿＿＿＿＿

功能性食品:＿＿＿＿＿＿＿＿＿＿＿＿＿＿＿＿＿＿＿＿＿＿＿＿＿＿＿＿

Other, please describe:＿＿＿＿＿＿＿＿＿＿＿＿＿＿＿＿＿＿＿＿＿＿＿＿

其他,请描述:＿＿＿＿＿＿＿＿＿＿＿＿＿＿＿＿＿＿＿＿＿＿＿＿＿＿＿＿

CLAIMS
功效说明

Definitions & Explanations：
定义和解释

Medical Claims：Medical claims are here defined as those claims specified to treat, cure or prevent a disease or restore, correct or modify physiological functions. Frequently, products with medical claims have to be registered by the medical products agency before being allowed onto the market. [1]

医疗功效说明：这里通常指用于治疗、治愈或预防疾病，或用于康复、矫正或改变机体生理功能。通常，此类产品获准进入市场之前必须在医疗产品管理部门进行登记[1]。

Example：This herbal medicine will treat cough or will treat influenza.

例如：这种草药可治疗咳嗽或流感。

Health Claims：Health claims could, for instance, include "any statement, suggestion, or implication in labelling or advertising that a product carries a specific health benefit, but not nutritional claims nor medical claims. The term 'health claims' further includes claims which refer to nutrient function and recommended dietary practice." [2]

保健功效说明：这里可包括"标签或广告中关于产品具有特定健康益处的任何声明、建议或暗示，但不得宣称具有营养或医疗功效"。此类产品还可能包括有关营养功能和饮食推荐等说明。[2]

Example：This herbal medicine will give you more energy.

例如：这种草药可以给你更多能量。

Nutrient Content Claims：Nutrient content claims, for instance, indicate that a certain product is particularly rich or low in a nutritional component such as fibre or fat. [2]

营养成分含量说明：这里指的是某一产品富含或较少含有某类营养成分，如纤维或脂肪类成分等的说明。[2]

Example：This herbal medicine contains a high amount of fibre.

例如：这种草药含有大量的纤维素。

Sources
来源

1. Joint Health Claims Initiative Body-www.jhci.co.uk 2001-12-12.
1. 共同保健功效说明倡议 Body-www.jhci.co.uk 2001-12-12。
2. Swedish Food Administration-www.slv.se/download/document/approveddocs/funrapp0601.pdf, 2001-12-12.
2. 瑞典食品署 www.slv.se/download/document/approveddocs/funrapp0601.pdf, 2001-12-12。

10. Are herbal medicines sold with any type of claims in your country? 　　YES □ 　NO □

10. 在贵国，草药销售时附有任何形式的功效说明？ 　　是 □ 　否 □

10.1. If yes, with which type of claims are herbal medicines sold in your country?

10.1　如有，草药销售时附有哪种类别的功效说明？

Please check all that apply.

核对所有适用者。

□ Medical claims.

□ 医疗功效说明。

□ Health claims.

□ 保健功效说明。

□ Nutrient content claims.

□ 营养成分含量说明。

□ Claims are made, but are unregulated by law.

□ 有功效说明，但不在法律监管范围内。

□ Other claims, please describe:

□ 其他功效说明，请描述：

PHARMACOPOEIA
药典

Definitions & Explanations:

定义和解释：

National Pharmacopoeia: A formulary, usually having legal force in all pharmacies of a given country, containing a description of drugs in current medical practice and noting their formulae, analytical composition if known, physical constants, main chemical properties useful in identification and mode of preparation of compound / combination products. Details may also include specifications of assay methods to regulate purity, content of active constituents, preservation of quality, and, where appropriate, biological potency.

国家药典是一部处方集，其法律效力通常适用于某一国内所有药房，包含当前医疗服务中所用的药物，包括其配方、已知的分析成分、物理常数、可用于鉴别的主要化学性质，以及化合物或组合物的制备方法。此外还可以包括用于纯度、有效成分含量、质量保持以及生物效力的规范测定方法。

Source:

来源：

Churchill Medical Dictionary, 1989.

《邱吉尔医学词典》，1989。

11. Is there a national pharmacopoeia including herbal medicines?　　YES ☐ NO ☐

11. 是否使用包括草药的国家药典?　　是 ☐　否 ☐

11.1. If yes, please provide the following information：

11.1　如是,请提供以下信息：

Title：＿＿＿＿＿＿＿＿＿＿＿＿＿＿＿＿＿＿＿＿＿＿＿＿＿＿＿＿＿＿＿

名称：＿＿＿＿＿＿＿＿＿＿＿＿＿＿＿＿＿＿＿＿＿＿＿＿＿＿＿＿＿＿＿

Edition number：＿＿＿＿＿＿＿＿＿＿＿＿＿＿＿＿＿＿＿＿＿＿＿＿＿＿

版本号：＿＿＿＿＿＿＿＿＿＿＿＿＿＿＿＿＿＿＿＿＿＿＿＿＿＿＿＿＿

Year of issue：＿＿＿＿＿＿＿＿＿＿＿＿＿＿＿＿＿＿＿＿＿＿＿＿＿＿

发行年份：＿＿＿＿＿＿＿＿＿＿＿＿＿＿＿＿＿＿＿＿＿＿＿＿＿＿＿＿

Title：＿＿＿＿＿＿＿＿＿＿＿＿＿＿＿＿＿＿＿＿＿＿＿＿＿＿＿＿＿＿＿

名称：＿＿＿＿＿＿＿＿＿＿＿＿＿＿＿＿＿＿＿＿＿＿＿＿＿＿＿＿＿＿＿

Edition number：＿＿＿＿＿＿＿＿＿＿＿＿＿＿＿＿＿＿＿＿＿＿＿＿＿＿

版本号：＿＿＿＿＿＿＿＿＿＿＿＿＿＿＿＿＿＿＿＿＿＿＿＿＿＿＿＿＿

Year of issue：＿＿＿＿＿＿＿＿＿＿＿＿＿＿＿＿＿＿＿＿＿＿＿＿＿＿

发行年份：＿＿＿＿＿＿＿＿＿＿＿＿＿＿＿＿＿＿＿＿＿＿＿＿＿＿＿＿

Title：＿＿＿＿＿＿＿＿＿＿＿＿＿＿＿＿＿＿＿＿＿＿＿＿＿＿＿＿＿＿＿

名称：＿＿＿＿＿＿＿＿＿＿＿＿＿＿＿＿＿＿＿＿＿＿＿＿＿＿＿＿＿＿＿

Edition number：＿＿＿＿＿＿＿＿＿＿＿＿＿＿＿＿＿＿＿＿＿＿＿＿＿＿

版本号：＿＿＿＿＿＿＿＿＿＿＿＿＿＿＿＿＿＿＿＿＿＿＿＿＿＿＿＿＿

Year of issue：＿＿＿＿＿＿＿＿＿＿＿＿＿＿＿＿＿＿＿＿＿＿＿＿＿＿

发行年份：＿＿＿＿＿＿＿＿＿＿＿＿＿＿＿＿＿＿＿＿＿＿＿＿＿＿＿＿

Please submit a copy of the pharmacopoeia, in English if available, otherwise in original language.

请提交药典复印件,请尽量提交英文文本,否则,请提交原语言文本。

If several pharmacopoeias exist including herbal products, please submit information about all.

如有多部含有草药产品内容的药典,请将所有内容附上。

11.2. If yes, is the information in the pharmacopoeia legally binding?　　YES ☐ NO ☐

11.2　如是,药典中的信息是否具有法定约束力?　　是 ☐　否 ☐

11.3. If no, is a national pharmacopoeia including herbal medicines in the process of being established?　　YES ☐　NO ☐

11.3　如否,含有草药内容的国家药典是否在制定中?　　是 ☐　否 ☐

12. Is there any other pharmacopoeia used in your country?　　YES ☐　NO ☐

12. 贵国是否使用其他药典?　　是 ☐　否 ☐

12.1. If yes, please provide the following information：

12.1　如是,请提供以下信息：

Title：＿＿＿＿＿＿＿＿＿＿＿＿＿＿＿＿＿＿＿＿＿＿＿＿＿＿＿＿＿＿＿

名称：＿＿＿＿＿＿＿＿＿＿＿＿＿＿＿＿＿＿＿＿＿＿＿＿＿＿＿＿＿＿＿

Edition number：_____

版本号：_____

Year of issue：_____

发行年份：_____

Title：_____

名称：_____

Edition number：_____

版本号：_____

Year of issue：_____

发行年份：_____

Title：_____

名称：_____

Edition number：_____

版本号：_____

Year of issue：_____

发行年份：_____

12.2. If yes，is the information in the pharmacopoeia legally binding？　　YES □ NO □

12.2　如是，药典中的信息是否具有法定约束力？　　是 □　否 □

MONOGRAPHS
专著

Definitions & Explanations：

定义和解释：

Monographs on herbal products：Descriptions of different herbal medicinal formulae which can either be included in a pharmacopoeia or exist separately.

草药产品专著：专著收载各类草药处方，这些处方既可是收录在药典内，也可是单独存在的。

13. Are there national monographs on herbal medicines？　　YES □　NO □

13. 是否使用国家草药专著？　　是 □　否 □

13.1. If yes，please provide the following information：

13.1　如是，请提供以下信息：

Title：_____

名称：_____

Edition number：_____

版本号：_____

Year of issue：_____

发行年份：_____

Number of monographs issued：_____

专著发行数量：_____

Title：_____

名称：_____

Edition number：_____

版本号：_____

Year of issue：_____

发行年份：_____

Number of monographs issued：_____

专著发行数量：_____

Title：_____

名称：_____

Edition number：_____

版本号：_____

Year of issue：_____

发行年份：_____

Number of monographs issued：_____

专著发行数量：_____

Please submit a copy of the monograph(s), in English if available, otherwise in original language.

请提供专著复印件，请尽量提交英文文本，否则请提交原语言文本。

13.2. If yes, is the information in the monographs legally binding?　　YES □ NO □

13.2　如是，专著中的内容是否具有法定约束力？　　是 □　否 □

13.3. If no, are national herbal monographs in the process of being established?

YES □　NO □

13.3　如否，国家草药专著是否在编著过程中？　　是 □　否 □

14. Are any other monographs used in your country?　　YES □　NO □

14. 贵国是否使用其他专著？　　是 □　否 □

14.1. If yes, please provide the following information：

14.1　如是，请提供以下信息：

Title：_____

名称：_____

Edition number：_____

版本号：＿＿＿＿＿＿＿＿＿＿＿＿＿＿＿＿＿＿＿＿＿＿＿＿＿＿＿＿＿

Year of issue：＿＿＿＿＿＿＿＿＿＿＿＿＿＿＿＿＿＿＿＿＿＿＿＿＿＿

发行年份：＿＿＿＿＿＿＿＿＿＿＿＿＿＿＿＿＿＿＿＿＿＿＿＿＿＿＿＿

Number of monographs issued：＿＿＿＿＿＿＿＿＿＿＿＿＿＿＿＿＿＿

专著发行数量：＿＿＿＿＿＿＿＿＿＿＿＿＿＿＿＿＿＿＿＿＿＿＿＿＿

Title：＿＿＿＿＿＿＿＿＿＿＿＿＿＿＿＿＿＿＿＿＿＿＿＿＿＿＿＿＿＿

名称：＿＿＿＿＿＿＿＿＿＿＿＿＿＿＿＿＿＿＿＿＿＿＿＿＿＿＿＿＿＿

Edition number：＿＿＿＿＿＿＿＿＿＿＿＿＿＿＿＿＿＿＿＿＿＿＿＿＿

版本号：＿＿＿＿＿＿＿＿＿＿＿＿＿＿＿＿＿＿＿＿＿＿＿＿＿＿＿＿＿

Year of issue：＿＿＿＿＿＿＿＿＿＿＿＿＿＿＿＿＿＿＿＿＿＿＿＿＿＿

发行年份：＿＿＿＿＿＿＿＿＿＿＿＿＿＿＿＿＿＿＿＿＿＿＿＿＿＿＿＿

Number of monographs issued：＿＿＿＿＿＿＿＿＿＿＿＿＿＿＿＿＿＿

专著发行数量：＿＿＿＿＿＿＿＿＿＿＿＿＿＿＿＿＿＿＿＿＿＿＿＿＿

Title：＿＿＿＿＿＿＿＿＿＿＿＿＿＿＿＿＿＿＿＿＿＿＿＿＿＿＿＿＿＿

名称：＿＿＿＿＿＿＿＿＿＿＿＿＿＿＿＿＿＿＿＿＿＿＿＿＿＿＿＿＿＿

Edition number：＿＿＿＿＿＿＿＿＿＿＿＿＿＿＿＿＿＿＿＿＿＿＿＿＿

版本号：＿＿＿＿＿＿＿＿＿＿＿＿＿＿＿＿＿＿＿＿＿＿＿＿＿＿＿＿＿

Year of issue：＿＿＿＿＿＿＿＿＿＿＿＿＿＿＿＿＿＿＿＿＿＿＿＿＿＿

发行年份：＿＿＿＿＿＿＿＿＿＿＿＿＿＿＿＿＿＿＿＿＿＿＿＿＿＿＿＿

Number of monographs issued：＿＿＿＿＿＿＿＿＿＿＿＿＿＿＿＿＿＿

专著发行数量：＿＿＿＿＿＿＿＿＿＿＿＿＿＿＿＿＿＿＿＿＿＿＿＿＿

14.2. If yes, is the information in the monographs legally binding?　　YES □　NO □

14.2　如是，专著中的信息是否具有法定约束力？　　是 □　否 □

MANUFACTURING
生产

Definitions & Explanations：

定义和解释：

Good Manufacturing Practices（GMP）：Codes of practice designed to reduce to a minimum the chance of procedural or instrument/manufacturing plant problems that could adversely affect a manufactured product. [1]

GMP：生产质量管理规范的目的在于将可能对制成品产生不利影响的程序、仪器或生产厂商可能出现的问题降至最低限度。[1]

GMP specifies many requirements for quality control of starting materials, including correct identification of species of medicinal plants, special storage and special sanitation and cleaning methods for various materials. [2]

它规定了"原料质量控制的各种要求，包括正确鉴定药用植物的种类、特殊储存和特殊卫生条件要求以及各种原料的清洁方法"。[2]

Sources：
来源：
1. Food and Agricultural Organization of the United Nations, Glossary, http://www.fao.org/glossary.
1. 联合国粮农组织，术语汇编，http://www.fao.org/glossary。
2. National Policy on Traditional Medicine and Regulation of Herbal Medicines, Report of a WHO Global Survey, WHO, page iii.
2. 传统医学国家政策和草药法规，世界卫生组织全球调查报告，世界卫生组织，第 iii 页。

15. Do GMP exist for herbal medicines?　　YES ☐　NO ☐
15. 是否有草药药品生产质量管理规范？　　是 ☐　否 ☐

15.1. If yes, please provide the following information：
15.1　如有，请提供以下信息：
Title：_____
名称：_____
Year of issue：_____
颁布年份：_____

Please submit a copy of the GMP documentation, in English if available, otherwise in original language.
请尽量提交药品生产质量管理规范文件英文文本复印件，否则，请提交原语言文本。

15.2. If no, are GMP for herbal medicines in the process of being established?
　　　　　　　　　　　　　　　　　　　YES ☐　NO ☐
15.2　如否，草药药品生产质量管理规范是否在制定过程中？　　是 ☐　否 ☐

16. What regulations apply to the manufacturing of herbal medicines to ensure their quality? Please check all that apply.
16. 应用哪些措施以保障草药生产的质量？请核对所有适用者。

☐ Adherence to manufacturing information in pharmacopoeia/monographs.
☐ 遵守药典 / 专著中的生产信息。

☐ Same regulations for GMP as for conventional pharmaceuticals.
☐ 常规药物的某些药品生产质量管理规范规定。

☐ Exclusive regulations for GMP, separate from conventional pharmaceuticals. Please describe these regulations. How are they different? Are they geared specifically toward herbal medicines?

_____

☐ 和常规药物不同的专门的药品生产质量管理规范规定。请描述这些规定。如何不同? 是否专门针对草药?

☐ No regulations.

☐ 无法规。

☐ Other, please describe:＿＿＿＿＿＿＿＿＿＿＿＿＿＿＿＿＿＿＿＿＿＿＿＿＿

☐ 其他,请描述:＿＿＿＿＿＿＿＿＿＿＿＿＿＿＿＿＿＿＿＿＿＿＿＿＿＿＿

Please submit a copy of the regulations for manufacturing herbal medicines, in English if available, otherwise in original language.

请提交草药生产法规复印件,如可行,请附英文文本,否则请附原语言文本。

17. Are there mechanisms in place to ensure compliance with these or other manufacturing requirements?　　YES ☐　NO ☐

17. 是否有保证遵守这些或其他生产要求的机制?　　是 ☐　否 ☐

17.1. If yes, how is compliance ensured? For example, if your country has GMP rules, how do you ensure that a manufacturer is following the rules of GMP? Please check all that apply.

17.1　如有,如何保证遵循性? 例如,假设贵国有药品生产质量管理规范,如何保证生产商遵从药品生产质量管理规范? 请核对所有适用者。

☐ Periodic inspections by authorities at the manufacturing plants or laboratories.

☐ 职能部门定期检查生产厂或实验室。

☐ Manufacturers are required to submit samples of their medicines to a government approved laboratory for testing.

☐ 要求生产商向政府认可的实验室提供药物样品进行检测。

☐ Manufacturers are required to assign a person(s) to the role of ensuring compliance with manufacturing requirements. This person(s) reports back to government authorities.

☐ 要求生产商指派专人负责确保符合生产要求。该人员向政府主管部门报告。

☐ Others, please describe:＿＿＿＿＿＿＿＿＿＿＿＿＿＿＿＿＿＿＿＿＿＿＿

☐ 其他,请描述:＿＿＿＿＿＿＿＿＿＿＿＿＿＿＿＿＿＿＿＿＿＿＿＿＿＿

SAFETY
安全性

18. What are the regulatory requirements for the safety assessment of herbal medicines?

18. 草药安全性有哪些监管要求?

Please check all that apply.

请核查所有适用者。

☐ Same safety requirements as for conventional pharmaceuticals.

☐ 安全性与常规药物监管相同。

☐ Exclusive safety requirements for herbal medicines. Please describe how the safety requirements differ from the requirements for conventional pharmaceuticals：

□ 对草药有特定的要求。请描述和常规药物安全性要求的不同之处：

□ Traditional use without demonstrated harmful effects is sufficient.
□ 传统使用证明无害就认为合格。
□ Reference to safety data in documented scientific research on similar products is sufficient.
□ 在类似产品中有相关安全性科学研究参考资料就认为合格。
□ Other safety requirements，please describe：
□ 其他安全性要求，请描述：
□ No safety requirements currently exist.
□ 目前没有监管要求。

REGISTRATION
注册制度

19. Is there a registration system for herbal medicines?　　YES □　NO □
19. 是否设有草药注册制度？　　是 □　否 □
19.1. If yes，how many herbal medicines are registered?
19.1　如有，有多少草药已获得注册？
Please submit a list of registered herbal medicines.
请提交注册草药的清单。
19.2. If no，is such a registration system in the process of being established?
　　　　　　　　　　　　　　　　　　　　　　YES □　NO □
19.2　如无，草药注册制度是否在建设中？　　是 □　否 □

ESSENTIAL MEDICINES LIST
基本药物目录

Definitions & Explanations：
定义和解释：
Essential medicines：Those medicines that satisfy the priority health care needs of the population.
基本药物指满足民众主要医疗需求的药物。

Sources：
来源：
WHO definition，http://www.who.int/medicines/services/essmedicines_def/en/.

20. Does your country have a national essential medicines list?   YES ☐   NO ☐

20. 贵国是否有国家基本药物目录？   是 ☐   否 ☐

20.1. If yes, year of issue of the national essential medicines list：_____

20.1   如有，国家基本药物目录颁布的年份：_____

Please submit a copy of the national essential medicines list.

请提交国家基本药物目录复印件。

21. Does your country have a national essential medicines list including herbal medicines?

YES ☐   NO ☐

21. 贵国基本药物目录是否包括草药？   是 ☐   否 ☐

21.1. If yes, in what year were herbal medicines first included in the national essential medicines list?

_____

21.1   如是，国家基本药物目录首次包含草药的年份：_____

_____

21.2. If yes, how many herbal medicines are included in the national essential medicines list?

_____

21.2   如是，国家基本药物目录中包括多少种草药？

_____

21.3. If yes, do you have a criteria for selection of herbal medicines for the national essential medicines list?   YES ☐   NO ☐

21.3   如是，国家基本药物目录中的草药是否有入选标准？   是 ☐   否 ☐

21.4. If your country has a national essential medicines list including herbal medicines, please indicate your criteria for selection. Please check all that apply：

21.4   若贵国有包含草药的国家基本药物目录，请说明入选标准。请核查所有适用者。

☐ Based on traditional use of the herbal medicine.

☐ 根据草药的传统应用

☐ Based on clinical data.

☐ 根据临床数据

☐ Based on long term, historical use.

☐ 根据长期历史使用

☐ Based on laboratory testing.

☐ 根据实验室检测

☐ Other, please describe：_____

☐ 其他标准，请描述：_____

POST-MARKETING SURVEILLANCE
上市后监测机制

> **Definitions & Explanations:**
> **定义和解释:**
>
> Post-Market Surveillance System: To monitor the ongoing safety of products (drugs, devices) in the market. [1] Post-market surveillance requires manufacturers, importers, and distributors to keep distribution records and to have written procedures to handle complaints and investigate them, and to recall defective products from the market. [2]
>
> 　　上市后监测机制: 即监测市场上产品 (药品、器械) 的持续安全的制度[1]。上市后监督机制要求生产厂商、进口商和分销商保存分销记录, 制定书面程序处理和调查产品投诉, 并从市场上召回有缺陷的产品。[2]
>
> Sources:
> 来源:
> 1. http://www.fda.gov/cder/handbook/postmark.htm.
> 2. WHO, International Digest of Health Legislation, Canada Gazette, Part II, Vol. 132, No. 11, 27 May 1998, pp. 1625-1698.
> 　　2. 世界卫生组织, 国际卫生注册汇编, 加拿大公报, 第 II 部分, 卷 132, 11, 27. 1998 年 5 月 27 日, pp. 1625-1698。

22. Is there a post-market surveillance system for safety of medicines in your country?

　　　　　　　　　　　　　　　　　　　　　　　　　　　　　YES □　NO □

22. 贵国是否有上市后监测机制监管药品的安全性?　　　是 □　否 □

22.1. If yes, year of establishment: _____

22.1　如有, 设立的年份: _____

22.2. If no, is such a system in the process of being established?　　YES □　NO □

22.2　如无, 该机制是否在建设中?　　是 □　否 □

23. Is there a post-market surveillance system for safety of medicines which includes herbal medicines?　　YES □　NO □

23. 是否有包括草药的上市后监测机制?　　　是 □　否 □

23.1. If yes, in what year did the post-market surveillance of the safety of herbal medicines first begin?

_____

23.1　如有, 草药上市后监测机制开始的年份?

_____

23.2. If no, is the inclusion of herbal medicines in the national post-market surveillance system in the process of being established?　　YES □　NO □

23.2   如无,纳入草药的国家上市后监测机制是否在建设中? 　 是 □ 　 否 □

MARKET
营销

24. How are herbal medicines sold? Please check all that apply.

24. 草药如何销售? 请核查所有适用者。

□ In pharmacies as prescription medicines.

□ 在药房以处方药销售。

□ In pharmacies as non-prescription medicines, self-medication, or over-the-counter medicines.

□ 在药房以无需处方药、自服药品或 OTC 药物销售。

□ In other outlets as non-prescription medicines, self-medication, or over-the-counter medicines.

□ 通过其他途径以无需处方药、自服药品或 OTC 药物销售。

□ In special outlets (for example, in herbal medicines stores, TM/CAM supply stores, etc).

□ 通过特定途径销售(如,草药店、传统医学 / 补充和替代医学用品商店等)。

□ By licensed practitioners.

□ 由持照执业者销售。

□ No restrictions for selling herbal products.

□ 对销售草药没有限制。

□ Other, please describe: _____

□ 其他,请描述: _____

25. What are the annual market sales for herbal medicines?

25. 草药每年的市场销售额?

Please fill in data or market estimates from the last three years. Also, please describe the source of the data/estimates, for example, "data published by Ministry of Health", "estimate made by herbal manufacturers" or "scientific study". Estimates should be in the format of currency equivalent, not inventory of product sold, for instance "$10 000 USD" not "100 bottles of tablets".

请填写近 3 年的数据或市场预测。并请描述数据或预测的来源。例如,卫生部发布的数据,草药生产商的预测、科学研究。预测应该以货币形式呈现,而非商品销售清单。例如 10 000 美元,而非 100 瓶药。

YEAR 年度	Total market sales of herbal medicines 草药的市场销售额	Source of data/estimate 数据或预测的来源
2007		
2008		
2009		

Source of data ＿＿＿＿＿＿＿＿＿＿＿　　　　Year of issue ＿＿＿＿＿＿＿＿＿＿＿

数据来源＿＿＿＿＿＿＿＿＿＿＿＿　　　　发布年度＿＿＿＿＿＿＿＿＿＿＿

If available, please provide sales data on prescription medicines, non-prescription medicines, and dietary supplements. Estimates should be in the format of currency equivalent, not inventory of product sold.

尽可能提供处方药、无需处方药和膳食补充剂的市场销售额。预测应以货币的形式，而非产品销售清单表示。

YEAR 年度	Total market sales of Prescription Medicines 处方药的市场销售总额	Source of data/estimate 数据或预测来源
2007		
2008		
2009		

YEAR 年度	Total market sales of non-prescription medicines， not including herbal medicines reported above 不包含上述报告中的草药的无需处方药的市场销售总额	Source of data/estimate 数据或预测来源
2007		
2008		
2009		

YEAR 年度	Total Market Sales of Dietary Supplements 膳食补充剂的市场销售总额	Source of data/estimate 数据或预测来源
2007		
2008		
2009		

Source of data ＿＿＿＿＿＿＿＿＿＿＿　　　　Year of issue ＿＿＿＿＿＿＿＿＿＿＿

数据来源＿＿＿＿＿＿＿＿＿＿＿＿　　　　发布年度＿＿＿＿＿＿＿＿＿＿＿

3. PRACTICE, PROVIDERS, EDUCATION AND HEALTH INSURANCE
3. 医疗服务、从业人员、教育和医疗保险

Name of individual completing this section：＿＿＿＿＿＿＿＿＿＿＿＿＿＿＿＿＿＿＿

完成本部分人员的姓名：＿＿＿＿＿＿＿＿＿＿＿＿＿＿＿＿＿＿＿＿＿＿＿＿＿

E-mail address of individual completing this section: _____
完成本部分人员的电子邮箱地址: _____
Name of individual verifying information provided: _____
复核信息人员的姓名: _____
E-mail address of individual verifying information provided: _____
复核信息人员的电子邮箱地址: _____

TM/CAM PRACTICES
传统医学 / 补充和替代医学医疗服务

Definitions & Explanations:
定义和说明

The term "traditional medicine" may vary from country to country and region to region. The following explanation of the terms "traditional medicine" and "complementary/alternative medicine" are only to facilitate consistent understanding of the questions by the respondents.

"传统医学"在不同的国家和地区,其含义不同。以下对于"传统医学"和"补充 / 替代医学"的说明仅为了使回答者对这些问题的理解保持一致。

Indigenous traditional medicine: The total summary of knowledge and practices, whether explicable or not, used in diagnosing, preventing or eliminating physical, mental or social diseases. This knowledge or practice may rely exclusively on past experience and observation handed down from generation to generation, verbally or in writing. These practices are native to the country in which they are practiced. The majority of *indigenous traditional medicine* has been practiced at the primary health care level.

本土传统医学:指的是用于诊断、预防或消除身心与社会疾患的无论可否解释的知识与医疗服务的总和。这些知识或医疗服务可能完全依赖于过去的经验和观察,它们通过口头传授或文字记载世代相传,是当地特有的医疗服务。多数本土传统医学服务于初级医疗层面。

Traditional or complementary/alternative medicine(*TM/CAM*) *systems*: Traditional medicine and complementary/alternative medicine systems have been defined as those which have their own unique, independent and comprehensive theory, diagnosis, treatment and practice, such as traditional Chinese medicine, ayurveda, unani and others. Some of these have been more recently adopted into other cultures and are now practiced outside of their countries of origin, though they may be considered "CAM". Other systems, such as chiropractic, homeopathy, and naturopathy, evolved following the development of modern medicine and are also now practiced internationally. These therapies may also be considered "CAM".

传统或补充/替代医学体系：被定义为那些具有自己独特的、专门的和全面的理论、诊断、治疗和临床实践体系的医学体系。例如中医学、阿育吠陀医学、阿拉伯医学和其他医学。上述许多医学体系近来已经被其他文化所接受，并且在其发源国家外的其他国家或地区使用，尽管他们被认为是补充或替代医学。其他的体系，如脊骨神经医学、顺势疗法、自然疗法等则伴随着现代医学的发展而不断发展，且也在国际间广泛使用。这些治疗方法或许也属于补充或替代医学。

Note: If there is a commonly used technique (medication therapy or procedure-based practice) that is not listed, please describe the practice in the "Other" option. Furthermore, a technique may also fit into more than one category, such as in both indigenous traditional medicine and TM/CAM. This attempts to capture information regarding the more dominant TM/CAM practices. This classification is for data collection purposes and is not intended to be definitive or comprehensive.

说明：如果一个普遍应用的技术（医学治疗或程序性操作）没有被列出，请在"其他"这一项中描述它。另外，一项技术可能不只归属于一类，例如既属于本土传统医学，又属于传统医学或补充/替代医学。尽量捕捉属于传统医学/补充和替代医学中主要项目的信息。这样分类是为了收集数据，而非试图定义或理解。

26. Is the use of indigenous traditional medicine important in your country?

YES ☐　　NO ☐

26. 贵国重视本土传统医学的使用吗？　　是 ☐　否 ☐

26.1. If yes, what percentage of the population uses indigenous traditional medicine：

26.1　如是，民众使用本土传统医学的比例是多少？

☐ Unknown /Data not available

☐ 不详/没有提供数据

☐ 100%

☐ 100%

☐ between 80% and 99%

☐ 80%和99%之间

☐ between 60% and 79%

☐ 60%和79%之间

☐ between 40% and 59%

☐ 40%和59%之间

☐ between 20% and 39%

☐ 20%和39%之间

☐ between 1% and 19%

☐ 1%和19%之间

☐ 0%

☐ 0%

Source of data _____   Year of issue _____

数据来源_____   发布年份_____

27. Is traditional or complementary/alternative medicine used in your country?

YES ☐   NO ☐

27. 贵国使用传统或者补充 / 替代医学吗？   是 ☐   否 ☐

27.1. If yes, what percentage of the population uses the following types of traditional or complementary/alternative medicine?

27.1   如是，民众使用下列传统或补充 / 替代医学的比例是多少？

Acupuncture

针灸

☐ Unknown /Data not available

☐ 不详 / 没有提供数据

☐ 100%

☐ 100%

☐ between 80% and 99%

☐ 80% 和 99% 之间

☐ between 60% and 79%

☐ 60% 和 79% 之间

☐ between 40% and 59%

☐ 40% 和 59% 之间

☐ between 20% and 39%

☐ 20% 和 39% 之间

☐ between 1% and 19%

☐ 1% 和 19% 之间

☐ 0%

☐ 0%

Source of data _____   Year of issue _____

数据来源_____   发布年份_____

Ayurvedic medicine

阿育吠陀医学

☐ Unknown /Data not available

☐ 不详 / 没有提供数据

☐ 100%

☐ 100%

☐ between 80% and 99%

☐ 80% 和 99% 之间

☐ between 60% and 79%

- ☐ 60% 和 79% 之间
- ☐ between 40% and 59%
- ☐ 40% 和 59% 之间
- ☐ between 20% and 39%
- ☐ 20% 和 39% 之间
- ☐ between 1% and 19%
- ☐ 1% 和 19% 之间
- ☐ 0%
- ☐ 0%

Source of data _____　　　　　Year of issue _____

数据来源_____　　　　　　　　发布年份_____

Chiropractic

脊骨神经医学

- ☐ Unknown /Data not available
- ☐ 不详 / 没有提供数据
- ☐ 100%
- ☐ 100%
- ☐ between 80% and 99%
- ☐ 80% 和 99% 之间
- ☐ between 60% and 79%
- ☐ 60% 和 79% 之间
- ☐ between 40% and 59%
- ☐ 40% 和 59% 之间
- ☐ between 20% and 39%
- ☐ 20% 和 39% 之间
- ☐ between 1% and 19%
- ☐ 1% 和 19% 之间
- ☐ 0%
- ☐ 0%

Source of data _____　　　　　Year of issue _____

数据来源_____　　　　　　　　发布年份_____

Herbal medicines

草药

- ☐ Unknown /Data not available
- ☐ 不详 / 没有提供数据
- ☐ 100%
- ☐ 100%
- ☐ between 80% and 99%
- ☐ 80% 和 99% 之间

☐ between 60% and 79%

☐ 60% 和 79% 之间

☐ between 40% and 59%

☐ 40% 和 59% 之间

☐ between 20% and 39%

☐ 20% 和 39% 之间

☐ between 1% and 19%

☐ 1% 和 19% 之间

☐ 0%

☐ 0%

Source of data _____   Year of issue _____

数据来源_____   发布年份_____

Homeopathy

顺势疗法

☐ Unknown /Data not available

☐ 不详 / 没有提供数据

☐ 100%

☐ 100%

☐ between 80% and 99%

☐ 80% 和 99% 之间

☐ between 60% and 79%

☐ 60% 和 79% 之间

☐ between 40% and 59%

☐ 40% 和 59% 之间

☐ between 20% and 39%

☐ 20% 和 39% 之间

☐ between 1% and 19%

☐ 1% 和 19% 之间

☐ 0%

☐ 0%

Source of data _____   Year of issue _____

数据来源_____   发布年份_____

Naturopathy

自然疗法

☐ Unknown /Data not available

☐ 不详 / 没有提供数据

☐ 100%

☐ 100%

☐ between 80% and 99%

☐ 80% 和 99% 之间

☐ between 60% and 79%

☐ 60% 和 79% 之间

☐ between 40% and 59%

☐ 40% 和 59% 之间

☐ between 20% and 39%

☐ 20% 和 39% 之间

☐ between 1% and 19%

☐ 1% 和 19% 之间

☐ 0%

☐ 0%

Source of data ＿＿＿＿＿＿＿＿＿＿＿　　　Year of issue ＿＿＿＿＿＿＿＿＿＿＿

数据来源＿＿＿＿＿＿＿＿＿＿＿＿＿＿　　发布年份＿＿＿＿＿＿＿＿＿＿＿＿＿

Osteopathy

正骨疗法

☐ Unknown /Data not available

☐ 不详 / 没有提供数据

☐ 100%

☐ 100%

☐ between 80% and 99%

☐ 80% 和 99% 之间

☐ between 60% and 79%

☐ 60% 和 79% 之间

☐ between 40% and 59%

☐ 40% 和 59% 之间

☐ between 20% and 39%

☐ 20% 和 39% 之间

☐ between 1% and 19%

☐ 1% 和 19% 之间

☐ 0%

☐ 0%

Source of data ＿＿＿＿＿＿＿＿＿＿＿　　　Year of issue ＿＿＿＿＿＿＿＿＿＿＿

数据来源＿＿＿＿＿＿＿＿＿＿＿＿＿＿　　发布年份＿＿＿＿＿＿＿＿＿＿＿＿＿

Traditional Chinese medicine

中医

☐ Unknown /Data not available

☐ 不详 / 没有提供数据

☐ 100%

☐ 100%

☐ between 80% and 99%

☐ 80% 和 99% 之间

☐ between 60% and 79%

☐ 60% 和 79% 之间

☐ between 40% and 59%

☐ 40% 和 59% 之间

☐ between 20% and 39%

☐ 20% 和 39% 之间

☐ between 1% and 19%

☐ 1% 和 19% 之间

☐ 0%

☐ 0%

Source of data _____

数据来源_____

Year of issue _____

发布年份_____

Unani medicine

阿拉伯医学

☐ Unknown /Data not available

☐ 不详 / 没有提供数据

☐ 100%

☐ 100%

☐ between 80% and 99%

☐ 80% 和 99% 之间

☐ between 60% and 79%

☐ 60% 和 79% 之间

☐ between 40% and 59%

☐ 40% 和 59% 之间

☐ between 20% and 39%

☐ 20% 和 39% 之间

☐ between 1% and 19%

☐ 1% 和 19% 之间

☐ 0%

☐ 0%

Source of data _____

数据来源_____

Year of issue _____

发布年份_____

Other，please describe：

其他，请描述：

☐ Unknown /Data not available

☐ 不详 / 没有提供数据

☐ 100%

☐ 100%

☐ between 80% and 99%

☐ 80% 和 99% 之间

☐ between 60% and 79%

☐ 60% 和 79% 之间

☐ between 40% and 59%

☐ 40% 和 59% 之间

☐ between 20% and 39%

☐ 20% 和 39% 之间

☐ between 1% and 19%

☐ 1% 和 19% 之间

☐ 0%

☐ 0%

Source of data _____　　Year of issue _____

数据来源_____　　发布年份_____

TM/CAM PRACTICES
传统医学 / 补充或替代医学医疗服务

Definitions & Explanations:
定义和说明

Indigenous traditional medicine providers: Generally understood to include those who practice indigenous traditional medicine, such as traditional healers, bone setters, herbalists, traditional birth attendants, etc. Usually, the majority of these practitioners have been practicing at the primary health care level.

本土传统医学从业人员：一般理解为那些从事本土传统医学的人群，例如传统医学治疗师、正骨师、草药师、传统助产士等。通常，上述大多数从业人员已经在初级卫生医疗领域执业。

TM/CAM providers: Includes both TM/CAM practitioners, allopathic medicine professionals and healthcare workers such as doctors, dentists, nurses, midwives, pharmacists and physical therapists who provide TM/CAM services to their patients (e.g., medical doctors who use acupuncture to treat their patients, or traditional Chinese medicine doctors who provide services in clinics and hospitals).

传统医学 / 补充和替代医学从业人员：包含传统医学 / 补充和替代医学执业者、对抗医疗法学专业人士和卫生医疗工作人员，例如为患者提供传统医学 / 补充和替代医学

服务的医生、牙科医生、护士、助产士、药剂师和内科治疗师（例如，用针灸治病的医生或在诊所、医院提供服务的中医医生等）

TM/CAM License or Certificate：The documentation of the authority of a TM/CAM provider to practice TM/CAM within a defined locality.

传统医学 / 补充和替代医学执照或证书：权威机构颁发的授权传统医学 / 补充和替代医学从业人员在规定区域内执业的文书。

Therefore, the questions on these topics are intended to identify at which stage of development the policy, law or regulation is. The process is generally divided into seven stages; please select the relevant number from 1 to 7 that best describes which stage the process is at.

因此，这一主题的问题主要集中在对政策、法律、法规的发展阶段进行认定。这一过程通常被划分为 7 个阶段，请从数字 1 至 7 中选择最能描述这一过程所处的阶段的相应数字。

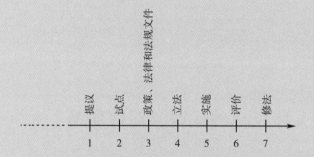

Idea：refers to new and newly raised approaches voiced or discussed in different forums. Idea could also mean "early stage"

提议：指在不同场合发表或讨论的新方法或新建议。提议也可以指"早期阶段"。

Pilot：characterizes any innovation or model experiment implemented at a local or institutional level.

试点：在地区或机构层面实施的任何创新或模型试验。

Policy, law and regulatory paper：means any formal written statement or policy paper short of a draft bill.

政策、法律和法规文件：指尚未形成法律草案的任何正式书面声明或政策性文件。

Legislation：covers all steps of the legislative process.

立法：包括立法过程的所有阶段。

Implementation：this stage is about all measures taken toward legal and professional implementation and adoption of a policy.

实施：为立法和专业实施及政策引入所采取的所有措施的阶段。

Evaluation：refers to all health policy issues scrutinized for their impact during the period observed.

评价：涉及彻底检查所有卫生政策问题在观察阶段产生的影响

Change: may be a result of evaluation or abandonment of development. [1]

修法：或许是评估的结果或放弃进展情况 [1].

Source:

来源：

1. Health Policy Developments 13, pg 126, in 2009, www.HealthPolicyMonitor.org.

1. 卫生政策进展情况 13,126 页, 2009 年, www.HealthPolicyMonitor.org

28. Are there any regulations on indigenous traditional medicine providers?

YES ☐　NO ☐

28. 有无对本土传统医学从业人员的监管法规？　　是 ☐　否 ☐

28.1. If yes, year of issue＿＿＿＿＿＿＿＿＿ and at which stage? ＿＿＿＿＿＿＿＿＿＿

28.1 如有, 发布的年份＿＿＿＿＿＿＿＿以及处于哪一阶段？＿＿＿＿＿＿＿＿＿

Please submit a copy of the regulation(s), in English if available, otherwise in original language.

请尽量提交上述法规的英文文本复印件, 否则提交源语言文本。

28.2. If yes, at which level are the regulations enforced?

28.2　如有, 施行的该法规属于哪一层次？

☐ National level　　　　　　　　at which stage? ＿＿＿＿＿＿＿＿＿

☐ 国家级　　　　　　　　　　　哪一阶段？＿＿＿＿＿＿＿＿＿＿

☐ State or province level　　　　at which stage? ＿＿＿＿＿＿＿＿＿

☐ 州或省级　　　　　　　　　　哪一阶段？＿＿＿＿＿＿＿＿＿＿

☐ City or county level　　　　　at which stage? ＿＿＿＿＿＿＿＿＿

☐ 市或县级　　　　　　　　　　哪一阶段？＿＿＿＿＿＿＿＿＿＿

☐ Community or village level　　at which stage? ＿＿＿＿＿＿＿＿＿

☐ 社区或村级　　　　　　　　　哪一阶段＿＿＿＿＿＿＿＿＿＿

☐ Other, please describe: ＿＿＿＿＿＿＿＿＿＿＿＿＿＿＿＿＿＿＿

其他, 请描述: ＿＿＿＿＿＿＿＿＿＿＿＿＿＿＿＿＿＿＿＿＿

29. Are there any regulations on TM/CAM providers?　　YES ☐　NO ☐

29. 是否有对传统医学 / 补充和替代医学从业人员监管法规？　　是 ☐　否 ☐

29.1. If yes, please select the specific TM/CAM providers to which the regulations apply. Please check all that apply. Please include year of issue.

29.1　如有, 请选择该法规适用于哪一类传统医学 / 补充和替代医学从业人员。请检查所有的使用情况。填写发布的年份。

☐ Regulation on acupuncture providers

☐ 监管针灸从业人员的法规

　　　　year of issue ＿＿＿＿＿＿＿＿ and at which stage? ＿＿＿＿＿＿＿＿

　　　　发布年份＿＿＿＿＿＿＿＿在哪一阶段？＿＿＿＿＿＿＿＿

☐ Regulation on Ayurvedic medicine providers

☐ 监管阿育吠陀医学从业人员的法规

    year of issue _____ and at which stage? _____

    发布年份_____哪一阶段? _____

☐ Regulation on chiropractic providers

☐ 监管脊骨神经医学从业人员的法规

    year of issue _____ and at which stage? _____

    发布年份_____在哪一阶段 _____

☐ Regulation on herbal medicines providers

☐ 监管草药从业人员的法规

    year of issue _____ and at which stage? _____

    发布年份_____在哪一阶段 _____

☐ Regulation on homeopathic medicine providers

☐ 监管顺势疗法医学从业人员的法规

    year of issue _____ and at which stage? _____

    发布年份_____在哪一阶段 _____

☐ Regulation on naturopathic medicine providers

☐ 监管自然疗法从业人员的法规

    year of issue _____ and at which stage? _____

    发布年份_____在哪一阶段 _____

☐ Regulation on osteopathic providers

☐ 监管正骨疗法从业人员的法规

    year of issue _____ and at which stage? _____

    发布年份_____在哪一阶段 _____

☐ Regulation on traditional Chinese medicine providers

☐ 监管中医从业人员的法规

    year of issue _____ and at which stage? _____

    发布年份_____在哪一阶段 _____

☐ Regulation on Unani medicine providers

☐ 监管阿拉伯医学从业人员的法规

    year of issue _____ and at which stage? _____

    发布年份_____在哪一阶段 _____

☐ Others, please describe, including _____

☐ 其他, 请描述, 包含: _____

    year of issue _____ and at which stage? _____

    发布年份_____在哪一阶段 _____

Please submit a copy of the regulation(s), in English if available, otherwise in original language.

请尽量提交英文文本法规复印件, 否则, 提交原语言文本。

29.2. If yes, at which level are the regulations enforced?

29.2 如有, 生效的法规在哪一级?

- ☐ National levell
- ☐ 国家级 1
- ☐ State or province levell
- ☐ 州或省级
- ☐ City or county level
- ☐ 市或县级
- ☐ Community or village level
- ☐ 社区或村级
- ☐ Other, please describe:＿＿＿＿＿＿＿＿＿＿＿＿＿＿＿＿
- ☐ 其他，请描述:＿＿＿＿＿＿＿＿＿＿＿＿＿＿＿＿

at which stage? ＿＿＿＿＿＿＿＿＿＿＿＿＿＿
哪一阶段? ＿＿＿＿＿＿＿＿＿＿＿＿＿＿
at which stage? ＿＿＿＿＿＿＿＿＿＿＿＿＿＿
哪一阶段? ＿＿＿＿＿＿＿＿＿＿＿＿＿＿
at which stage? ＿＿＿＿＿＿＿＿＿＿＿＿＿＿
哪一阶段? ＿＿＿＿＿＿＿＿＿＿＿＿＿＿
at which stage? ＿＿＿＿＿＿＿＿＿＿＿＿＿＿
哪一阶段＿＿＿＿＿＿＿＿＿＿＿＿＿＿＿

29.3. Are any regulations in the process of being established? Please check all that apply.

29.3　是否有相关的监管法规正在制定？请核查所有适用者。

- ☐ Regulation on acupuncture providers
- ☐ 监管针灸从业人员的法规
- ☐ Regulation on Ayurvedic medicine providers
- ☐ 监管阿育吠陀医学从业人员的法规
- ☐ Regulation on chiropractic providers
- ☐ 监管脊骨神经医学从业人员的法规
- ☐ Regulation on herbal medicines providers
- ☐ 监管草药从业人员的法规
- ☐ Regulation on homeopathic medicine providers
- ☐ 监管顺势疗法从业人员的法规
- ☐ Regulation on naturopathic medicine providers
- ☐ 监管自然疗法从业人员的法规
- ☐ Regulation on osteopathic providers
- ☐ 监管正骨疗法从业人员的法规
- ☐ Regulation on traditional Chinese medicine providers
- ☐ 监管中医从业人员的法规
- ☐ Regulation on Unani medicine providers
- ☐ 监管阿拉伯医学从业人员的法规
- ☐ Others, please describe:＿＿＿＿＿＿＿＿＿＿＿
- ☐ 其他，请描述:＿＿＿＿＿＿＿＿＿＿＿

at which stage? ＿＿＿＿＿＿＿＿
哪一阶段? ＿＿＿＿＿＿＿＿
at which stage? ＿＿＿＿＿＿＿＿
哪一阶段? ＿＿＿＿＿＿＿＿
at which stage? ＿＿＿＿＿＿＿＿
哪一阶段? ＿＿＿＿＿＿＿＿
at which stage? ＿＿＿＿＿＿＿＿
哪一阶段? ＿＿＿＿＿＿＿＿
at which stage? ＿＿＿＿＿＿＿＿
哪一阶段? ＿＿＿＿＿＿＿＿
at which stage? ＿＿＿＿＿＿＿＿
哪一阶段? ＿＿＿＿＿＿＿＿
at which stage? ＿＿＿＿＿＿＿＿
哪一阶段? ＿＿＿＿＿＿＿＿
at which stage? ＿＿＿＿＿＿＿＿
哪一阶段? ＿＿＿＿＿＿＿＿
at which stage? ＿＿＿＿＿＿＿＿
哪一阶段? ＿＿＿＿＿＿＿＿

29.4. If more specific regulations are in the process of being established, please describe:

＿＿＿＿＿＿＿＿＿＿＿＿＿＿＿＿＿＿＿＿＿＿＿＿＿＿＿＿

29.4　如果有更多的专门法规正在制定，请描述:＿＿＿＿＿＿＿＿＿＿＿＿

30. TM/CAM providers practice in which of the following settings? Please check all that apply.

30. 传统医学 / 补充和替代医学从业人员的执业场所？请核查所有适用者。

- ☐ Private sector:　　☐ clinic　　☐ hospital

☐ 私营部门：　　　☐ 诊所　　　☐ 医院

☐ Public sector：　　☐ clinic　　☐ hospital

☐ 公营部门：　　　☐ 诊所　　　☐ 医院

☐ Other：please describe ＿＿＿＿＿＿＿＿＿＿＿＿＿＿＿＿＿＿＿＿＿＿＿

☐ 其他，请描述＿＿＿＿＿＿＿＿＿＿＿＿＿＿＿＿＿＿＿＿＿＿＿＿＿＿

31. Is a TM/CAM license or certificate required for practice?　　YES ☐　NO ☐

31. 传统医学 / 补充和替代医学是否需要执业执照或证书？　　是 ☐　否 ☐

31.1. If yes，by whom is the license or certificate issued?

31.1　如是，执业执照或证书由什么部门颁发？

☐ National government

☐ 中央政府

☐ State or province government

☐ 州或省政府

☐ City or county government

☐ 市或县政府

☐ Community or village government

☐ 社区或村政府

☐ Relevant academic institution

☐ 相关学术机构

☐ Self-regulation by delegated special technical association

☐ 由专门的技术学会自我监管

☐ Other，please describe：＿＿＿＿＿＿＿＿＿＿＿＿＿＿＿＿＿＿＿＿

☐ 其他，请描述：＿＿＿＿＿＿＿＿＿＿＿＿＿＿＿＿＿＿＿＿＿＿＿

EDUCATION OF TM/CAM PROVIDERS
传统医学 / 补充和替代医学从业人员的教育

32. Is TM/CAM education provided at the university level?　　YES ☐　NO ☐

32. 大学是否提供传统医学 / 补充和替代医学教育？　　是 ☐　否 ☐

32.1. If yes，please provide the type of degree a student of TM/CAM would obtain at the university level. Check all that apply.

32.1　如是，请提供传统医学 / 补充和替代医学学生在大学可获得的学位类别。核查所有适用者。

☐ Bachelor

☐ 学士

☐ Master

☐ 硕士

☐ PhD _____

☐ 博士_____

☐ Clinical doctorate(e.g. DAOM,DC,DO,MD,ND)

☐ 临床博士(如针灸和东方医学博士、脊骨神经医学博士、正骨疗法医学博士、药物学博士、自然疗法博士)

☐ Other higher education or university degree,please describe:_____

☐ 其他高等教育或大学学历,请描述:_____

Please provide the number of students that have received a TM/CAM degree at the university level in the past three years in your country.

请提供贵国近 3 年来获得大学水平传统医学 / 补充和替代医学学位的学生数量

YEAR 年度	Number of Bachelors 获得学士学位的人数	Number of Masters 获得硕士学位的人数	Number of PhDs 获得博士学位的人数	Number of Clinical Doctorates 获得临床博士学位的人数	Other 其他
2007					
2008					
2009					

Source of data _____　　Year of issue _____

数据来源_____　　发布年度_____

32.2. If no,are there any other TM/CAM training programmes which the government officially recognizes?　　YES ☐　　NO ☐

32.2　如无,贵国是否有政府官方认可的其他传统医学 / 补充和替代医学的培训项目? 是 ☐　否 ☐

32.3. If yes,please provide examples of such training programmes. Please check all that apply:

32.3　如有,请提供该培训项目的事例。核查所有适用者:

☐ Apprenticeship with a TM/CAM provider,without certificate or licensure

☐ 传统医学 / 补充和替代医学从业人员的师承教育,无结业证书或执照

☐ Certified training programme.(Eg. A specialized training programme for acupuncture where,after completion,the student receives a certificate or license)

☐ 获得证书的培训项目(例如专门的针灸培训项目,完成培训后,学生获得结业证书或执照)

☐ Training programme for indigenous traditional medicine practitioners

☐ 本土传统医学从业人员的培训项目

☐ Training programme for TM/CAM technicians or equivalent(not at university level)

☐ 传统医学 / 补充和替代医学技术人员或同等人员培训项目(非大学水平)

☐ Other, please describe：_____

☐ 其他, 请描述：_____

STATISTICS ON TM/CAM PROVIDERS
传统医学 / 补充和替代医学从业人员的统计

> **Definitions & Explanations：**
> **定义和说明**
>
> For explanations of indigenous traditional medicine providers and traditional medicine/complementary or alternative medicine providers, please see textbox on page #213.
>
> 对本土传统医学从业人员和传统医学 / 补充或替代医学从业人员的解释见文本 214 页。

33. Do indigenous traditional medicine providers practice within your country?

YES ☐　　NO ☐

33. 本土传统医学从业人员是否在贵国执业？　　是 ☐　否 ☐

33.1. If yes, what is the approximate number of indigenous traditional medicine providers?

33.1　如是, 请提供本土传统医学从业人员的大概数量。

Source of data _____　　Year of issue _____

数据来源_____　　发布年度_____

34. Please indicate if the following types of TM/CAM providers practice within your country and the approximate numbers of each.

34. 请标明下列各类型的传统医学 / 补充医学和替代医学从业人员是否在贵国执业, 以及大概的数量。

☐ Acupuncture providers　　　　number _____
☐ 针灸从业人员　　　　　　　　数量 _____
☐ Ayurveda medicine providers　　number _____
☐ 阿育吠陀医学从业人员　　　　数量 _____
☐ Chiropractic providers　　　　number _____
☐ 脊骨神经医学从业人员　　　　数量 _____
☐ Herbal medicines providers　　number _____
☐ 草药从业人员　　　　　　　　数量 _____
☐ Homeopathic medicine providers　number _____
☐ 顺势疗法医学从业人员　　　　数量 _____
☐ Naturopathic medicine providers　number _____
☐ 自然疗法医学从业人员　　　　数量 _____

☐ Osteopathic providers number _____
☐ 正骨疗法从业人员 数量_____
☐ Traditional Chinese medicine providers number _____
☐ 中医从业人员 数量_____
☐ Unani medicine providers number _____
☐ 阿拉伯医学从业人员 数量_____
☐ Others number _____
☐ 其他 数量_____
please describe：_____
请描述：_____

Source of data _____ Year of issue _____
数据来源_____ 发布年度_____

HEALTH INSURANCE AND TM/CAM
医疗保险和传统医学 / 补充和替代医学

Definitions & Explanations：
定义和说明

Health Insurance：Broadly defined to include both public and private payors who cover medical expenditures incurred by a defined population in a variety of settings.

医疗保险：广义的医疗保险定义为公立的或私营的支付者以各种形式支付特定群体产生的医疗费用。

35. Is indigenous traditional medicine covered by health insurance in your country?

YES ☐ NO ☐

35. 贵国的医疗保险是否覆盖了本土传统医学医疗费用？ 是 ☐ 否 ☐

35.1. If yes，who provides the health insurance under which indigenous traditional medicine is covered? Please check all that apply.

35.1 如是，请提供为本土传统医学提供医疗保险的机构。核查所有适用者。

☐ Government agency
☐ 政府机构
☐ Private organization
☐ 私人组织
☐ Other，please describe：_____
☐ 其他，请描述：_____

36. Is TM/CAM covered by health insurance in your country? YES ☐ NO ☐
36. 贵国的医疗保险是否覆盖传统医学 / 补充和替代医学的医疗费用？

是 □　否 □

36.1. If yes, please indicate

36.1　如是，请说明

□ Fully

□ 全部覆盖

□ Partially

□ 部分覆盖

36.2. If yes, who provides the health insurance under which TM/CAM is covered?

Please check all that apply.

36.2　如是，请提供为传统医学 / 补充和替代医学提供医疗保险的机构。核查所有适用者。

□ Government agency

□ 政府机构

□ Private organization

□ 私人组织

□ Other, please describe：_____

□ 其他，请描述_____

36.3. If yes, for which TM/CAM practices is coverage available?

36.3　如是，哪一种传统医学 / 补充和替代医学被医疗保险覆盖?

TM/CAM Practices 传统医学 / 补充和替代医学医疗服务	GOVERNMENT 政府		PRIVATE 私营	
	Full 全部	Partia 部分	Full 全部	Partial 部分
□ Acupuncture □ 针灸	□	□	□	□
□ Ayurvedic medicine □ 阿育吠陀医学	□	□	□	□
□ Chiropractic □ 脊骨神经医学	□	□	□	□
□ Herbal medicines □ 草药	□	□	□	□
□ Homeopathic medicines □ 顺势疗法医学	□	□	□	□
□ Naturopathy □ 自然疗法	□	□	□	□
□ Osteopathy □ 正骨疗法	□	□	□	□
□ Traditional Chinese medicine □ 中医	□	□	□	□

☐ Unani　　　　　　　☐　　☐　　☐　　☐

☐ 阿拉伯医学　　　　　☐　　☐　　☐　　☐

☐ Other　　　　　　　☐　　☐　　☐　　☐

☐ 其他　　　　　　　　☐　　☐　　☐　　☐

please describe： _____

请描述： _____

4. MEMBER STATES AND WHO

4. 会员国及世界卫生组织

Name of individual completing this section _____

完成本部分人员姓名 _____

E-mail address of individual completing this section _____

完成本部分人员的电子邮箱地址 _____

Name of individual verifying information provided _____

复核信息人员的姓名 _____

E-mail address of individual verifying information provided _____

复核信息人员的电子邮箱地址 _____

Definitions & Explanations：

WHO wants to learn more about the needs of each Member State and feedback from each country is therefore essential for successful future support from WHO to the Member States.

定义和解释

世界卫生组织意欲了解更多会员国的需求。因为来自各个国家的反馈对于将来世界卫生组织对各会员国的支持是必需的。

---

37. What are the main difficulties faced by your country with regard to regulatory issues related to the practice of TM/CAM？ Please check all that apply.

37. 对于传统医学 / 补充和替代医学监管方面的问题,贵国面临的最大困难是什么？ 请核查所有适用者。

☐ Lack of research data

☐ 缺乏科研数据

☐ Lack of expertise within national health authorities and control agencies

☐ 国家卫生主管部门和监控机构缺乏专家

☐ Lack of appropriate mechanisms to control and regulate herbal products

☐ 缺乏恰当的机制以监控和管理草药产品

☐ Lack of appropriate mechanisms to monitor and regulate TM/CAM providers

☐ 缺乏恰当的机制以监督和管理传统医学 / 补充和替代医学从业人员

☐ Lack of mechanisms to control and regulate TM/CAM advertising and claims

☐ 缺乏监控和管理传统医学 / 补充和替代医学广告和说明的机制

☐ Lack of education and training for TM/CAM providers

☐ 缺乏对传统医学 / 补充和替代医学从业人员的教育和培训

☐ Lack of mechanisms to monitor safety of TM/CAM practice

☐ 缺乏对传统医学 / 补充和替代医学安全性的监测

☐ Lack of mechanisms to monitor safety of TM/CAM products, including herbal medicines

☐ 缺乏监控包含草药在内的传统医学 / 补充和替代医学产品的机制

☐ Lack of cooperation channels between national health authorities to share informationabout TM/CAM

☐ 缺乏国家卫生管理部门之间分享传统医学 / 补充和替代医学信息的合作渠道

☐ Lack of financial support for research on TM/CAM

☐ 对传统医学 / 补充和替代医学科研缺乏财政支持

☐ Other, please describe：

☐ 其他，请描述：

38. What type of support for TM/CAM issues is your country interested in receiving from WHO? Please prioritize the options below.

38. 贵国对世界卫生组织提供的哪种传统医学 / 补充和替代医学的支持感兴趣？ 请把下列选项按重要性排列。

	Great Need 非常需要	Some Need 需要	No Need 不需要
Information sharing on regulatory issues 分享监管问题的信息			
Seminar/workshop on developing national policy and programmes for TM/CAM	☐	☐	☐
发展传统医学 / 补充和替代医学国家政策和项目的研讨会 / 工作坊	☐	☐	☐
Seminar/workshop about national capacity to establish regulations for herbal medicines	☐	☐	☐
草药管理的国家能力培养研讨会 / 工作坊	☐	☐	☐
Seminar/workshop about national capacity to establish regulations on TM/CAM practice	☐	☐	☐
国家传统 / 补充和替代医学法规建设能力研讨会 / 工作坊	☐	☐	☐
Seminar/workshop about national capacity building on safety monitoring of herbal medicines	☐	☐	☐
草药安全性监管国家能力研讨会 / 工作坊	☐	☐	☐

Seminar/workshop about integration of TM/CAM in the primary health care context | ☐ | ☐ | ☐

整合传统医学/补充和替代医学在初级卫生医疗层面的研讨会/工作坊 | ☐ | ☐ | ☐

General technical guidance for research and evaluation of TM/CAM related to safety, quality and efficacy | ☐ | ☐ | ☐

传统医学/补充和替代医学安全性、质量、有效性研究和评估的一般技术指导 | ☐ | ☐ | ☐

Provision of research databases | ☐ | ☐ | ☐

提供科研数据库 | ☐ | ☐ | ☐

Provision of cooperation channels between national health authorities | ☐ | ☐ | ☐

提供国家卫生主管部门合作渠道 | ☐ | ☐ | ☐

Provision of guidance on self-care, information for the public in primary health care or at the community level | ☐ | ☐ | ☐

提供自我保健的指导,初级卫生医疗或社区水平的公共信息 | ☐ | ☐ | ☐

Provision of technical support to promote safe and effective use of indigenous traditional medicine in Primary Health Care | ☐ | ☐ | ☐

提供本土传统医药在初级卫生医疗体系中安全性和有效性的提升技术 | ☐ | ☐ | ☐

Provision of guidelines or minimum requirements for basic training of TM/CAM providers | ☐ | ☐ | ☐

提供传统医学/补充和替代医学从业人员的基础培训指南或基本要求 | ☐ | ☐ | ☐

Arrangement of global meetings | ☐ | ☐ | ☐

全球会议的安排 | ☐ | ☐ | ☐

Other,

其他

please describe：_____

请描述：_____

39. In what way would you like WHO to present the results from this survey. Please check all that apply.

39. 贵国青睐于世界卫生组织以何种方式呈现本次调查结果。请核查所有适用者。

☐ As a descriptive report

☐ 描述性报告

☐ As a condensed report with results presented in figures/tables

☐ 图或表格的形式以浓缩的报告呈现结果

- ☐ Results/analysis presented in a database
- ☐ 以数据库呈现结果和分析
- ☐ Other suggestions or comments：_____
- ☐ 其他的建议或意见：_____

ANNEX 2.
REGIONAL BREAKDOWN OF THE MEMBER STATES THAT RESPONDED TO THE SECOND WHO GLOBAL SURVEY ON T&CM, 2012

附件 2
对世界卫生组织关于传统和补充医学第二次全球调查作出答复的会员国区域分类（2012 年）（英汉对照）

African Region 非洲区域	Region of the Americas 美洲区域	Eastern Mediterranean region 东地中海区域	European Region 欧洲区域	South-East Asia Region 东南亚区域	Western Pacific Region 西太平洋区域
Benin 贝宁	Argentina 阿根廷	Afghanistan 阿富汗	Albania 阿尔巴尼亚	Bangladesh 孟加拉国	Australia 澳大利亚
Burkina Faso 布基纳法索	Barbados 巴巴多斯	Bahrain 巴林岛	Andorra 安道尔共和国	Bhutan 不丹	Brunei Darussalam 文莱达鲁萨兰国
Burundi 布隆迪	Bolivia 玻利维亚	Iran (Islamic Republic of) 伊朗(伊朗伊斯兰共和国)	Armenia 亚美尼亚	Democratic People's Republic of Korea 朝鲜民主主义人民共和国	Cambodia 柬埔寨
Cameroon 喀麦隆	Brazil 巴西	Iraq 伊拉克	Austria 奥地利	India 印度	People's Republic of China 中华人民共和国
Central African Republic 中非共和国	Canada 加拿大	Jordan 约旦	Azerbaijan 阿塞拜疆	Indonesia 印度尼西亚	Fiji 斐济
Chad 乍得	Chile 智利	Kuwait 科威特	Belarus 白俄罗斯	Maldives 马尔代夫	Japan 日本
Comoros 科摩罗	Colombia 哥伦比亚	Morocco 摩洛哥	Belgium 比利时	Myanmar 缅甸	Kiribati 基里巴斯
Congo 刚果	Costa Rica 哥斯达黎加	Oman 阿曼	Bosnia and Herzegovina 波斯尼亚和黑塞哥维那	Nepal 尼泊尔	Lao People's Democratic Republic 老挝人民民主共和国

续表

African Region 非洲区域	Region of the Americas 美洲区域	Eastern Mediterranean region 东地中海区域	European Region 欧洲区域	South-East Asia Region 东南亚区域	Western Pacific Region 西太平洋区域
Côte d'Ivoire 科特迪瓦	Cuba 古巴	Pakistan 巴基斯坦	Croatia 克罗地亚	Sri Lanka 斯里兰卡	Malaysia 马来西亚
Democratic Republic of the Congo 刚果民主共和国	El Salvador 萨尔瓦多	Qatar 卡塔尔	Cyprus 塞浦路斯	Thailand 泰国	Marshall Islands 马绍尔群岛
Equatorial 赤道几内亚	Guinea 几内亚	Grenada 格林纳达	Saudi Arabia 沙特阿拉伯	Czech Republic 捷克共和国	Micronesia（Federated States of） 密克罗尼西亚（密克罗尼西亚联邦）
Eritrea 厄立特里亚国	Honduras 洪都拉斯	Somalia 索马里	Denmark 丹麦		Mongolia 蒙古
Ethiopia 埃塞俄比亚	Mexico 墨西哥	Sudan 苏丹	Estonia 爱沙尼亚		Nauru 瑙鲁
Gabon 加蓬	Panama 巴拿马	Syrian Arab Republic 阿拉伯叙利亚共和国	Finland 芬兰		New Zealand 新西兰
Gambia 冈比亚	Paraguay 巴拉圭	Tunisia 突尼斯	Germany 德国		Palau（Republic of） 帕劳群岛（帕劳共和国）
Ghana 加纳	Peru 秘鲁	United Arab Emirates 阿拉伯联合酋长国	Hungary 匈牙利		Papua New Guinea 巴布亚新几内亚
Guinea-Bissau 几内亚比绍	Saint Lucia 圣卢西亚岛	Yemen 也门	Iceland 冰岛		Philippines 菲律宾
Liberia 利比里亚	Saint Vincent and the Grenadines 圣文森特和格林纳丁斯		Ireland 爱尔兰		Republic of Korea 大韩民国
	Trinidad and Tobago 特立尼达和多巴哥				

续表

African Region 非洲区域	Region of the Americas 美洲区域	Eastern Mediterranean region 东地中海区域	European Region 欧洲区域	South-East Asia Region 东南亚区域	Western Pacific Region 西太平洋区域
Madagascar 马达加斯加岛			Israel 以色列		Singapore 新加坡
Mali 马里			Lithuania 立陶宛		Solomon Islands 所罗门群岛
Mozambique 莫桑比克			Malta 马耳他		Tonga 汤加
Namibia 纳米比亚			Montenegro 黑山共和国		Tuvalu 图瓦卢
Niger 尼日尔			Netherlands 荷兰		Viet Nam 越南
Sao Tome and Principe 圣多美与普林希比共和国			Norway 挪威		
Senegal 塞内加尔			Poland 波兰		
South Africa 南非			Portugal 葡萄牙		
Uganda 乌干达			Republic of Moldova 摩尔多瓦共和国		
United Republic of Tanzania 坦桑尼亚联合共和国			Romania 罗马尼亚		
			Serbia 塞尔维亚		
			Slovakia 斯洛伐克		
			Slovenia 斯洛文尼亚		
			Spain 西班牙		
			Sweden 雅典		

续表

African Region 非洲区域	Region of the Americas 美洲区域	Eastern Mediterranean region 东地中海区域	European Region 欧洲区域	South-East Asia Region 东南亚区域	Western Pacific Region 西太平洋区域
			Switzerland 瑞士		
			Turkey 土耳其		
			Ukraine 乌克兰		
			United Kingdom of Great Britain and Northern Ireland 大不列颠及北爱尔兰联合王国		

附件 3
传统和补充医学新版调查问卷（2016 年）
（英汉对照）

T&CM：Traditional and Complementary Medicine

T&CM：传统和补充医学

Please answer these questions based on the T&CM situation in your country.

请根据贵国传统和补充医学的状况回答下列问题

Q1. As of the end of 2016, do you have：

1. 截至 2016 年底，贵国是否有：

a. National policy and law on T&CM：

传统和补充医学的国家政策和法律

（Yes/No）_____

（是 / 否）_____

Year of most recent update _____

（最近更新的年份）_____

b. Regulation on T&CM practice：

传统和补充医学医疗服务监管

（Yes/No）_____

（是 / 否）_____

Year of most recent update _____

（最近更新的年份）_____

c. National office and programme on T&CM：

传统和补充医学的国家级机构和项目

（Yes/No）_____

（是 / 否）_____

Year of most recent update _____

（最近更新的年份）_____

d. National expert committee and research institute on T&CM：

传统和补充医学的国家级专业委员会和科研院 / 所

（Yes/No）_____

（是 / 否）_____

Year of most recent update _____

（最近更新的年份）_____

e. Governmental/public research funding for T&CM：

对传统和补充医学科研的政府 / 公共资助

（Yes/No）_____

（是 / 否）_____

Governmental/public research funding for T&CM（in US$）

对传统和补充医学科研的政府 / 公共资助（美元）

2010	2011	2012	2013	2014	2015	2016

f. National plan for integrating T&CM into national health service delivery：

将传统和补充医学纳入国家卫生服务体系的国家计划

（Yes/No）_____

（是 / 否）_____

Year of establishment _____

实现的年份 _____

Q2. As of the end of 2016, do you have：

截至 2016 年底，贵国是否有：

a. National regulation on herbal medicines

草药的国家监管法规

（Yes/No）_____

（是 / 否）_____

Year of most recent update _____

（最近更新的年份）_____

b. Registered herbal medicines：

草药注册

（Yes/No）_____

（是 / 否）_____

Year of most recent update _____

（最近更新的年份）_____

c. Herbal medicines included in national essential medicine list：

草药纳入国家基本药品目录

（Yes/No）_____

（是 / 否）_____

Year of most recent update _____

（最近更新的年份）_____

Q3. As of the end of 2016, do you have:

截至 2016 年底,贵国是否有:

a. Regulations for T&CM practitioners:

传统和补充医学执业者的监管法规

（Yes/No）_____

（是 / 否）_____

Year of most recent update _____

（最近更新的年份）_____

b. Consumer education project/programme for self-health care using T&CM:

消费者使用传统和补充医学自我医疗保健的教育项目 / 课程

（Yes/No）_____

（是 / 否）_____

Year of most recent update _____

（最近更新的年份）_____

Q4. As of the end of 2016, are T&CM services reimbursed by health insurance?

截至 2016 年底,医疗保险是否支付传统和补充医学服务医疗费用?

（Yes/No）_____

（是 / 否）_____

If yes, please indicate（Public, Private, Both or Others）_____

如果回答为 "是",请说明（公立、私营、两者兼有或其他）_____

Please feel free to share any additional information/update you would like.

_____

请自愿分享其他信息 / 更新。

_____

ANNEX 4.
REGIONAL BREAKDOWN OF THE MEMBER STATES THAT RESPONDED TO THE UPDATE SURVEY ON T&CM, 2016 OR FOR WHICH DATA WERE PROVIDED THROUGH ADDITIONAL SOURCES (2016-2018)

附件 4
对传统和补充医学新版调查问卷（2016 年）作出答复或通过其他来源提供数据（2016—2018 年）的会员国的区域分类（英汉对照）

African Region 非洲区域	Region of the Americas 美洲区域	Eastern Mediterranean region 东地中海区域	European Region 欧洲区域	South-East Asia Region 东南亚区域	Western Pacific Region 西太平洋区域
Angola 安哥拉	Argentina 阿根廷	Afghanistan 阿富汗	Cyprus 塞浦路斯	Bangladesh 孟加拉国	Brunei 文莱
Benin 贝宁	Bahamas 巴哈马群岛	Bahrain 巴林岛	Hungary 匈牙利	Bhutan 不丹	Cambodia 柬埔寨
Botswana 博茨瓦纳	Belize 伯利兹城	Iran 伊朗	Italy 意大利	Democratic People's Republic of Korea 朝鲜民主主义人民共和国	China 中国
Burkina Faso 布基纳法索	Bolivia 玻利维亚	Jordan 约旦	Portugal 葡萄牙	India 印度	Cook Islands 库克群岛
Burundi 布隆迪	Brazil 巴西	Lebanon 黎巴嫩	Turkey 土耳其	Maldives 马尔代夫	Fiji 斐济
Cameroon 喀麦隆	Canada 加拿大	Morocco 摩洛哥		Thailand 泰国	Japan 日本
Cape Verde 佛得角	Chile 智利	Oman 阿曼		Timor-Leste 东帝汶	Kiribati 基里巴斯
CAR	Colombia 哥伦比亚	Pakistan 巴基斯坦			Lao People's Democratic Republic 老挝人民民主共和国
Chad 乍得	Costa Rica 哥斯达黎加	Qatar 卡塔尔			Malaysia 马来西亚

续表

African Region 非洲区域	Region of the Americas 美洲区域	Eastern Mediterranean region 东地中海区域	European Region 欧洲区域	South-East Asia Region 东南亚区域	Western Pacific Region 西太平洋区域
Comoros 科摩罗	Cuba 古巴	Saudi Arabi 沙特阿拉伯			Marshall Islands 马绍尔群岛
Congo 刚果	Ecuador 厄瓜多尔	Somalia 索马里			Micronesia（Federated States of） 密克罗尼西亚（密克罗尼西亚联邦）
Côte d'Ivoire 科特迪瓦	Guatemala 危地马拉	Syrian Arab Republic 阿拉伯叙利亚共和国			Mongolia 蒙古
DRC Congo 扎伊尔	Guyana 圭亚那	Tunisia 突尼斯			Nauru 瑙鲁
Equatorial Guinea 赤道几内亚	Haiti 海地				New Zealand 新西兰
Eritrea 厄立特里亚国	Mexico 墨西哥				Niue 纽埃
Ethiopia 埃塞俄比亚	Nicaragua 尼加拉瓜				Palau（Republic of） 帕劳群岛（帕劳共和国）
Gabon 加蓬	Panama 巴拿马				Papua New Guinea 巴布亚新几内亚
Gambia 冈比亚	Paraguay 巴拉圭				Philippines 菲律宾
Ghana 加纳	Peru 秘鲁				Republic of Korea 大韩民国
Guinea 几内亚	Saint Lucia 圣卢西亚岛				Samoa 萨摩亚
Guinea-Bissau 几内亚比绍	Trinidad and Tobago 特立尼达和多巴哥				Singapore 新加坡
Kenya 肯尼亚	United States of America 美国				Solomon Islands 所罗门群岛
Lesotho 莱索托	Uruguay 乌拉圭				Tonga 汤加

续表

African Region 非洲区域	Region of the Americas 美洲区域	Eastern Mediterranean region 东地中海区域	European Region 欧洲区域	South-East Asia Region 东南亚区域	Western Pacific Region 西太平洋区域
Liberia 利比里亚					Vanuatu 瓦努阿图
Malawi 马拉维					Vietnam 越南
Mali 马里					
Mauritania 毛里塔尼亚					
Mauritius 毛里求斯					
Mozambique 莫桑比克					
Namibia 纳米比亚					
Niger 尼日尔					
Nigeria 尼日利亚					
Rwanda 卢旺达					
Sao Tome 圣多美					
Senegal 塞内加尔					
Sierra Leone 塞拉利昂					
South Africa 南非					
Togo 多哥					
Uganda 乌干达					
Zambia 赞比亚					
Zimbabwe 津巴布韦					